TRATAMENTO DO
USO DE SUBSTÂNCIAS QUÍMICAS

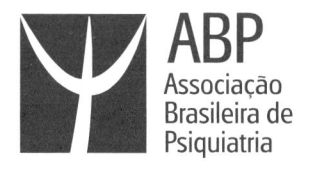

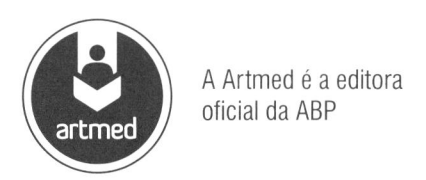

CB070838

ABP
Associação Brasileira de Psiquiatria

artmed

A Artmed é a editora oficial da ABP

NOTA

A medicina é uma ciência em constante evolução. À medida que novas pesquisas e a experiência clínica ampliam o nosso conhecimento, são necessárias modificações no tratamento e na farmacoterapia. Os autores desta obra consultaram as fontes consideradas confiáveis, em um esforço para oferecer informações completas e, geralmente, de acordo com os padrões aceitos à época da publicação. Entretanto, tendo em vista a possibilidade de falha humana ou de alterações nas ciências médicas, os leitores devem confirmar estas informações com outras fontes. Por exemplo, e em particular, os leitores são aconselhados a conferir a bula de qualquer medicamento que pretendam administrar, para se certificar de que a informação contida neste livro está correta e de que não houve alteração na dose recomendada nem nas contraindicações para o seu uso. Essa recomendação é particularmente importante em relação a medicamentos novos ou raramente usados.

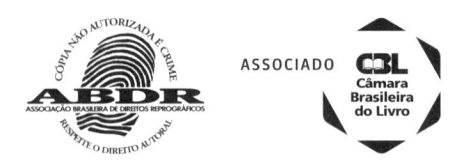

T776   Tratamento do uso de substâncias químicas : manual prático de intervenções e técnicas terapêuticas / Organizadores, Ronaldo Laranjeira, Helena M. Takeyama Sakiyama, Maria de Fátima Rato Padin.– Porto Alegre : Artmed, 2021.
xiv, 290 p. ; 23 cm.

ISBN 978-65-81335-16-8

1. Psiquiatria. 2. Abuso de substâncias – Tratamento. I. Laranjeira, Ronaldo. II. Sakiyama, Helena M. Takeyama. III. Padin, Maria de Fátima Rato.

CDU 616.89

Catalogação na publicação: Karin Lorien Menoncin – CRB10/2147

Ronaldo LARANJEIRA
Helena M. TAKEYAMA SAKIYAMA
Maria de Fátima RATO PADIN
(ORGS.)

TRATAMENTO DO
USO DE SUBSTÂNCIAS QUÍMICAS

Manual Prático de Intervenções
e Técnicas Terapêuticas

Reimpressão 2022

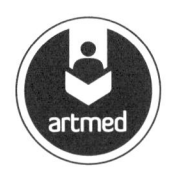

artmed

Porto Alegre
2021

© Grupo A Educação S.A., 2021.

Gerente editorial
Letícia Bispo de Lima

Colaboraram nesta edição
Coordenadora editorial
Cláudia Bittencourt

Capa
Paola Manica | Brand & Book

Preparação de originais
Maria Lúcia Badejo

Projeto gráfico e editoração
TIPOS – Design editorial e fotografia

Reservados todos os direitos de publicação ao GRUPO A EDUCAÇÃO S.A.
(Artmed é um selo editorial do GRUPO A EDUCAÇÃO S.A.)
Av. Jerônimo de Ornelas, 670 – Santana
90040-340 – Porto Alegre – RS
Fone: (51) 3027-7000 Fax: (51) 3027-7070

SÃO PAULO
Rua Doutor Cesário Mota Jr., 63 – Vila Buarque
01221-020 – São Paulo – SP
Fone: (11) 3221-9033

SAC 0800 703-3444 – www.grupoa.com.br

É proibida a duplicação ou reprodução deste volume, no todo ou em parte, sob quaisquer formas ou por quaisquer meios (eletrônico, mecânico, gravação, fotocópia, distribuição na Web e outros), sem permissão expressa da Editora.

IMPRESSO NO BRASIL
PRINTED IN BRAZIL

AUTORES

Ronaldo Laranjeira
Psiquiatra. Professor titular do Departamento de Psiquiatria da Escola Paulista de Medicina (EPM) da Universidade Federal de São Paulo (Unifesp). Coordenador do Instituto Nacional de Ciência e Tecnologia para Políticas Públicas do Álcool e Outras Drogas (INPAD). PhD em Psiquiatria pela University of London, Inglaterra.

Helena M. Takeyama Sakiyama
Psicóloga clínica e pesquisadora. Professora da Faculdade Paulista de Ciências da Saúde (FPCS), Associação Paulista para o Desenvolvimento da Medicina (SPDM). Especialista em Psicoterapia Psicanalítica pelo Instituto de Psicologia da Universidade de São Paulo (IPUSP), em Dependência Química pela EPM-Unifesp e em Terapia Cognitivo-comportamental pelo Centro de Estudos em Terapia Cognitivo-comportamental (CETCC). Mestra em Ciências da Saúde pela Unifesp.

Maria de Fátima Rato Padin
Psicóloga. Diretora clínica da Clínica Gressus. Especialista em Dependência Química pela EPM/Unifesp. Doutora em Ciências pelo Departamento de Psiquiatria da Unifesp.

Alexandre Gama
Neuropsicólogo. Psicólogo clínico e neuropsicólogo da Clínica Gressus e da SPDM. Especialista em Dependência Química pela UNIAD/Unifesp e em Terapia Cognitivo-comportamental pelo Instituto de Terapia Cognitiva (ITC).

Alexandre Quelho Comandule
Psiquiatra e psicólogo. Especialista em Dependência Química pela UNIAD/Unifesp.

Andressa Maradei
Psicóloga clínica e pesquisadora. Psicóloga e terapeuta de grupo da Clínica Alamedas. Professora convidada do Curso de Especialização em Dependência Química da UNIAD/Unifesp. Especialista em Dependência Química pela Unifesp. Mestranda em Ciências da Saúde no Departamento de Psiquiatria da Unifesp.

Cassandra Borges Bortolon
Psicóloga clínica, professora e pesquisadora. Especialista em Psicologia Clínica pelo Instituto Fernando Pessoa. Mestra e Doutora em Ciências da Saúde: Farmacologia e Toxicologia pela Universidade Federal de Ciências da Saúde de Porto Alegre (UFCSPA). Pós-doutorado em Psiquiatria e Psicologia Médica em andamento na Unifesp.

Claudia Regina Serapicos Salgado
Pedagoga e psicopedagoga clínica. Especialista e mediadora do Programa de Enriquecimento Instrumental (PEI) 1 e 2. Especialista em Dependência Química pela Unifesp. MBA em Gestão Escolar pela Escola Superior de Agricultura "Luiz de Queiroz" (Esalq) da USP. Aluna do Curso de Especialização em Neurociências e Comportamento da Pontifícia Universidade Católica do Rio Grande do Sul (PUCRS).

Cláudio Jerônimo da Silva
Psiquiatra. Diretor técnico da SPDM. Professor afiliado do Departamento de Psiquiatria da Unifesp. Especialista em Dependência Química pela Unifesp. Doutor em Ciências pela Unifesp.

Douglas José Resende Lima
Psicólogo clínico. Professor na área de Dependência Química na Unifesp. Especialista em Dependência Química pela UNIAD/Unifesp.

Ligia Bonacim Duailibi
Terapeuta ocupacional, professora e pesquisadora. Especialista em Dependência Química pela Unifesp e em Saúde Mental pelo Hospital do Servidor Público Estadual/Instituto de Assistência Médica ao Servidor Público Estadual (HSPE/IAMSPE). Mestra e doutoranda em Ciências da Saúde no Departamento de Psiquiatria da Unifesp.

Luciana Lopes S. Costa
Fonoaudióloga. Especialista em Saúde Mental da Infância e Adolescência pela Unifesp.

Manuela Pires Rocha
Psiquiatra. Especialista em Dependência Química pela UNIAD/Unifesp.

AUTORES

Marcia Gomes Mifano
Psicopedagoga e neurocoaching. Especialista em Neuroaprendizagem e Psicanálise pelo Instituto Saber e em Dependência Química pela Unifesp.

Mariana Queiroz Martins Pedroso
Psicóloga. Psicóloga clínica e psicóloga do Instituto de Psiquiatria do Hospital das Clínicas da Faculdade de Medicina da USP (IPq-HCFMUSP). Terapeuta cognitivo-comportamental pelo CETCC, com formação em Terapia Comportamental Dialética pelo Behavioral Tech: A Linehan Institute Training Company. Especialista em Dependência Química pela UNIAD/Unifesp. Mestra em Análise Experimental do Comportamento pela Pontifícia Universidade Católica de São Paulo (PUC-SP).

Mariângela Cirillo
Psicóloga. Psicóloga clínica e terapeuta cognitivo-comportamental da Clínica Gressus e do INPAD/UNIAD. Especialista em Dependência Química pela UNIAD/Unifesp.

Marilu Pacheco El-Id
Artista plástica. Especialista em Dependência Química pela UNIAD/Unifesp.

Pedro Vernalha
Psicólogo clínico e pesquisador. Certificação em Psicologia Positiva pela University of Pennsylvania, Estados Unidos, e em Manejo para o Alcoolismo pelo Center for Addiction and Mental Health, Canadá. Professor convidado do Curso de Especialização em Dependência Química da UNIAD/Unifesp. Especialista em Terapia Cognitivo-comportamental pelo CETCC e em Dependência Química pela Unifesp.

Pilar Piñeiro Rivas Coratolo
Psicóloga clínica. Especialista em Neuropsicologia pelo Centro de Estudos em Psicologia da Saúde (CEPSIC) do Instituto Central do HCFMUSP. Pós-graduada pelo CETCC. Especialista em Dependência Química pela UNIAD/Unifesp.

Renata Pereira dos Santos
Psicóloga. Psicóloga clínica da Clínica Gressus. Especialista em Dependência Química pela UNIAD/Unifesp.

Rosana Severino
Neuropsicopedagoga e gerontologista. Mediadora do PEI 1 e 2 e tutora Cogmed (Treinamento da Memória Operacional). Atua nas áreas de Reabilitação Cognitiva e Gerontologia da Clínica Gressus e em reabilitação domiciliar. Especialista em Dependência Química, Neuropsicologia e Reabilitação Neuropsicológica pela Unifesp/Centro de Diagnóstico Neuropsicológico (CDN) e em Gerontologia pelo Instituto Israelita Albert Einstein.

Sílvia Leite Pacheco
Psicóloga clínica. Docente na área de Dependência Química e Prevenção ao Uso Indevido de Drogas. Especialista em Terapia Cognitivo-comportamental pelo CETCC e em Dependência Química pela Unifesp.

Vanessa Sola
Psicóloga clínica. Pesquisadora colaboradora da UNIAD/Unifesp. Professora e orientadora convidada do Curso de Especialização em Dependência Química da UNIAD/Unifesp. Especialista em Dependência Química pela UNIAD/Unifesp e em Teoria Psicanalítica pela PUC-SP. Mestranda em Saúde Coletiva no Departamento de Medicina Preventiva da Unifesp.

Vivian Miucha Moura Barbosa
Psicóloga. Professora dos Cursos de MBA em Dependência Química e Especialização em Terapia Cognitivo-comportamental na Infância e Adolescência da Unifesp. Pesquisadora do INPAD/UNIAD/Unifesp. Especialista em Saúde Mental da Infância e Adolescência e em Dependência Química pela Unifesp. Mestra em Psicologia da Saúde pela Universidade Metodista de São Paulo (UMESP).

APRESENTAÇÃO

Em 2018, o Global Burden of Diseases – Alcohol and Drug Use Collaborators publicou, no *Lancet*, uma estimativa de que cerca de 150 milhões de pessoas ao redor do mundo apresentavam transtornos por uso de álcool e dependência de maconha e de opioides. Tão ou mais importante do que a significativa prevalência desses transtornos, no entanto, é a enorme carga que acarretam em termos de anos de vida vividos com incapacidades ou anos de vida perdidos. Os prejuízos vão desde ferimentos até diversas doenças clínicas associadas ao uso de substâncias, como doenças cardiovasculares, hepáticas e câncer. Portanto, estamos falando de transtornos altamente prevalentes e com grande impacto em desfechos negativos na população.

A pergunta que surge é por que um psiquiatra que não é especialista em adições foi convidado a escrever a Apresentação de um livro sobre o tratamento de transtornos tão complexos? A resposta reside no fato de que os transtornos por uso de substâncias e outros transtornos mentais são altamente comórbidos, como discutido nas diretrizes para tratamento de comorbidades da Associação Brasileira para Estudo do Álcool e outras Drogas. A coocorrência é tão relevante que a Associação Mundial de Psiquiatria tem uma seção específica para a chamada patologia dual. Assim, é dever de todo profissional da área de saúde mental ter noções baseadas em evidências científicas sobre o tratamento dos transtornos por uso de substâncias.

Entre os inúmeros méritos desta obra, a capacidade de transmitir conhecimentos sobre as diversas intervenções e técnicas para tratamento do uso de substâncias químicas de maneira didática, com inúmeras ilustrações e exemplos clínicos, merece destaque. Essa qualidade torna o livro uma leitura fácil e fluida, mesmo para quem não é especialista na área.

Vale ressaltar, como bem destacado em um dos capítulos, o primeiro princípio de um tratamento eficaz do National Institute on Drug Abuse: "Não existe tratamento único eficaz para todos os indivíduos". Assim, outro mérito do livro é a pletora de técnicas e intervenções apresentadas sempre de maneira direta, didática, simples, mas não simplista, tendo como direcionamento fundamental a transposição clínica.

Para um psiquiatra com atuação na infância e adolescência, não há como não sublinhar a presença, no conjunto da obra, de capítulos dedicados às peculiaridades do tratamento em adolescentes e a intervenções no âmbito da família, mostrando a preocupação desenvolvimental e com a integralidade dos cuidados.

Por fim, um livro, ainda mais como este com alta tradução clínica, nada mais é do que o reflexo da experiência clínica de seus autores. Falar sobre transtornos por uso de substâncias no Brasil passa, sem a menor sombra de dúvidas, pela experiência da Unidade de Pesquisa em Álcool e Drogas vinculada à Universidade Federal de São Paulo, capitaneada pelo professor Ronaldo Laranjeira, com forte colaboração das outras duas organizadoras desta obra: Helena M. Takeyama Sakiyama e Maria de Fátima Rato Padin. Assim, o leitor não poderia estar em melhores mãos! Torna-se, portanto, uma referência para todo profissional da saúde que busca melhor entender as bases das diversas abordagens usadas no tratamento dos pacientes com problemas relacionados ao uso de substâncias químicas.

Luis Augusto Rohde
Professor titular de Psiquiatria
Universidade Federal do Rio Grande do Sul
Professor da Pós-graduação em Psiquiatria da
Universidade de São Paulo

PREFÁCIO

O uso de drogas, devido ao seu alto grau de incidência e sua presença em todas as classes sociais, é um dos problemas de saúde pública mais relevantes e graves.[1]

É comum ocorrer o uso de substâncias lícitas e ilícitas em idade precoce, prática observada, muitas vezes, em crianças e adolescentes oriundos de famílias com história de uso de drogas e impulsividade. Essa exposição familiar frequentemente os leva ao desenvolvimento de transtornos decorrentes do uso de drogas, bem como a prejuízos nos âmbitos sociais e familiares.[2]

Os paradigmas que utilizamos atualmente para dependência química foram desenvolvidos pela escola inglesa na década de 1970 e definem que essa é uma síndrome de severidade variável, moldada por outras influências, devendo ser distinguida conceitualmente dos problemas a ela relacionados.[3] Ou seja, a dependência química é a forma mais grave do transtorno por uso de substâncias; trata-se de um transtorno cerebral crônico, moldado por importantes fatores biopsicossociais, com consequências devastadoras para os indivíduos e a sociedade.

1. Strang J, Babor T, Caulkins J, Fischer B, Foxcroft D, Humphreys K. Drug policy and the public good: evidence for effective interventions. Lancet. 2012;379(9810):71-83.
2. Fergusson DM, Boden JM, Horwood LJ. The developmental antecedents of illicit drug use: evidence from a 25-year longitudinal study. Drug Alcohol Depend. 2008;96(1-2):165-77.
3. Volkow ND, Boyle M. Neuroscience of addiction: relevance to prevention and treatment. Am. J. Psychiatry. 2018; 175(8):729-40.

É importante ressaltar que o entendimento sobre os transtornos causados pelo uso de substâncias avançou significativamente entre os profissionais da área da saúde nas últimas três décadas. Isso se deve ao grande progresso na pesquisa em genética e neurociências,[3] ao desenvolvimento de novas tecnologias, bem como ao uso de ferramentas para investigar alterações moleculares em populações neuronais específicas, aos modelos animais de transtorno por uso de substâncias e aos dispositivos de imagem cerebral para avaliar a função encefálica e neuroquímica em humanos. Esses avanços iluminaram os processos neurobiológicos por meio dos quais fatores biológicos e socioculturais contribuem para a resiliência ou a vulnerabilidade ao uso e dependência de drogas.[4]

Segundo o Escritório das Nações Unidas sobre Drogas e Crime (Unodoc),[5] 30 milhões de pessoas sofrem de transtornos decorrentes do uso de drogas, mas apenas uma em cada seis está em tratamento.

O II Levantamento Nacional de Álcool e Drogas (Lenad),[6] realizado pelo Instituto Nacional de Políticas Públicas do Álcool e Outras Drogas (Inpad) em 2013, estimou que cerca de 5,7% dos brasileiros são dependentes de álcool e/ou maconha e/ou cocaína, representando mais de 8 milhões de pessoas. Esse levantamento também estimou que os domicílios no País são habitados, em média, por quatro pessoas, ou seja, cerca de 28 milhões de pessoas vivem hoje no Brasil com um dependente químico.

O tratamento da dependência química tem custos elevados na assistência à saúde pública nos diferentes níveis de atenção, sobretudo na atenção terciária, além de acarretar perdas individuais, sociais e familiares.[4]

O objetivo deste manual é auxiliar os profissionais que atuam no tratamento do uso de drogas e da dependência química, apresentando técnicas pautadas em teorias consistentes e em evidências científicas, que buscam promover habilidades comportamentais de flexibilidade, criatividade e controle emocional, a fim de ampliar as modalidades de intervenção para o manejo desses quadros.

Maria de Fátima Rato Padin
Organizadora

---

4. Malta DC, Minayo MCS, Soares Filho AM, Silva MMA, Montenegro MMS, Ladeira RM, et al. Mortalidade e anos de vida perdidos por violências interpessoais e autoprovocadas no Brasil e Estados: análise das estimativas do Estudo Carga Global de Doença, 1990 e 2015. Rev. bras. epidemiol. 2017; 20(Suppl 1):142-56.
5. Sakiyama HMT, Padin MFR, Canfield M, Laranjeira R, Mitsuhiro SS. Family members affected by a relative's substance misuse looking for a social support: who are they? Drug Alcohol Depend. 2015;147:276-9.
6. Laranjeira R, Sakiyama HMT, Padin MFR, Madruga CS, Mitsuhiro SS, coordenadores. LENAD Familia: levantamento nacional de famílias dos dependentes químicos [Apresentação]. São Paulo: INPAD; 2013 [capturado em 31 ago 2020]. Disponível em: http://inpad.org.br/wp-content/uploads/2013/11/Familia_Apresentacao.pdf.

SUMÁRIO

APRESENTAÇÃO ix
Luis Augusto Rohde

PREFÁCIO xi
Maria de Fátima Rato Padin

1 AVALIAÇÃO DO PADRÃO DE CONSUMO DE SUBSTÂNCIAS 1
Manuela Pires Rocha
Ronaldo Laranjeira
Helena M. Takeyama Sakiyama

2 PROGRAMA DE TRATAMENTO: ELABORAÇÃO DE PLANO DE TRATAMENTO 19
Helena M. Takeyama Sakiyama
Maria de Fátima Rato Padin
Alexandre Quelho Comandule

3 LEVANTAMENTO DAS DISTORÇÕES COGNITIVAS NO ABUSO E DEPENDÊNCIA QUÍMICA 33
Cassandra Borges Bortolon
Pedro Vernalha

4 MOTIVAÇÃO E ENTREVISTA MOTIVACIONAL NO TRATAMENTO DA DEPENDÊNCIA QUÍMICA 51
Alexandre Gama
Pilar Piñeiro Rivas Coratolo
Sílvia Leite Pacheco

5 TÉCNICAS DE MEDITAÇÃO NO TRATAMENTO DA DEPENDÊNCIA QUÍMICA E DO ABUSO DE SUBSTÂNCIAS 77
Vanessa Sola
Andressa Maradei

SUMÁRIO

6 TÉCNICAS DE PREVENÇÃO DE RECAÍDA NA DEPENDÊNCIA QUÍMICA ... 91
Vanessa Sola
Andressa Maradei

7 TÉCNICAS DE TERAPIA COGNITIVO-COMPORTAMENTAL APLICADAS AO ADOLESCENTE ABUSADOR DE DROGAS OU DEPENDENTE QUÍMICO ... 109
Douglas José Resende Lima
Vivian Miucha Moura Barbosa

8 TÉCNICAS DE TERAPIA OCUPACIONAL NA DEPENDÊNCIA QUÍMICA ... 139
Ligia Bonacim Duailibi
Marilu Pacheco El-Id
Renata Pereira dos Santos

9 ESTRATÉGIAS PARA O GERENCIAMENTO DE CASO ... 151
Cláudio Jerônimo da Silva

10 MANEJO PARA INTERVENÇÃO NA CRISE ... 163
Mariângela Cirillo
Alexandre Quelho Comandule
Mariana Queiroz Martins Pedroso

11 REABILITAÇÃO COGNITIVA: INTERVENÇÕES NA DEPENDÊNCIA QUÍMICA - PARTE 1 ... 177
Claudia Regina Serapicos Salgado
Marcia Gomes Mifano
Rosana Severino

12 REABILITAÇÃO COGNITIVA: INTERVENÇÕES NA DEPENDÊNCIA QUÍMICA - PARTE 2 ... 191
Claudia Regina Serapicos Salgado
Luciana Lopes S. Costa
Marcia Gomes Mifano

13 AVALIAÇÃO DE ESTRESSE E IMPACTO DA DEPENDÊNCIA QUÍMICA NA FAMÍLIA ... 223
Vanessa Sola
Maria de Fátima Rato Padin

14 TÉCNICA DE ORIENTAÇÃO E AUXÍLIO FAMILIAR PARA DIMINUIR TENSÃO E ESTRESSE: MÉTODO DOS CINCO PASSOS (5-STEPS METHOD) ... 237
Helena M. Takeyama Sakiyama
Maria de Fátima Rato Padin

15 PROGRAMA CRAFT: COMO ENGAJAR DEPENDENTES QUÍMICOS RESISTENTES AO TRATAMENTO ... 251
Helena M. Takeyama Sakiyama
Maria de Fátima Rato Padin

ÍNDICE ... 285

Acesse o *hotsite* da obra em apoio.grupoa.com.br/tratamento para baixar as Atividades e conteúdos complementares ao livro.

AVALIAÇÃO DO PADRÃO DE CONSUMO DE SUBSTÂNCIAS

1

Manuela Pires Rocha
Ronaldo Laranjeira
Helena M. Takeyama Sakiyama

O conceito de dependência química, incluindo a de álcool, é descritivo e organizado em sinais e sintomas, havendo diferentes graus de dependência. Não se considera mais a existência de uma dicotomia entre dependente e não dependente,[1] mas sim um *continuum* de gradação de consumo – leve, moderado, substancial e pesado –, levando a problemas que vão de leve, de risco, graves até dependência.[2] O consumo é considerado dependência quando é compulsivo, tem o objetivo de evitar ou aliviar os sintomas de abstinência e resulta em problemas sociais, físicos e psiquiátricos.[2]

A Figura 1.1 relaciona o consumo de substâncias com a frequência de problemas por ele causados. O eixo horizontal corresponde à dependência, e o vertical, ao aumento dos problemas. O Quadrante I mostra uma situação de alto consumo e alta incidência de problemas, típico da dependência. No Quadrante II, embora o indivíduo não apresente propriamente uma dependência, o consumo sem controle pode ocasionar problemas como acidentes, brigas, etc. O Quadrante III mostra um consumo de baixas doses, com os cuidados em evitar dirigir, podendo ser considerado um consumo de baixo risco. O Quadrante IV, por sua vez, indica uma situação inexistente, em que o indivíduo consome altas quantidades da substância, mas há baixa incidência de problemas, o que pode ser considerado uma dependência sem problemas.[2,3]

> Nem todo consumo está relacionado à dependência química, mas a quantidade de álcool e drogas consumida tem relação direta com um grande número de doenças.

A descrição da síndrome da dependência alcoólica, elaboradas por Edwards e Gross,[4] é a base dos critérios diagnósticos psiquiátricos das duas principais classificações psiquiátricas da atualidade: a *Classificação internacional de doenças e problemas relacionados à saúde* (CID-10), da Organização Mundial da Saúde (OMS), e o *Manual diagnóstico e estatístico de transtornos mentais* (DSM-5), da American Psychiatric Association (APA).

É de grande relevância salientar que nem todo consumo de álcool e de drogas leva à dependência química. Entretanto, a quantidade consumida tem relação com a maioria das doenças, e, quanto maior o consumo, maior é o risco para o surgimento de outras patologias, como doenças coronarianas e acidente vascular cerebral (AVC), cânceres, doenças respiratórias, transtornos psiquiátricos como depressão e ansiedade, além de *delirium tremens* e alucinose alcoólica, entre outras.

Tendo em mente que a dependência não se dá de maneira repentina, mas vai se desenvolvendo em um *continuum*, iniciando pelo uso de baixo risco, é de suma importância que os profissionais da atenção primária realizem a avaliação do padrão de consumo de substâncias, lícitas e ilícitas, pois a procura por serviços ambulatoriais de saúde pode estar relacionada com algum problema dele decorrente. Surge,

> A avaliação do padrão de consumo de substâncias é realizada por meio de instrumentos de triagem ou rastreio a fim de detectar tendências sobre o uso e problemas relacionados.

Frequência de problemas relacionados ao consumo

USO NOCIVO	**DEPENDÊNCIA**
Quadrante II	**Quadrante I**
Consumo eventual Alta incidência de problemas	Consumo em altas quantidades Alta incidência de problemas
Quadrante III	**Quadrante IV**
Consumo em baixas quantidades Baixa incidência de problemas	Consumo em altas quantidades Baixa incidência de problemas
CONSUMO DE BAIXO RISCO	SITUAÇÃO INEXISTENTE

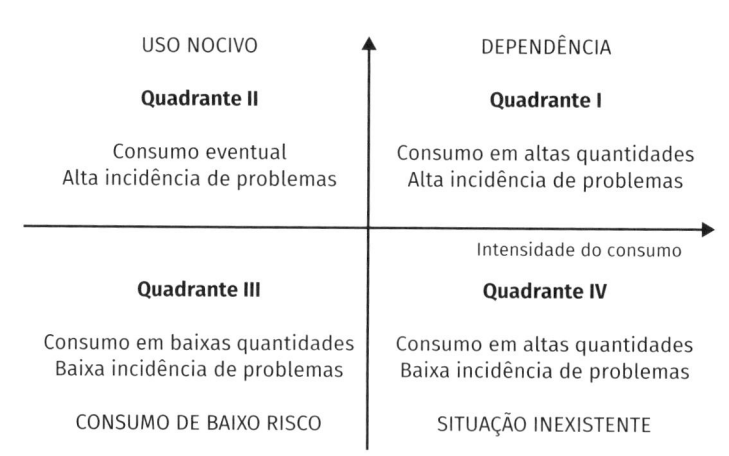

Intensidade do consumo →

Figura 1.1 FREQUÊNCIA DE PROBLEMAS RELACIONADOS AO CONSUMO.
Fonte: Laranjeira[2] e Silva.[3]

assim, a oportunidade de realizar uma intervenção precoce, com prevenção e esclarecimento. Por sua vez, é igualmente relevante a realização de rastreio e avaliação do padrão de consumo também em indivíduos levados a procurar tratamento para dependência química, para que sejam definidas estratégias de intervenção e um plano de tratamento adequado e individualizado.

A seguir serão apresentadas ferramentas para realizar a avaliação ou o rastreio do padrão de consumo de álcool e outras substâncias.

PRÁTICA
FERRAMENTAS PARA AVALIAÇÃO DO PADRÃO DE CONSUMO DE SUBSTÂNCIAS

UNIDADE PADRÃO (UI) DE ÁLCOOL OU DOSE PADRÃO[2]

Ao se falar em "beber sem causar problemas à saúde", é necessário avaliar os limites de ingestão de álcool permitidos e considerados como normais. Para mensurar o consumo diário, é preciso somar todas as doses de bebida alcoólica consumidas em um dia e depois transformá-las em unidade padrão (UI). Uma UI corresponde a 10 gramas de álcool puro. O Quadro 1.1 mostra como calcular a quantidade de álcool ingerida.

Uma dose do destilado mais consumido no Brasil, a cachaça, costuma ser servida em um copo com cerca de 50 mL; uma vez que a concentração de álcool na cachaça é ao redor de 40%, essa dose teria o equivalente a 2,0 unidades, enquanto uma garrafa de 750 mL teria cerca de 30 unidades. Já um cálice de vinho contém cerca de uma unidade. Esse raciocínio também serve para outros tipos de bebidas.

A partir desses dados, buscou-se identificar quantas unidades de álcool por semana um adulto sadio poderia beber.

O Quadro 1.2 demonstra os riscos de desenvolver problemas relacionados com a quantidade de álcool ingerida.

Quadro 1.1 FÓRMULA PARA CALCULAR A QUANTIDADE DE ÁLCOOL PURO INGERIDA

Volume* (mL) x concentração** (%) ÷ 100 ÷ 10 = quantidade de álcool puro (g)
Exemplo:
Uma lata de cerveja normalmente contém cerca de 350 mL, e a concentração de álcool da cerveja é de 5%.
Portanto: 350 mL x 5% = 1.750 ÷ 100 = 17,5 g de álcool, o que corresponde a 1,7 unidades de álcool.

* Volume é a quantidade de bebida ingerida.
** Concentração é a quantidade de álcool em cada 100 mL de bebida.

Quadro 1.2 RISCO DE DESENVOLVER PROBLEMAS PELA INGESTÃO DE ÁLCOOL

Risco	Mulheres	Homens
Baixo	Menos de 7 unidades por semana	Menos de 14 unidades por semana
Moderado	De 8 a 14 unidades por semana	De 15 a 21 unidades por semana
Alto	Mais de 15 unidades por semana	Mais de 21 unidades por semana

Fonte: Laranjeira e colaboradores.[5]

Levando-se em conta o que seria uma dose de álcool, pede-se ao paciente que preencha o registro apresentado na Figura 1.2, tendo como referência a última semana, e que descreva o tipo de bebida que ingeriu, quantas doses ou unidades e quais foram os horários em que bebeu durante todo o dia.

Quando se sugere como referencial "durante todo o dia", subentendem-se os períodos da manhã, da tarde e da noite. Por exemplo, duas doses de cachaça às 9h, três doses de conhaque às 12h, etc.

CÁLCULO DO CONSUMO SEMANAL

O paciente deve contar quantas doses foram consumidas em um dia normal para depois obter seu total semanal (Fig. 1.3). O preenchimento do registro pode ser realizado a partir do cálculo da quantidade de álcool puro ou das unidades de bebida alcoólica (ver Quadro 1.1) e dos riscos de adoecimento, de acordo com o Quadro 1.2.

É importante saber com quem, quando e onde bebeu, pois, se pretende parar de beber ou controlar o modo de beber, tais informações serão relevantes para orientar o dependente em recuperação a evitar certos locais, companhias e momentos que o levaram a ter uma recaída, uma vez que essas situações podem estimular ou levar ao aumento do consumo, funcionando como gatilhos para a compulsão.

IMPORTANTE

As doses em casa costumam ser mais generosas do que as doses em bares. É essencial ressaltar que, mesmo em alguns bares, o famoso "chorinho" pode significar uma segunda dose. Deve-se atentar a quantas doses estão sendo consumidas em um único copo.

	MANHÃ	TARDE	NOITE	TOTAL CONSUMIDO
SEGUNDA	Horário	Horário	Horário	
TERÇA	Horário	Horário	Horário	
QUARTA	Horário	Horário	Horário	
QUINTA	Horário	Horário	Horário	
SEXTA	Horário	Horário		
SÁBADO	Horário	Horário	Horário	
DOMINGO	Horário	Horário	Horário	

Figura 1.2 AVALIAÇÃO DO CONSUMO DIÁRIO DE ÁLCOOL.
Fonte: Laranjeira e colaboradores.[5]

DIAS DA SEMANA	TIPO DE BEBIDA	ONDE E COM QUEM BEBEU	UNIDADES	TOTAL DIÁRIO
SEGUNDA	Horário	Horário		
TERÇA	Horário	Horário		
QUARTA	Horário	Horário		
QUINTA	Horário	Horário		
SEXTA	Horário	Horário		
SÁBADO	Horário	Horário		
DOMINGO	Horário	Horário		
Total semanal				

Figura 1.3 AVALIAÇÃO DO PADRÃO SEMANAL DE CONSUMO DE ÁLCOOL.
Fonte: Laranjeira e colaboradores.[5]

QUESTIONÁRIO[2]

O questionário a seguir pode ser usado substituindo-se o álcool pela substância cujo padrão de consumo queremos saber.

Identificação do uso problemático de álcool e outras substâncias

1. Você já teve algum dos sintomas a seguir, que indicam que tem indícios ou sinais da dependência alcoólica? Em caso positivo, dê um exemplo.

    a. Aumento da tolerância: você precisou beber mais do que bebia para obter um efeito desejado ou percebeu que o que bebia não estava lhe causando efeito.
    _____
    _____

    b. Crise de abstinência: apresentou sintomas como tremores nas mãos, suor frio, vômito pela manhã, perda de apetite após parar de beber e/ou bebeu para melhorar esses sintomas, ou bebeu para que esses sintomas não mais apareçam.
    _____
    _____

    c. Perda do controle: bebeu em grandes quantidades por longo período, tentou controlar, mas não conseguiu parar após o primeiro gole.
    _____
    _____

    d. Tentativa de controlar a bebida: teve o desejo persistente ou fez esforço para controlar ou diminuir o consumo de álcool, incluindo fazer cerimônias ou barganhas.
    _____
    _____

    e. Perda de tempo bebendo ou se recuperando dos efeitos da bebida.
    _____
    _____

    f. Fez cerimônias para beber: abandonou ou reduziu, por causa da bebida, atividades sociais, de trabalho, de lazer e com a família que eram importantes.
    _____
    _____

    g. Ingestão de álcool, mesmo sabendo que a bebida poderia lhe causar sofrimento (continuou bebendo mesmo sabendo que tem uma doença física ou problemas psicológicos provocados pelo uso da bebida ou que a bebida faz piorar).
    _____
    _____

ATIVIDADE 1.1

2. Reavaliando esses sintomas, o que pensa sobre o seu modo de beber?
   _____
   _____

3. **Primeiro estágio:** quando descobriu que estava no caminho da dependência, como você se sentiu?
   _____
   _____

4. **Segundo estágio:** apareceu a tolerância e a abstinência, você acha que bebeu para enfrentar sentimentos ou situações difíceis ou desagradáveis?
   _____
   _____

5. **Terceiro estágio:** quando e como você começou a beber sem controle? Usou a bebida como uma maneira de lidar com as situações? Tentou diminuir ou controlar o uso da bebida? Sua vida ficou um caos e outras pessoas começaram a perceber que você estava com problemas?
   _____
   _____

6. **Quarto estágio:** você sentiu que não podia enfrentar seus problemas ou sua vida sem a bebida, e pagou, não importando o preço, para continuar bebendo, sentiu-se dividido entre querer beber e querer parar de beber, sentiu-se trapaceado e partes de sua vida pareciam estar desmoronando?
   _____
   _____

7. Analisando os quatro estágios do desenvolvimento da dependência, o que você aprendeu sobre seu uso de drogas?
   _____
   _____

ESCLARECENDO O CONSUMO NOCIVO/ABUSO DE DROGAS OU PADRÃO DE DEPENDÊNCIA[2,6]

ATIVIDADE 1.2

a) Responda às seguintes perguntas:

Quadro 1.3 CRITÉRIOS DE IDENTIFICAÇÃO DO BEBER ABUSIVO

Perguntas	Sim	Não
a. Você já deixou de cumprir obrigações no trabalho, escola ou em casa devido ao uso de bebida alcoólica?		
b. Você já bebeu em situações fisicamente comprometedoras (p. ex., no trânsito, no manuseio de máquinas no trabalho, etc.)?		
c. Você já teve algum problema com a polícia devido ao seu consumo de álcool?		
d. Você continua bebendo apesar de ter um problema social ou interpessoal que poderia ser exacerbado pelo uso de álcool?		

Fonte: Laranjeira e colaboradores.[5]

b) Responda às seguintes perguntas:

Quadro 1.4 CRITÉRIOS DE IDENTIFICAÇÃO DO BEBER PROBLEMÁTICO

Perguntas	Sim	Não
a. Você precisou beber mais do que estava acostumado para sentir efeitos desejáveis?		
b. Você percebeu uma diminuição dos efeitos da bebida com a mesma quantidade que estava bebendo?		
c. Você já sentiu algum destes sintomas: tremores, ansiedade, vontade de vomitar quando escova os dentes pela manhã, ansiedade ao diminuir a quantidade de bebida a que estava acostumado ou quando tentou parar de beber?		
d. Você bebeu pela manhã para curar uma ressaca, ou bebeu pela manhã para melhorar os tremores das mãos?		

Continua

Quadro 1.4 CRITÉRIOS DE IDENTIFICAÇÃO DO BEBER PROBLEMÁTICO

Perguntas	Sim	Não
e. Passou várias horas do dia bebendo e esqueceu de compromissos importantes?		
f. Você tentou diminuir a quantidade de bebida, mas não conseguiu, então acabou bebendo pequenas quantidades várias vezes ao dia?		
g. Você perdeu tempo planejando seu dia em função da bebida, passou bastante tempo bebendo ou se recuperando dos efeitos?		
h. Você já deixou de fazer coisas importantes com sua família, amigos e no trabalho por causa da bebida?		
i. Você continuou bebendo, mesmo após o médico lhe dizer que você tem um problema grave de saúde?		
Escreva para quantas das avaliações você respondeu "SIM".		

Fonte: Laranjeira e colaboradores.[5]

Atenção: ao responder ao questionário acima, você pode ter assinalado critérios que identificam o alcoolismo, mesmo sem ter dependência do álcool. Se identificou três ou mais critérios presentes em um período de 12 meses, você desenvolveu ou está desenvolvendo o alcoolismo, isto é, uma dependência da bebida. A gravidade do alcoolismo varia em graus (leve, moderado e grave), como doenças cardíacas, câncer, diabetes.

Meu padrão de beber é:

○ Consumo nocivo/abuso
○ Dependência do álcool

c) Para encerrar esta sessão, refletindo sobre as respostas dadas, complete a seguir as escalas de autoavaliação, que ajudarão a identificar a gravidade do seu beber.

Quadro 1.5 AVALIAÇÃO DA GRAVIDADO DO PROBLEMA

1	2	3	4	5	6	7
Leve		Moderado		Grave	Extremamente grave	

Fonte: Laranjeira e colaboradores.[5]

d) Após avaliar o nível de gravidade do seu consumo, marque com um X o quanto você está motivado a parar de beber.

Quadro 1.6 AVALIAÇÃO DA MOTIVAÇÃO PARA ABSTINÊNCIA

1	2	3	4	5	6	7
Não quero parar de beber		Desejo parar de beber		Forte desejo em parar	Desejo muito parar de beber	

Fonte: Laranjeira e colaboradores.[5]

ATIVIDADE 1.2

A identificação do padrão de uso com as suas consequências é um caminho para aceitar o problema e desenvolver motivação para a mudança.

PRÁTICA
INSTRUMENTOS VALIDADOS PARA AVALIAR O PADRÃO DE CONSUMO DE SUBSTÂNCIAS[6,7]

TESTE CAGE (CUT DOWN/ANNOYED/GUILTY/EYE-OPENER)

Trata-se de um questionário de fácil e simples aplicação. É utilizado para detectar situações de dependência de álcool e pode ser aplicado por profissionais da área da saúde (Quadro 1.7).

AUDIT (ALCOHOL USE DISORDER IDENTIFICATION TEST)[6-8]

Este teste é de fácil aplicação e mais abrangente do que o CAGE. Permite detectar diferentes níveis de problemas relacionados ao padrão de consumo de bebida nos últimos 12 meses. Pode ser realizado em forma de entrevista ou ser autoaplicado pelo paciente (Quadro 1.8). As questões se referem aos principais critérios diagnósticos da CID-10. É importante que o aplicador conheça a unidade padrão ou dose padrão de bebida, conforme visto anteriormente.

ASSIST (ALCOHOL, SMOKING AND SUBSTANCE INVOLVEMENT SCREENING TEST)[9]

Desenvolvido pela OMS, o ASSIST é um instrumento para rastrear o consumo de álcool, tabaco e outras substâncias nos últimos três meses, além de detectar o risco atual e futuro de problemas decorrentes do uso. Aborda simultaneamente várias classes de substâncias, é de fácil aplicação e interpretação.

APLICAÇÃO DO TESTE CAGE

Quadro 1.7 TESTE CAGE

	Questões	Sim	Não
C (*cut down*)	Alguma vez o(a) sr.(a) sentiu que deveria **diminuir** a quantidade de bebida ou parar de beber?		
A (*annoyed*)	As pessoas o(a) **aborrecem** porque criticam o seu modo de beber?		
G (*guilty*)	O(a) se sente **culpado(a)** pela maneira com que costuma beber?		
E (*eye-opener*)	O(a) sr.(a) costuma **beber pela manhã (ao acordar)**, para diminuir o nervosismo ou a ressaca?		

Fonte: Brasil.[6]

Correção: atribuir um ponto para cada resposta "sim". Somadas, duas respostas positivas ou mais indicam grande possibilidade de haver dependência, portanto este teste não é indicado para detectar problemas iniciais com a bebida.

ATIVIDADE 1.3

ATIVIDADE 1.4

APLICAÇÃO DO TESTE AUDIT PELO PROFISSIONAL

Diga ao paciente que fará algumas perguntas sobre o seu consumo de álcool ao longo dos últimos 12 meses, utilizando a unidade ou dose padrão e apontando as diferenças entre cerveja, vinho e destilados. Assinale as respostas dadas pelo paciente.

Quadro 1.8 TESTE AUDIT

1. Com que frequência você toma bebidas alcoólicas? (0) Nunca (vá para as questões 9 e 10) (1) Mensalmente ou menos (2) De 2 a 4 vezes por mês (3) De 2 a 3 vezes por semana (4) 4 ou mais vezes por semana	6. Quantas vezes, ao longo dos últimos 12 meses, você precisou beber pela manhã para se sentir bem ao longo do dia, após ter bebido no dia anterior? (0) Nunca (1) Menos do que uma vez ao mês (2) Mensalmente (3) Semanalmente (4) Todos ou quase todos os dias
2. Nas ocasiões em que bebe, quantas doses você consome tipicamente ao beber? (0) 1 ou 2 (1) 3 ou 4 (2) 5 ou 6 (3) 7, 8 ou 9 (4) 10 ou mais	7. Quantas vezes, ao longo dos últimos 12 meses, você se sentiu culpado ou com remorso depois de ter bebido? (0) Nunca (1) Menos do que uma vez ao mês (2) Mensalmente (3) Semanalmente (4) Todos ou quase todos os dias.
3. Com que frequência você toma "seis ou mais doses" de uma vez? (0) Nunca (1) Menos do que uma vez ao mês (2) Mensalmente (3) Semanalmente (4) Todos ou quase todos os dias. Se a soma das questões 2 e 3 for 0, avance para as questões 9 e 10	8. Quantas vezes, ao longo dos últimos 12 meses, você foi incapaz de lembrar o que aconteceu devido à bebida? (0) Nunca (1) Menos do que uma vez ao mês (2) Mensalmente (3) Semanalmente (4) Todos ou quase todos os dias.
4. Quantas vezes, ao longo dos últimos 12 meses, você achou que não conseguiria parar de beber uma vez tendo começado? (0) Nunca (1) Menos do que uma vez por mês (2) Mensalmente (3) Semanalmente (4) Todos ou quase todos os dias.	9. Alguma vez na vida você já causou ferimentos ou prejuízos a você mesmo ou a outra pessoa após ter bebido? (0) Não (1) Sim, mas não nos últimos 12 meses (2) Sim, nos últimos 12 meses

Continua

Quadro 1.8 TESTE AUDIT

5. Quantas vezes, ao longo dos últimos 12 meses, você, por causa do álcool, não conseguiu fazer o que era esperado de você?
(0) Nunca
(1) Menos do que uma vez ao mês
(2) Mensalmente
(3) Semanalmente
(4) Todos ou quase todos os dias

10. Alguma vez na vida algum parente, amigo, médico ou outro profissional da saúde já se preocupou com o fato de você beber ou sugeriu que você parasse?
(0) Não
(1) Sim, mas não nos últimos 12 meses
(2) Sim, nos últimos 12 meses.

Anote o resultado: questões 1 + 2 + 3 + 4 + 5 + 6 + 7 + 8 + 9 + 10 = _____ pontos.
Fonte: Méndez.[8]

Avaliação: some a pontuação de cada resposta. Verifique no Quadro 1.9 a classificação do paciente e a intervenção recomendada.

Quadro 1.9 CLASSIFICAÇÃO DO NÍVEL DE USO DE ÁLCOOL DE ACORDO COM O AUDIT

Nível de uso	Intervenção	Escores
Zona I	**Prevenção primária.** Uso de baixo risco ou abstêmios.	0-7
Zona II	**Orientação básica.** Usuários de risco, uso de 2 doses padrão todos os dias ou mais de 5 doses em uma única ocasião, sem apresentar nenhum problema atual.	8-15
Zona III	**Intervenção breve e monitoramento.** Zona de risco, padrão de uso nocivo. Já apresentam problemas decorrentes do uso, porém sem apresentar sintomas de dependência.	16-19
Zona IV	**Encaminhamento para serviço especializado.** Grande possibilidade de apresentar diagnóstico para dependência, encaminhar para tratamento.	20-40

Fonte: Brasil[6] e Méndez.[8]

APLICAÇÃO DO ASSIST

Quadro 1.10 ASSIST – QUESTIONÁRIO PARA TRIAGEM DO USO DE ÁLCOOL, TABACO E OUTRAS SUBSTÂNCIAS

Nome: _____ Registro: _____
Entrevistador: _____ Data: ___/___/___

1. Na sua vida qual(is) desta(s) substâncias você já usou? *(somente uso não prescrito pelo médico)*	NÃO	SIM
a. derivados do tabaco	Não	Sim
b. bebidas alcoólicas	Não	Sim
c. maconha	Não	Sim
d. cocaína, *crack*	Não	Sim
e. anfetaminas ou êxtase	Não	Sim
f. inalantes	Não	Sim
g. hipnóticos/sedativos	Não	Sim
h. alucinógenos	Não	Sim
i. opioides/opiaceos	Não	Sim
j. outras; especificar	Não	Sim

2. Durante os três últimos meses, com que frequência você utilizou essa(s) substância(s) que mencionou? *(primeira droga, depois a segunda droga, etc.)*	NUNCA	1 OU 2 VEZES	MENSALMENTE	SEMANALMENTE	DIARIAMENTE OU QUASE TODOS OS DIAS
a. derivados do tabaco	0	2	3	4	6
b. bebidas alcoólicas	0	2	3	4	6
c. maconha	0	2	3	4	6
d. cocaína, *crack*	0	2	3	4	6
e. anfetaminas ou êxtase	0	2	3	4	6
f. inalantes	0	2	3	4	6
g. hipnóticos/sedativos	0	2	3	4	6
h. alucinógenos	0	2	3	4	6
i. opioides/opiaceos	0	2	3	4	6
j. outras; especificar	0	2	3	4	6

- SE "NÃO" em todos os itens, investigue: Nem mesmo quando estava na escola?
- SE "NÃO" em todos os itens, pare a entrevista
- SE "SIM" para alguma droga, continue com as demais questões
- SE "NUNCA" em todos os itens da questão 2, pule para a questão 6; com outras respostas continue com as demais questões

3. Durante os três últimos meses, com que frequência você teve um forte desejo ou urgência em consumir? *(primeira droga, depois a segunda droga, etc.)*	NUNCA	1 OU 2 VEZES	MENSALMENTE	SEMANALMENTE	DIARIAMENTE OU QUASE TODOS OS DIAS
a. derivados do tabaco	0	3	4	5	6
b. bebidas alcoólicas	0	3	4	5	6
c. maconha	0	3	4	5	6
d. cocaína, *crack*	0	3	4	5	6
e. anfetaminas ou êxtase	0	3	4	5	6
f. inalantes	0	3	4	5	6
g. hipnóticos/sedativos	0	3	4	5	6
h. alucinógenos	0	3	4	5	6
i. opioides/opiaceos	0	3	4	5	6
j. outras; especificar	0	3	4	5	6

4. Durante os três últimos meses, com que frequência o seu consumo *(primeira droga, depois a segunda droga, etc.)* resultou em problemas de saúde, sociais legais ou financeiros?	NUNCA	1 OU 2 VEZES	MENSALMENTE	SEMANALMENTE	DIARIAMENTE OU QUASE TODOS OS DIAS
a. derivados do tabaco	0	4	5	6	7
b. bebidas alcoólicas	0	4	5	6	7
c. maconha	0	4	5	6	7
d. cocaína, *crack*	0	4	5	6	7
e. anfetaminas ou êxtase	0	4	5	6	7
f. inalantes	0	4	5	6	7
g. hipnóticos/sedativos	0	4	5	6	7
h. alucinógenos	0	4	5	6	7
i. opioides/opiaceos	0	4	5	6	7
j. outras; especificar	0	4	5	6	7

NOMES POPULARES OU COMERCIAIS DAS DROGAS
a. derivados do tabaco (cigarro, charuto, cachimbo, fumo de corda)
b. bebidas alcoólicas (cerveja, vinho, champanhe, licor, pinga, uísque, vodca, vermutes, caninha, rum, tequila, gim)
c. maconha (baseado, erva, liamba, diamba, birra, fuminho, fumo, mato, bagulho, pango, manga-rosa, massa, haxixe, skank, etc.)
d. cocaína, *crack* (coca, pó, branquinha, nuvem, farinha, neve, pedra, cachimbo, brilho)
e. estimulantes, como anfetaminas (bolinhas, rebites, bifetamina, moderine, MDMA)
f. inalantes (solventes, cola de sapateiro, tinta, esmalte, corretivo, verniz, tíner, cloriformio, tolueno, gasolina, éter, lança-perfume, cheirinho da loló)
g. hipnóticos/sedativos (ansiolíticos, tranquilizantes, barbitúricos, fenobarbital, pentobarbital, benzodiazepínicos, diazepam)
h. alucinógenos (LSD, chá de lírio, ácido, passaporte, mescalina, pelote, cacto)
i. opioides/opiaceos (morfina, codeina, ópio, heroína, elixir, metadona, meperidina, propoxifeno)
j. outras – especificar:

Continua

TRATAMENTO DO USO DE SUBSTÂNCIAS QUÍMICAS

Quadro 1.10 ASSIST – QUESTIONÁRIO PARA TRIAGEM DO USO DE ÁLCOOL, TABACO E OUTRAS SUBSTÂNCIAS

5. Durante os três últimos meses, com que frequência, por causa do seu uso de *(primeira droga, depois a segunda droga, etc.)*, você deixou de fazer coisas que eram normalmente esperadas de você?	NUNCA	1 OU 2 VEZES	MENSALMENTE	SEMANALMENTE	DIARIAMENTE OU QUASE TODOS OS DIAS
a. derivados do tabaco	0	5	6	7	8
b. bebidas alcoólicas	0	5	6	7	8
c. maconha	0	5	6	7	8
d. cocaína, *crack*	0	5	6	7	8
e. anfetaminas ou êxtase	0	5	6	7	8
f. inalantes	0	5	6	7	8
g. hipnóticos/sedativos	0	5	6	7	8
h. alucinógenos	0	5	6	7	8
i. opioides/opiáceos	0	5	6	7	8
j. outras; especificar	0	4	5	6	7

FAÇA as questões 6 e 7 para todas as substâncias mencionadas na questão 1

6. Há amigos, parentes ou outra pessoa que tenha demonstrado preocupação com seu uso de *(primeira droga, depois a segunda droga, etc.)*?	NÃO, NUNCA	SIM, nos últimos 3 meses	SIM, mas NÃO nos últimos meses
a. derivados do tabaco	0	6	3
b. bebidas alcoólicas	0	6	3
c. maconha	0	6	3
d. cocaína, *crack*	0	6	3
e. anfetaminas ou êxtase	0	6	3
f. inalantes	0	6	3
g. hipnóticos/sedativos	0	6	3
h. alucinógenos	0	6	3
i. opioides/opiáceos	0	6	3
j. outras; especificar	0	6	3

7. Alguma vez você já tentou controlar, diminuir ou parar o uso de *(primeira droga, depois a segunda droga, etc.)* e não conseguiu?	NÃO, NUNCA	SIM, nos últimos 3 meses	SIM, mas NÃO nos últimos meses
a. derivados do tabaco	0	6	3
b. bebidas alcoólicas	0	6	3
c. maconha	0	6	3
d. cocaína, *crack*	0	6	3
e. anfetaminas ou êxtase	0	6	3
f. inalantes	0	6	3
g. hipnóticos/sedativos	0	6	3
h. alucinógenos	0	6	3
i. opioides/opiáceos	0	6	3
j. outras; especificar	0	6	3

Nota importante: Pacientes que tenham usado drogas injetáveis nos últimos três meses devem ser perguntados sobre seu padrão de uso injetável durante esse período, para determinar seus níveis de risco e a melhor forma de intervenção.

8. Alguma vez você já usou drogas por injeção? (Apenas uso não médico)

NÃO, NUNCA	SIM, nos últimos 3 meses	SIM, mas NÃO nos últimos meses

Guia de Intervenção para Padrão de uso injetável

Uma vez por semana ou menos Ou menos de três dias seguidos	→	Intervenção breve, incluindo cartão de "riscos associados com o uso injetável"
Mais do que uma vez por semana ou mais do que três dias seguidos	→	Intervenção mais aprofundada e tratamento intensivo

PONTUAÇÃO PARA CADA DROGA

	Anote aqui a pontuação para CADA droga. SOME APENAS as pontuações das questões 2, 3, 4, 5, 6 e 7	Nenhuma intervenção	Receber intervenção breve	Encaminhar para tratamento mais intensivo
Tabaco		0-3	4-26	27 ou mais
Álcool		0-10	11-26	27 ou mais
Maconha		0-3	4-26	27 ou mais
Cocaína, *crack*		0-3	4-26	27 ou mais
Anfetaminas/êxtase		0-3	4-26	27 ou mais
Inalantes		0-3	4-26	27 ou mais
Hipnóticos/sedativos		0-3	4-26	27 ou mais
Alucinógenos		0-3	4-26	27 ou mais
Opioides		0-3	4-26	27 ou mais
Outras ( )		0-3	4-26	27 ou mais

Cálculo do escore de Envolvimento com Substância Específica
Para cada substância (de "a" a "j") some os escores obtidos nas questões 2 a 7 (inclusive). Não inclua no cálculo as pontuações das questões 1 e 8.
Por exemplo, um escore para maconha deverá ser calculado do seguinte modo: Q2c + Q3c + Q4c + Q5c + Q6c + Q7c.
ATENÇÃO: para tabaco a questão 5 não deve ser pontuada, sendo obtida pela soma de Q2a + Q3a + Q4a + Q6a + Q7a

– Adaptação e validação para o Brasil por Henrique et al.; Rev Assoc Med Bras 50:199-206 (2004).
– Versão original desenvolvida por WHO ASSIST WORKING GROUP (2002). Disponível em http://www.who.int/substance_abuse/activities/assist_portuguese.pdf.

▼ CONSIDERAÇÕES FINAIS

Este capítulo apresentou importantes ferramentas de rastreio e identificação de uso de álcool e outras substâncias que permitem e facilitam o planejamento de estratégias para prevenção do consumo de drogas antes que a situação se torne um problema. E, quando a dependência já estiver instalada, possibilitam o estabelecimento de intervenções, tratamento e recuperação.

▼ REFERÊNCIAS

1. Edwards G, Marshall EJ, Cook CCH. O tratamento do alcoolismo: um guia para profissionais da saúde. 4. ed. Porto Alegre: Artmed; 2005.

2. Laranjeira R, coordenador. Usuários de substâncias psicoativas: abordagem, diagnóstico e tratamento [Internet]. 2. ed. São Paulo: CREMESP, AMB; 2003 [capturado em 29 jan. 2020]. Disponível em: https://www.nescon.medicina.ufmg.br/biblioteca/imagem/0201.pdf.

3. Silva CJ. Critérios diagnósticos e classificação. In: Diehl A, Cordeiro DC, Laranjeira R, organizadores. Dependência química: prevenção, tratamento e políticas públicas. Porto Alegre: Artmed; 2011. p. 60-9.

4. Edwards G, Gross MM. Alcohol dependence: provisional description of a clinical syndrome. Br Med J. 1976;1(6017):1058-61.

5. Laranjeira R, Figlie NB, Pillon SC. Mudando sua vida: manual de autoajuda para pessoas que desejam parar ou diminuir o beber [apostila]. [2012]. (Não publicada).

6. Brasil. Ministério da Justiça e Segurança Pública. Secretaria Nacional de Políticas sobre Drogas. Como fazer avaliação do padrão do uso de drogas utilizando instrumentos padronizados. In: Brasil. Ministério da Justiça e Segurança Pública. Secretaria Nacional de Políticas sobre Drogas. Aberta: portal de formação à distância: sujeitos, contextos e drogas [Internet]. Florianópolis: SEAD-UFSC; 2018 [capturado em 27 jan. 2020]. Disponível em: http://www.aberta.senad.gov.br/medias/original/201812/20181220-140215-002/pagina-01.html.

7. Duarte PCAV, Formigoni MLOS, coordenadoras. SUPERA: detecção do uso e diagnóstico da dependência de substâncias psicoativas: módulo 3 [Internet]. 11. ed. Brasília: SENAD; 2017 [capturado em 27 jan. 2020]. Disponível em: https://www.supera.org.br/@/material/mtd/pdf/SUP/SUP_Mod3.pdf.

8. Méndez EB. Uma versão brasileira do AUDIT (Alcohol Use Disorders Identification Test) [Internet] [dissertação]. Pelotas: Universidade Federal de Pelotas; 1999 [capturado em 27 jan. 2020]. Disponível em: http://www.epidemio-ufpel.org.br/uploads/teses/Brod%20Mendez%201999%20Dissert.pdf.

9. Gorenstein C, Wang YP, Hungerbühler I, organizadores. Instrumento de avaliação em saúde mental. Porto Alegre: Artmed; 2016.

PROGRAMA DE TRATAMENTO: ELABORAÇÃO DE PLANO DE TRATAMENTO

2

Helena M. Takeyama Sakiyama
Maria de Fátima Rato Padin
Alexandre Quelho Comandule

Este capítulo se insere em um amplo escopo do tratamento da dependência química. Primeiramente, porque o tratamento nem sempre foi como o conhecemos hoje. As formas de lidar com os efeitos e as consequências do uso de drogas, principalmente do álcool, estão diretamente relacionadas ao contexto histórico. Em segundo lugar, porque o conceito de adição como transtorno mental, com amplas repercussões físicas, psicológicas, sociais, laborais, etc., é recente.

Dessa forma, ocuparemos aqui um pequeno espaço para elucidar o itinerário percorrido pelas ideias que moldaram a história do tratamento das adições até hoje, para então abordar o plano de tratamento.

Os "bêbados" da Idade Média, sob influência e dominação religiosa, eram percebidos pela sociedade da época como indivíduos pecaminosos, portadores de um desvio moral. Assim, o "tratamento" era da ordem da punição – o alcoolista era colocado em um barril de álcool e execrado em praça pública.[1]

Nos Estados Unidos, o tratamento das adições teve início pelo alcoolismo, no final do século XVIII e início do século XIX. Os "degenerados" eram encarcerados em prisões ou enviados a asilos ou a instituições de transtornos mentais, o que convergia com o tratamento dispensado aos doentes mentais.[1-3] Nesse período houve um aumento dos problemas com bebidas alcoólicas, sobretudo as destiladas, e, como resposta, surgiu o denominado Movimento de Temperança, cujo objetivo inicial era a redução ou a moderação do consumo de álcool, consistindo, no entanto, na substituição dos destilados por cerveja ou vinho. A partir desse movimento, surgiram sociedades ou associações para acolher os alcoolistas, com palestras sobre temperança, compartilhamento de suas experiências e engajamento em atividades de lazer sem bebidas. Além disso, eram oferecidos assistência, abrigo, comida e vestuário aos necessitados.[3] Em 1840, o objetivo foi deslocado da moderação para a abstinência, porém esse movimento teve seu declínio, segundo White,[3] com argumentos de que só a abstinência não era um método suficiente para tratar indivíduos que sofriam com a adição ao álcool. Foi um momento de crescente reconhecimento de que o alcoolismo não poderia ser curado por meio de uma simples força de vontade.

Na metade do século XVIII, Benjamin Rush, médico e ativista, passou a tratar o alcoolismo como doença e propôs a *sober house* (casa da sobriedade) para o tratamento com uso de medicamentos, bem como instruções religiosas e morais. No início prescrevia moderação no uso do álcool, mais do que abstinência. Distribuía ao público panfletos descrevendo os sintomas e as potenciais consequências sociais do abuso da bebida. O tratamento de Rush variou entre banhos frios, vômitos, terapia de aversão, com práticas de sangramento e suor.[2,3] O termo "alcoolismo" foi cunhado nesse mesmo período pelo médico sueco Magnus Huss, que, segundo White,[3] favoreceu o desenvolvimento global do conhecimento sobre essa condição.

A descoberta dos efeitos colaterais físicos e das consequências crônicas do álcool, bem como a dificuldade da abstinência no período do Movimento de Temperança, impulsionaram o tratamento institucional para o alcoolismo, que consistia em internações de curto ou longo período para desintoxicação, e as primeiras tentativas de serviços ambulatoriais e de um *continuum* de cuidados.[2,3]

Ainda segundo White,[3] no início do século XIX, apesar de os serviços de tratamento serem destinados ao problema do álcool, houve um florescimento do interesse pelo tratamento da dependência de outras drogas, pois, até 1914, o uso de drogas psicotrópicas era legal nos Estados Unidos. A disponibilidade de substâncias, especialmente opiáceos e cocaína, teve enorme crescimento nesse período, tendo como consequência a primeira epidemia de uso de drogas. Nessa época, iniciaram-se discussões sobre adição como doença, em vez de desvio moral.[2,3]

Em 1920, a Constituição dos Estados Unidos instituiu a proibição da distribuição, do transporte e da fabricação de bebidas alcoólicas, tornando seu consumo ilegal e ocasionando um impacto profundo nos rumos do tratamento. Foi a chamada Lei Seca. A ideia era que, se o consumo de álcool podia ser prevenido, então a adição a essa substância poderia ter um fim, portanto, não seria mais um problema social e não necessitaria de tratamento.[4] Entretanto, enquanto o abuso do álcool crescia, abastecido pelo mercado clandestino, as opções de tratamento decresciam, pois retornou-se à ideia de que o consumo do álcool e o alcoolismo decorreriam de um desvio de caráter, e sua cura seria a proibição. Como consequência, grupos religiosos, como o Exército da Salvação, deram continuidade à assistência aos alcoolistas, porém as instituições de tratamento haviam desaparecido por completo.[3] Foi nesse período que surgiu o Alcoólicos Anônimos (AA) como parte do movimento moderno do alcoolismo. O AA teve um importante papel em sua missão de transformar a percepção do alcoolismo de uma fraqueza moral intratável para uma doença com potencial de sucesso no tratamento.[3]

Em 1933, uma nova emenda à Constituição aboliu a proibição do álcool nos Estados Unidos, e uma nova fase do tratamento das adições teve início. Novamente o alcoolismo voltou a ser considerado uma doença e um problema de saúde pública, retomando-se a ideia de que poderia ser tratado. Em consequência, investimentos em novas pesquisas foram conduzidos por profissionais nos campos da medicina, da psicologia e da assistência social.[2,3]

Em 1950, o Modelo Minnesota definiu o alcoolismo "[...] não como um sintoma de um problema emocional subjacente, mas como uma doença progressiva primária",[3] que deveria ser tratada com uma abordagem multidisciplinar e holística. Acreditava-se também que a profissionalização do tratamento da dependência era parte integrante dessa abordagem, devendo este ser realizado por médicos, psicólogos, enfermeiros e religiosos.[3]

Várias instituições e grupos de interesse com diferentes agendas trabalharam para alcançar mudanças, redefinindo o alcoolismo, mudando políticas e práticas de tratamento relacionadas às adições, convencendo governos e instituições privadas a aportar recursos para investimentos em pesquisa, educação e intervenções. Assim, aumentou a oferta de vários serviços para o tratamento da dependência de álcool e de outras drogas, como as comunidades terapêuticas para internações e programas de apoio às famílias, como Community Reinforcement Family Training (CRAFT), Community Reinforcement Appoach (CRA), Grupos Familiares e Amigos de Alcoólicos (Al-Anon), Grupos Familiares Nar-Anon (Nar-Anon), ToughLove Parent Support Group (do qual, em 1984, se originou no Brasil o Grupo de Amor-Exigente), bem como de programas de prevenção em comunidades, escolas, etc.

Os programas de tratamento atuais para os problemas do abuso de drogas e dependência química seguem uma abordagem multidisciplinar. Instituições internacionais da Europa e dos Estados Unidos, como National Institute on Drug Abuse (NIDA) e Substance Abuse and Mental Health Service Administration (SAMHSA), têm fomentado estudos e pesquisas e aperfeiçoado novos métodos de tratamento, técnicas e intervenções.[3]

O tratamento das adições no Brasil não tem uma tradição nem uma longa trajetória como nos Estados Unidos e na Europa, mas teve os seus percalços. Igualmente seu início se confunde com o tratamento dispensado aos "loucos", esquecidos em asilos ou nos porões de instituições psiquiátricas. Essa situação é ilustrada no drama vivido e contado pelo escritor Lima Barreto, com grave alcoolismo, em *Diário do hospício*.[5]

Segundo Zoldan e Ribeiro,[5] somente a partir da década de 1980 surgiram os rudimentos de propostas de atenção aos usuários de substâncias dentro das universidades públicas, em ambulatórios de saúde mental desaparelhados.

Até 1988, portanto muito recentemente, o Brasil não tinha uma política de saúde para tratamento das drogadições. Foram então propostas ações de integração de recursos e esforços entre governos nos âmbitos estadual e municipal e outras instituições. Em 1990, a Declaração de Caracas vinculou a atenção psiquiátrica à atenção primária em saúde.[6,7]

Apenas em 2002 uma portaria do Ministério da Saúde instituiu, no âmbito do Sistema Único de Saúde (SUS), o Programa Nacional de Atenção Comunitária Integrada a Usuários de Álcool e Outras Drogas e criou os Centros de Atenção Psicossocial – Álcool e Drogas (CAPS-AD), parceria entre Municípios, Estados e União. Em 2011 foi regulamentada no SUS a Rede de Atenção Psicossocial, consolidando os esforços da década anterior para os cuidados com os indivíduos com problemas de adição ao álcool e outras drogas.[5] A produção de conhecimentos científicos por meio de pesquisas epidemiológicas[8-10] trouxe à luz o avanço e as tendências preocupantes em relação à prevalência do uso de álcool e drogas no País. Os dados revelaram consumo de drogas em idades cada vez mais precoces, tendência de aumento de consumo entre o sexo feminino e maioria de poliusuários,[8] além de desassistência e inexistência de locais de internação, sendo a maioria comunidades terapêuticas, e ainda o impacto da dependência química nas famílias.[10]

Esse contexto de uso e suas consequências reclamaram a organização de serviços de tratamento das adições e favoreceram a instalação de serviços especializados para tanto, inspirados em modelos de tratamento de contextos internacionais. Adaptados de acordo com as possibilidades e limitações do País, foram criados diversos ambientes de tratamento para atender aos diferentes níveis de gravidade dos casos, como rede primária de atendimento à saúde, unidades comunitárias de álcool e drogas, unidades ambulatoriais especializadas, centros especializados em tratamento e recuperação, hospitais-dia, clínicas-dia, hospitais psiquiátricos, hospitais gerais, grupo de ajuda, Sistema Judiciário e empresas, além de terem sido renovadas as comunidades terapêuticas.[11]

> A recuperação é um processo que leva tempo, com episódios de crise e intensificação do tratamento.

PROGRAMA DE TRATAMENTO DA DEPENDÊNCIA QUÍMICA

No âmbito dessas variadas organizações e ambientes de tratamento, um programa de tratamento deve ser implementado de forma personalizada, compreendendo a complexidade do transtorno e contemplando todas as necessidades do indivíduo.[12] Portanto, deve estar inserido em um conjunto de medidas cujos objetivos são:

- Reduzir o uso de drogas e o desejo de usá-las.
- Melhorar a saúde, o bem-estar e o funcionamento social do paciente.
- Prevenir danos futuros, diminuindo o risco de complicações e recaídas.[13]

ELABORAÇÃO DE UM PLANO DE TRATAMENTO

Tendo em mente os elementos essenciais citados no Quadro 2.1, pode-se pensar em elaborar um plano de tratamento, realizando, inicialmente, uma ampla avaliação, com os seguintes passos:

AVALIAÇÃO INICIAL

Uma anamnese profunda, com a coleta de dados desde gravidez, intercorrências, parto, desenvolvimento na infância, doenças, uso de medicamentos, vida escolar, social e familiar na adolescência, vida social, profissional e pessoal na idade adulta.

Quadro 2.1 ELEMENTOS ESSENCIAIS PARA A PROVISÃO DE UM PROGRAMA DE TRATAMENTO

- As necessidades de todos os usuários de drogas devem ser avaliadas nos quatro domínios de suas vidas: saúde, família, funcionamento social e envolvimento criminal.
- Devem ser avaliados os riscos para o indivíduo, adultos em risco e crianças potencialmente afetadas.
- Todos os usuários de drogas que receberem tratamento estruturado devem ter consentido com o tratamento e com o plano de cuidados de recuperação, que deve ser revisado regularmente.
- Um *keyworker* (terapeuta de referência ou gerente de caso) deve desenvolver e revisar o plano de assistência e pode fornecer elementos de cuidados.
- O teste de drogas pode ser uma ferramenta útil no diagnóstico, na avaliação, no monitoramento de conformidade e nos resultados do tratamento.
- O tratamento do abuso de drogas envolve não apenas prescrição, mas a oferta de uma gama de abordagens psicossociais e de apoio a intervenções.
- Identificar e responder às necessidades gerais de saúde é cada vez mais importante e significa trabalhar em parceria com os serviços de atenção primária e secundária.
- Um espírito organizacional proativo e flexível, que envolva ativamente usuários e cuidadores dos serviços de assistência, pode apoiar um meio terapêutico eficaz, abordar a estigmatização e ajudar a promover a evolução positiva dos serviços.
- Todos os serviços de tratamento devem ter competência para identificar e abordar os efeitos de trauma sobre os usuários e seus parceiros em caso de violência doméstica.
- O apoio pós-cuidados e as vias para um rápido reengajamento no tratamento são fundamentais para enfrentar os riscos de recaída e danos, bem como para apoiar a recuperação do paciente após o tratamento.

Fonte: Clinical Guidelines on Drug Misuse and Dependence Update 2017 Independent Expert Working Group.[13]

a) Avaliação sobre uso de drogas: Esta avaliação deve levar em conta os seguintes fatores:

- Início do uso, tipo de substâncias, vias de administração, padrão de uso, problemas de saúde e psiquiátricos em decorrência do uso, antecedentes familiares com uso de drogas e medicamentos, e histórico familiar para detectar algum antecedente de vulnerabilidade genética.
- Fatores predisponentes que levaram o indivíduo ao uso de drogas, fatores ambientais, emocionais, familiares, sociais, cognitivos, etc., que o mantêm no uso; situações de risco para uso de drogas; situações protetoras para evitar o uso.
- Levantamento das habilidades de enfrentamento que o indivíduo utiliza em situações de alto risco para uso de drogas; levantamento dos estados emocionais e de pensamentos associados ao uso de drogas.

b) Avaliação sobre os aspectos social, profissional, acadêmico e legal: O uso e o abuso de drogas, assim como a dependência química, trazem repercussões negativas em muitos domínios da vida do indivíduo. Dessa forma, devem-se avaliar circunstâncias profissionais, tempo de afastamento do trabalho, perda de emprego, reinserção no mercado de

Componentes de um tratamento de abuso de droga completo

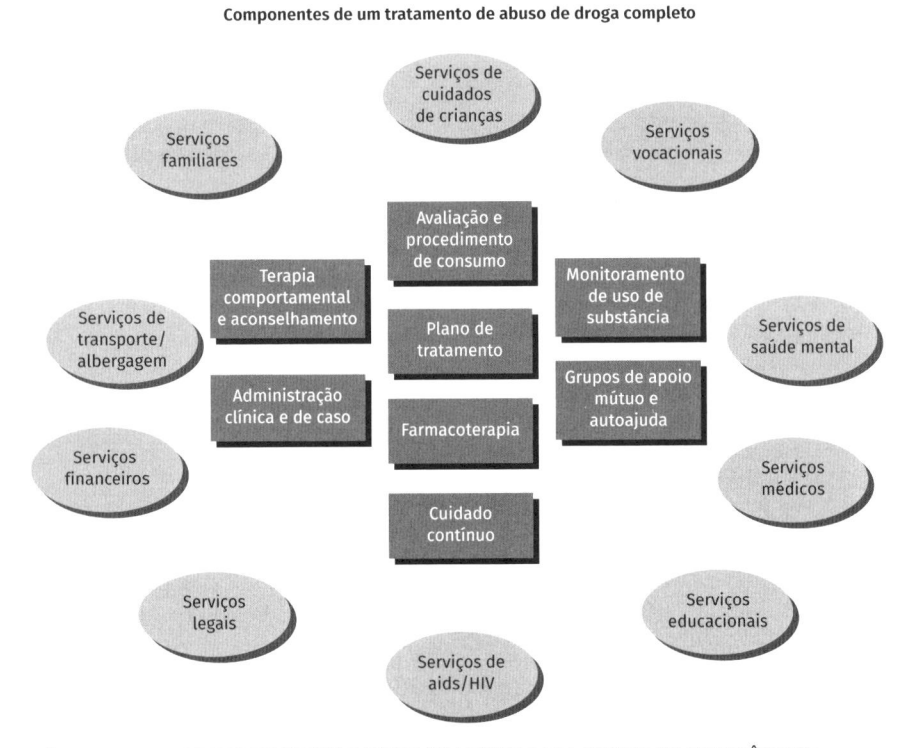

Elementos centrais: Avaliação e procedimento de consumo; Terapia comportamental e aconselhamento; Plano de tratamento; Monitoramento de uso de substância; Administração clínica e de caso; Farmacoterapia; Grupos de apoio mútuo e autoajuda; Cuidado contínuo.

Serviços periféricos: Serviços familiares; Serviços de cuidados de crianças; Serviços vocacionais; Serviços de transporte/albergagem; Serviços de saúde mental; Serviços financeiros; Serviços médicos; Serviços legais; Serviços educacionais; Serviços de aids/HIV.

Figura 2.1 DIAGRAMA DE MODELO DE TRATAMENTO PARA ABUSO DE SUBSTÂNCIAS.
Fonte: Diagrama 01. National Institute on Drug Abuse.[12]

trabalho pós-tratamento na mesma profissão ou mudança de profissão, necessidade de atualização ou cursos. Quanto às questões legais, estas abrangem circunstâncias como roubos, atropelamentos, envolvimento com tráfico de drogas, prisões, etc.

c) Avaliação da dinâmica familiar: Envolve coleta de informações acerca da dinâmica familiar e do lugar emocional do paciente no seio da família; posição e atitude dos familiares em relação às drogas; estilos de enfrentamento de crises e problemas dos pais com o filho; qualidade dos vínculos entre os membros da família; estabelecimento de limites, regras e formas de comunicação. Deve-se identificar comportamentos de familiares que podem reforçar o comportamento de uso e avaliar os familiares que poderão colaborar e participar do tratamento do ente adito. É importante manter a comunicação, a orientação e a assistência aos familiares, pois estudos indicam maior adoecimento de familiares de aditos do que de familiares de pacientes com outras doenças crônicas.[14]

AVALIAÇÃO PSIQUIÁTRICA

Esta avaliação tem o objetivo de detectar a presença de complicações clínicas e psíquicas, além de investigar a presença de outros transtornos psiquiátricos (comorbidades). É somente a partir dessa avalição que se pode pensar na farmacoterapia.

AVALIAÇÃO NEUROPSICOLÓGICA

É importante para a obtenção de informações sobre o funcionamento dos domínios cerebrais, como cognição, memória, atenção, linguagem, praxia, função executiva, desempenho, velocidade de processamento, humor, comportamento e controle inibitório. Auxilia a compreender a extensão das perdas e prejuízos e a explorar aspectos preservados das funções cerebrais, que normalmente são afetadas com o uso de substâncias.

AVALIAÇÕES MÉDICAS E DE IST/HIV

Devem ser feitas quando houver suspeita de infecções sexualmente transmissíveis, como HIV/aids e sífilis – esta tem sido observada ultimamente entre os usuários de *crack*. Também é importante investigar hepatites B e C e tuberculose, entre outras doenças infecciosas. Em casos de alcoolismo, é importante investigar distúrbios que decorrem do uso crônico de álcool, como hepáticos, gastrenterológicos, musculoesqueléticos, endócrinos, cardiovasculares e cerebrais.[12]

De posse desse conjunto de avaliações, torna-se possível estabelecer intervenções e, assim, elaborar um plano de tratamento.

▼ EXEMPLO DE PLANO DE TRATAMENTO

Este exemplo, ou modelo de plano de tratamento, pode ser implementado em uma variedade de serviços, tanto em clínicas especializadas como em serviços de atendimento público – ambulatórios, hospitais-dia, comunidades terapêuticas, etc. A teoria que fundamenta a construção do plano terapêutico é baseada nos 13 princípios de um tratamento eficaz do NIDA (ver Texto Sugerido).[15]

O plano de tratamento é individualizado, específico para atender às necessidades prioritárias em um primeiro momento, levando em consideração a gravidade do quadro.

O paciente é avaliado pela equipe semanalmente. Assim, o plano de tratamento é flexível, e as mudanças ocorrem na medida da evolução do quadro e de novas demandas. Por exemplo, a prioridade pode ser o restabelecimento da estabilidade psiquiátrica do paciente, para, em uma fase posterior, pensar-se na sua reinserção acadêmica ou profissional. Muitas vezes, o paciente precisa ser submetido a serviços de orientação profissional para a construção de sua carreira. Dessa forma, em um *continuum* de evolução do quadro, novas atividades ou demandas progressivas são introduzidas, de tal modo que o paciente tenha consciência da importância de cuidar da sua recuperação e reinserir-se no campo produtivo e social da vida.

A adição é uma doença cerebral complexa, tanto na sua característica recidivante como no comprometimento dos aspectos cognitivos, emocionais, pessoais e sociais. Por isso, recaídas e lapsos ocorrem, pois fazem parte desse transtorno.[16] Dessa forma, o paciente é ensinado a retomar o curso da recuperação, com mapeamento da recaída e reforço das estratégias protetoras.

Quanto aos aspectos psicológicos, há a necessidade de fazer mudanças no estilo de vida, e, para enfrentar esse desafio, a psicoterapia é de grande ajuda. A reabilitação cognitiva é uma intervenção voltada para as possibilidades de recuperação dos prejuízos e comprometimentos cognitivos, que são comuns em dependentes químicos. Em casos de grave recaída, uma internação é necessária para a devida desintoxicação e a retomada da recuperação. O dependente químico atravessa fases de crise e instabilidade. Por essa razão, a equipe deve acompanhar o processo de internação e desintoxicação, bem como a retomada da recuperação. Além disso, o paciente requer cuidados contínuos e prolongados, sendo altamente recomendada a participação em grupos de mútua ajuda, como AA ou Nar-Anon, e em grupos de Amor-Exigente, no caso das famílias.

A complexidade desse transtorno demanda variadas técnicas, estratégias, ferramentas e manejo por parte de uma equipe multidisciplinar especializada, que complete o arcabouço de um plano de tratamento eficaz, cujos modelos e exemplos de intervenções serão apresentados nos próximos capítulos.

▼ CONSIDERAÇÕES FINAIS

Neste capítulo, apresentamos um possível plano de tratamento no contexto dos programas de tratamento para dependência química na atualidade. Isso não significa que seja o único possível, adequado e adaptado para todos os pacientes.

Um plano, programa ou serviço deve ser orientado pela singularidade do caso e adequado às demandas dos pacientes, que são diversos quanto a gênero, idade, cultura, gravidade, tipo de delito ou transgressão e substâncias consumidas.

Foi preciso um percurso de alguns séculos entre a moralidade e a ciência para que a adição fosse considerada uma doença e então recebesse atenção e tratamentos adequados. As formas de tratamento não estão esgotadas. Certamente avanços tecnológicos, farmacológicos e biomédicos trarão novas e necessárias práticas para esse segmento.

> Não existe um único tratamento que seja apropriado para todos os pacientes.

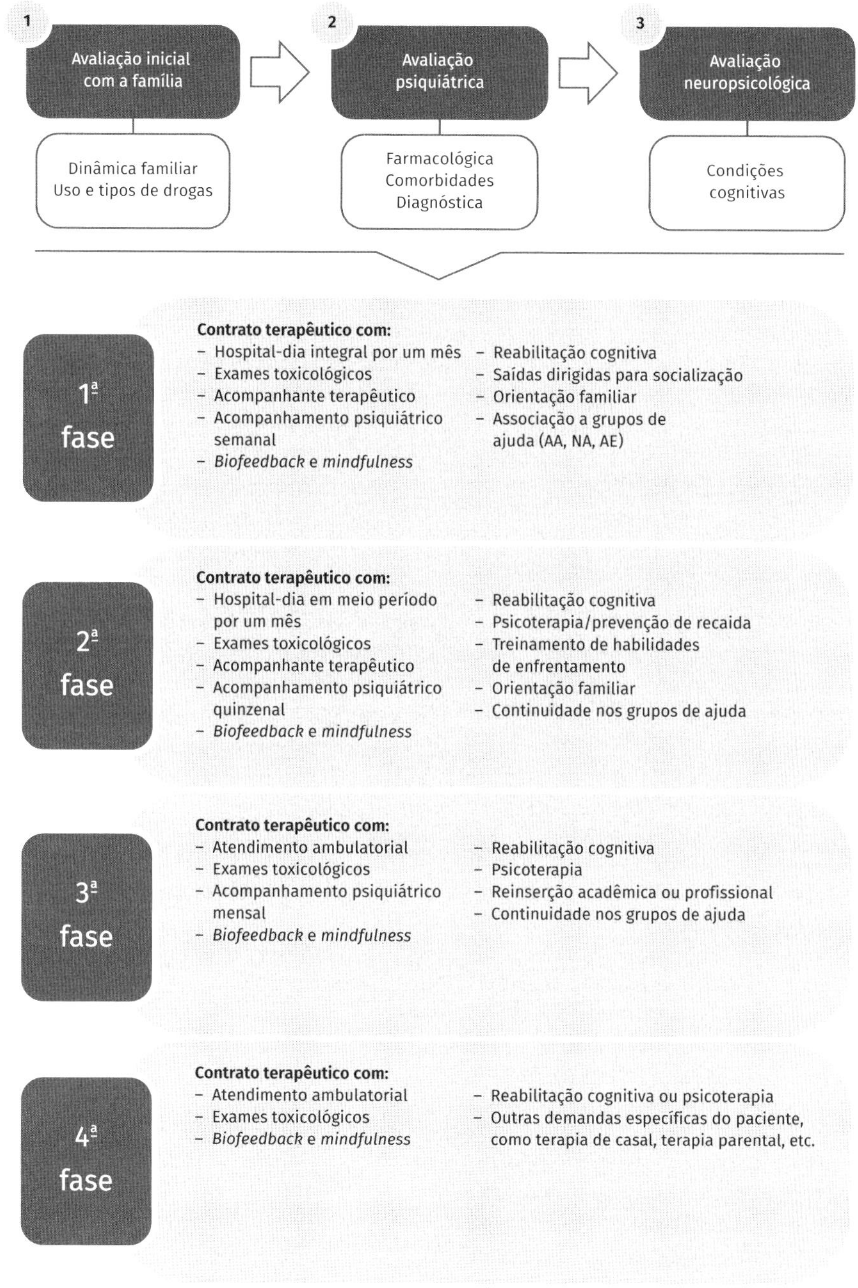

TRATAMENTO DO USO DE SUBSTÂNCIAS QUÍMICAS

1. Avaliação inicial com a família
- Dinâmica familiar
- Uso e tipos de drogas

2. Avaliação psiquiátrica
- Farmacológica
- Comorbidades
- Diagnóstica

3. Avaliação neuropsicológica
- Condições cognitivas

1ª fase
Contrato terapêutico com:
- Hospital-dia integral por um mês
- Exames toxicológicos
- Acompanhante terapêutico
- Acompanhamento psiquiátrico semanal
- Biofeedback e mindfulness
- Reabilitação cognitiva
- Saídas dirigidas para socialização
- Orientação familiar
- Associação a grupos de ajuda (AA, NA, AE)

2ª fase
Contrato terapêutico com:
- Hospital-dia em meio período por um mês
- Exames toxicológicos
- Acompanhante terapêutico
- Acompanhamento psiquiátrico quinzenal
- Biofeedback e mindfulness
- Reabilitação cognitiva
- Psicoterapia/prevenção de recaída
- Treinamento de habilidades de enfrentamento
- Orientação familiar
- Continuidade nos grupos de ajuda

3ª fase
Contrato terapêutico com:
- Atendimento ambulatorial
- Exames toxicológicos
- Acompanhamento psiquiátrico mensal
- Biofeedback e mindfulness
- Reabilitação cognitiva
- Psicoterapia
- Reinserção acadêmica ou profissional
- Continuidade nos grupos de ajuda

4ª fase
Contrato terapêutico com:
- Atendimento ambulatorial
- Exames toxicológicos
- Biofeedback e mindfulness
- Reabilitação cognitiva ou psicoterapia
- Outras demandas específicas do paciente, como terapia de casal, terapia parental, etc.

Figura 2.2 FLUXOGRAMA DE ENTRADA DE PACIENTES.

TEXTO SUGERIDO TEXTO SUGERIDO TEXTO SUGERIDO

OS 13 PRINCÍPIOS DE UM TRATAMENTO EFICAZ DO NIDA*

Princípio 1. Um único tratamento não é apropriado para todos os indivíduos.
Locais de tratamento, intervenções e serviços devem ser combinados, para os problemas e necessidade individuais e particulares de cada indivíduo, uma vez que a dependência de drogas afeta várias dimensões da vida do dependente químico.

Princípio 2. O tratamento precisa estar prontamente disponível.
Dependentes químicos normalmente estão em dúvida sobre aceitar e iniciar um tratamento. Todas as oportunidades para aproveitar a prontidão para o início devem ser aproveitadas. Para tanto, o serviço deve estar prontamente acessível.

Princípio 3. Um tratamento eficaz é aquele que atende às diversas necessidades do indivíduo, e não apenas o uso de drogas.
A eficácia do tratamento está diretamente relacionada com a abordagem de todos os problemas decorrentes do uso de drogas: médicos, psicológicos, psiquiátricos, sociais, vocacionais, legais, familiares, etc.

Princípio 4. O tratamento de um indivíduo e o plano de serviços devem ser continuamente avaliados e modificados, quando necessário, para garantir que o plano atenda às necessidades mutantes das pessoas.
É importante que o tratamento leve em conta idade, gênero, etnia e cultura. Além disso, uma combinação de serviços se faz necessária, uma vez que o paciente vai apresentando mudanças no curso do tratamento, precisando de diferentes medicamentos, outros serviços médicos, orientações familiares, reabilitação cognitiva ou acadêmica ou até mesmo profissional, etc.

Princípio 5. A permanência no tratamento por um período adequado de tempo é essencial para a sua eficácia.
A duração apropriada para cada indivíduo varia conforme a gravidade e as necessidades. Segundo pesquisas, três meses seria o limiar de melhoria significativa, sendo recomendada, depois desse tempo, a continuidade nos cuidados da recuperação, pois se trata de uma doença crônica. Os dependentes químicos frequentemente deixam o tratamento de forma prematura, portanto, a utilização de estratégias motivacionais nos programas de tratamento é indicada a fim de que se mantenham no tratamento.

Princípio 6. Aconselhamento (individual ou em grupo) e outras terapias comportamentais são componentes cruciais para um tratamento eficaz.
Dadas as diversas dificuldades dos dependentes químicos, como impulsividade, inabilidade social e falta de motivação, a utilização das terapias cognitivo-comportamentais e de enfrentamento pode ajudar o paciente a se manter abstinente.

---

*Fonte: National Institute on Drug Abuse.[12]

TEXTO SUGERIDO TEXTO SUGERIDO TEXTO SUGERIDO

Princípio 7. Medicamentos são um elemento importante no tratamento de vários pacientes, especialmente quando combinados com aconselhamento e outras terapias comportamentais.
Alguns medicamentos são eficazes para tratamento do alcoolismo, como acamprosato, dissulfiram e naltrexona. Adesivos, gomas ou medicamentos como bupropiona e vareniclina podem ser usados para pacientes tabagistas. Para indivíduos com adição a heroína e opioides, medicações como metadona, buprenorfina e naltrexona são efetivas. São fármacos efetivos em associação com programas de terapias comportamentais.

Princípio 8. Indivíduos com transtornos mentais que sejam dependentes de drogas devem receber tratamento integrado para ambos os problemas.
É frequente que dependência química e outro transtorno mental ocorram ao mesmo tempo em um indivíduo. A avaliação, o diagnóstico e o tratamento de ambos os transtornos são de fundamental importância.

Princípio 9. Desintoxicação assistida é apenas o primeiro estágio do tratamento, e por si só contribui pouco para mudanças a longo prazo no uso de droga.
A desintoxicação assistida é necessária em um primeiro momento para a estabilização dos sintomas físicos e agudos da abstinência. Entretanto, a desintoxicação apenas raramente é suficiente para alcançar abstinência por longos períodos. O dependente químico necessita aprender estratégias de enfrentamento e prevenção de suas recaídas.

Princípio 10. O tratamento não precisa ser voluntário para ser eficaz.
Famílias, empresas e o sistema de Justiça Criminal podem requerer ou ordenar que indivíduos usuários, mesmo contra a sua vontade, entrem em tratamento, sendo observada alta taxa de adesão e retenção, bem como sucesso final da intervenção. As internações involuntárias, com indicação médica, são necessárias em alguns casos.

Princípio 11. O possível uso de drogas durante o tratamento deve ser monitorado continuamente.
Lapsos e recaídas ocorrem durante o tratamento, devido às características recidivantes da dependência química. O monitoramento da abstinência pode ser realizado com exames de urina, para ajudar o paciente a resistir ao uso de drogas. O monitoramento também pode detectar evidência prévia de uso de drogas e auxiliar no ajustamento do plano de tratamento. O *feedback* ao paciente quanto à detecção de drogas no exame também é importante.

Princípio 12. Programas de tratamento devem proporcionar avaliação para HIV/aids, hepatites B e C, tuberculose e outras doenças infecciosas, bem como aconselhamento para ajudar os pacientes a modificarem comportamentos de risco de infecção.
Terapias de aconselhamento direcionado, com foco na redução de risco de doenças infecciosas, ajudam os pacientes a reduzir ou evitar comportamentos relacionados ao

> **TEXTO SUGERIDO TEXTO SUGERIDO TEXTO SUGERIDO**
>
> uso de substâncias e outros comportamento de risco. Também podem ajudar aqueles que já estão infectados a gerenciar sua doença. Os serviços de tratamento devem fornecer testes rápidos de HIV e informar aos pacientes a eficácia das terapias ativas antirretrovirais no combate ao HIV, inclusive para a população que abusa de substâncias.
>
> **Princípio 13. A recuperação da dependência química pode ser um processo de longo prazo e frequentemente requer vários episódios de tratamento.**
> A dependência química é uma doença crônica e recidivante, ou seja, haverá episódios de uso durante o tratamento ou até mesmo após um tratamento bem-sucedido. A adição pode demandar tratamento prolongado, com períodos de crises, como recaídas. Isso não significa que o tratamento não esteja sendo eficaz; recaídas fazem parte da doença, portanto, a continuidade dos cuidados durante a recuperação e a participação em grupos de ajuda também contribuem para a manutenção da abstinência.

▼ REFERÊNCIAS

1. Edwards G, Marshall EJ, Cook CCH. O tratamento do alcoolismo: um guia para profissionais da saúde. Porto Alegre: Artmed; 2006.

2. Henninger A, Sung EH. History of substance abuse treatment. In: Bruinsma G, Weisburd D, editors. Encyclopedia of criminology and criminal justice [Internet]. New York: Springer; 2014 [capturado em 25 jun. 2019]. p. 2257-69. Disponível em: https://www.researchgate.net/publication/258821350_History_of_Substance_Abuse_Treatment.

3. White WL. Slaying the dragon: the history of addiction treatment and recovery in America. 2nd ed. Bloomington: Chestnut Health Systems; 2014.

4. Hall W. What are the policy lessons of National Alcohol Prohibition in the United States, 1920-1933?. Addiction. 2010;105(7):1164-73.

5. Zoldan LGV, Ribeiro M, organizadores. CRATOD 15 anos: uma proposta de cuidado ao dependente químico. São Paulo: CRATOD; 2017.

6. Ferreira PS, Luis MAV. Percebendo as facilidades e dificuldades na implantação de serviços abertos em álcool e drogas. Texto Contexto Enferm. 2004;13(2):209-16.

7. Pratta EMM, Santos MA. O processo saúde-doença e a dependência química: interfaces e evolução. Psic: Teor e Pesq. 2009;25(2):203-11.

8. Laranjeira R, Madruga CS, Pinsky I, Caetano R, Mitsuhiro SS, organizadores. II LENAD: Levantamento Nacional de Álcool e Drogas: consumo de álcool no Brasil: tendências entre 2006 e 2012 [Apresentação]. São Paulo: INPAD; 2013 [capturado em 5 abr. 2019]. Disponível em: http://inpad.org.br/wp-content/uploads/2013/04/LENAD_ALCOOL_Resultados-Preliminares.pdf.

9. Galduróz JCF, coordenador. II Levantamento domiciliar sobre o uso de drogas psicotrópicas no Brasil: estudos envolvendo as 108 maiores cidades do país [Internet]. São Paulo: CEBRID; 2005 [capturado em 5 abr. 2019].

Disponível em: https://www.cebrid.com.br/wp-content/uploads/2014/10/II-Levantamento-Domiciliar-sobre--o-Uso-de-Drogas-Psicotr%C3%B3picas-no-Brasil.pdf.

10. Laranjeira R, Sakiyama H, Padin MFR, Madruga CS, Mitsuhiro SS, coordenadores. LENAD Família: levantamento nacional de famílias dos dependentes químicos [Apresentação]. São Paulo: INPAD; 2013 [capturado em 5 maio 2019]. Disponível em: http://inpad.org.br/wp-content/uploads/2013/11/Familia_Apresentacao.pdf.

11. Ribeiro M. Organização de serviços de tratamento para dependência química: parte I: o estrutural: enquadre perapêutico. In: Figlie NB, Bordin S, Laranjeira R, organizadores. Aconselhamento em dependência química. 2. ed. São Paulo: Roca; 2010. p. 589-619.

12. National Institute on Drug Abuse. Principles of effective drug addiction treatment: a research-based guide [Internet]. 3rd ed. Bethesda: NIH; 2018 [atualizado em jan. 2018; capturado em 10 out. 2019]. Disponível em: https://www.drugabuse.gov/publications/principles-drug-addiction-treatment-research-based-guide-third-edition/principles-effective-treatment.

13. Clinical Guidelines on Drug Misuse and Dependence Update 2017 Independent Expert Working Group. Drug misuse and dependence: UK guideline on clinical management [Internet]. London: Department of Health; 2017 [capturado em 25 jul. 2019]. Disponível em: https://assets.publishing.service.gov.uk/government/uploads/system/uploads/attachment_data/file/673978/clinical_guidelines_2017.pdf.

14. Ray GT, Mertens JR, Weisner C. The excess medical cost and health problems of family members of persons diagnosed with alcohol and drug problems. Med Care. 2007;45(2):116-22.

15. United Nations Office on Drugs and Crime, World Health Organization. International standards for the treatment of drug use disorders [Internet]. Vienna: UNODC; 2017 [capturado em 11 dez. 2019]. Disponível em: https://www.who.int/substance_abuse/activities/msb_treatment_standards.pdf.

16. Kalivas PW, Volkow ND. The neural basis of addiction: a pathology of motivation and choice. Am J Psychiatry. 2005;162(8):1403-13.

LEITURA RECOMENDADA

Silva CJ, Bordin S, Figlie NB, Laranjeira R. Álcool. In: Figlie NB, Bordin S, Laranjeira R, organizadores. Aconselhamento em dependência química. 2. ed. São Paulo: Roca; 2010. p. 31-52.

LEVANTAMENTO DAS DISTORÇÕES COGNITIVAS NO ABUSO E DEPENDÊNCIA QUÍMICA

3

Cassandra Borges Bortolon
Pedro Vernalha

A terapia cognitivo-comportamental (TCC) tem-se mostrado eficaz para o tratamento da dependência química, uma vez que suas diversas técnicas têm auxiliado os profissionais da saúde a instrumentalizar seus pacientes para a manutenção da abstinência.[1] Uma das principais contribuições da TCC se dá na identificação das distorções cognitivas presentes em diversos transtornos. As distorções cognitivas são erros sistemáticos no processamento de informações e na percepção, fazendo os indivíduos interpretarem situações internas e/ou externas em termos absolutistas e inflexíveis.[2] Assim, como pacientes dependentes químicos podem apresentar crenças distorcidas, identificá-las e abordá-las na terapia pode gerar alívio dos sintomas conflitantes e diminuição do comportamento disfuncional.

> É de suma importância os terapeutas cognitivo-
> -comportamentais identificarem, psicoeducarem e desenvolverem estratégias iniciais de automonitoramento para tornar os pacientes proficientes no manejo e na modificação de seus pensamentos por meio de técnicas e estratégias.

▶ DISTORÇÕES COGNITIVAS

A compreensão sobre as distorções cognitivas para o atendimento clínico de pessoas com problemas relacionados ao consumo de substâncias e seus familiares é fundamental, uma vez que, quando os indivíduos enfrentam problemas significativos durante seu ciclo vital, em determinados momentos interpretam os eventos e as situações erroneamente, isto é, de maneira distorcida, reagindo de modo inadequado mediante tal interpretação. Outras vezes, a pessoa identifica a situação de maneira correta, mas não sabe manejá-la adequadamente. A reestruturação cognitiva utilizada na TCC é, assim, fundamental para corrigir tais distorções, sendo esse um dos pilares da terapia cognitiva.[3]

O modelo do funcionamento cognitivo fundamenta-se no fato de que as interpretações das pessoas a respeito da realidade externa são estruturadas paulatinamente em seu desenvolvimento, formando esquemas que ajudam o indivíduo a avaliar sua adequação no mundo. Os esquemas se estruturam como regras empregadas para facilitar a ação da pessoa ante uma situação nova, de modo a evitar o complexo processo de avaliação a cada momento.

Geralmente, os esquemas são adaptativos, uma vez que são necessárias estratégias consistentes para lidar com as inúmeras informações apresentadas pela vida diária.[4] Todavia, em outros momentos, ocorrem os erros cognitivos, que podem ser entendidos como uma forma incorreta de interpretar determinada situação. Embora alguns pensamentos automáticos sejam verdadeiros, muitos são falsos ou apenas parcialmente verídicos. Um processo prejudicado de interpretação da informação pode gerar conclusões equivocadas, levando o indivíduo a apresentar sentimentos e comportamentos desadaptativos.[5,6]

Ocorrem erros cognitivos característicos em pessoas com transtornos do humor. No caso da depressão, são comuns erros cognitivos ligados a assumir culpa de forma excessiva, concluir que ocorrências negativas terão implicações mais abrangentes do que realmente terão ou avaliar as situações negativas como imutáveis e improváveis de melhorar no futuro.[7-9] Já no caso da ansiedade, as características do processamento de informação estão em um nível elevado de atenção ante informações do ambiente que possam representar ameaça.[10] Indivíduos com transtorno de pânico têm medo de que as situações desencadeadoras das crises possam levar a prejuízos catastróficos em sua saúde ou apresentam uma estimativa reduzida de sua própria capacidade de enfrentamento de situações.[5,6]

Os erros, ou distorções cognitivas, mostram-se presentes em todos os indivíduos. Nota-se em dependentes químicos e/ou abusadores de substâncias a presença significativa dessas distorções, que, quando não identificadas e tratadas, tendem ao agravamento da sintomatologia. A busca pelo prazer, pela experiência de sentir-se "alto", por compartilhar a excitação com os companheiros de uso ou pelo aumento da eficiência, da fluência e da criatividade é o motivo pelo qual os indivíduos usam drogas. Porém, uma visão crítica se faz necessária, no sentido de compreender as verdadeiras razões que levam alguém a procurar no exterior o que está lhe faltando internamente.[7-9]

Por exemplo, a necessidade de aumentar o convívio social, reduzir o humor desconfortável e melhorar as capacidades pode ser também proveniente de erros cognitivos. Se estes forem tratados de maneira eficaz, é possível encontrar o conforto de interpretar as situações de modo mais justo e real, bem como experimentar sentimentos e comportamentos mais funcionais, evitando um desfecho desfavorável, como a instalação de uma doença como a dependência química. Com isso, a TCC dispõe de estratégias específicas para auxiliar o indivíduo a flexibilizar os erros de pensamento, desafiando as evidências, permitindo que ele passe a considerar novas possibilidades em situações conflitantes.

IDENTIFICAÇÃO DAS DISTORÇÕES COGNITIVAS

A identificação das distorções cognitivas é fundamental para a terapia cognitiva no tratamento de problemas e transtornos psicológicos, pois representam um importante aspecto para a reestruturação cognitiva.[10] O Quadro 3.1 apresenta as distorções cognitivas mais comuns.

Quadro 3.1 DISTORÇÕES COGNITIVAS

Nº	Distorção cognitiva	Definição	Exemplos de pensamentos distorcidos
1	Leitura mental	Acreditar saber o que os outros estão pensando, ou acreditar que os outros sabem o que se está pensando, sem considerar outras possibilidades mais prováveis.	Durante uma conversa, se a outra pessoa olha por cima do ombro e desfaz o contato visual e boceja, imediatamente pensa: • Ela está me achando desagradável. • Ele não está me levando a sério por saber que sou um dependente químico em recuperação. • Ela percebeu que sou esquisito.
2	Adivinhação do futuro ou premonição	Antecipar o futuro. "Saber" que as coisas irão piorar ou que há perigos pela frente. Previsão de problemas que acabam por não acontecer.	• O tratamento não vai funcionar. • Meus pais não me apoiarão se eu pedir ajuda. • Tudo vai dar errado.
3	Catastrofização	Acreditar que o que aconteceu ou vai acontecer é tão terrível e insuportável que não se conseguirá suportar. "Saber" que o pior vai acontecer e não levar em consideração outros desfechos mais positivos.	• Não suportarei ficar sem usar cocaína. • Se minha família me internar, será o fim. • Eu preciso fumar *crack*, não aguento ficar sem.
4	Rotulação	Atribuir traços negativos a si próprio e/ou aos outros, colocando um rótulo.	• Sou incompetente. • Ela é uma pessoa má. • Quando uso cocaína sou sempre bom. • Sou muito chato sem usar cocaína.

Continua

Quadro 3.1 DISTORÇÕES COGNITIVAS

Nº	Distorção cognitiva	Definição	Exemplos de pensamentos distorcidos
5	Desqualificação dos aspectos positivos	Crer que as próprias realizações são triviais. Dizer a si mesmo que suas experiências ou qualidades positivas não contam.	• Isso é o que as mães devem fazer, por isso ela me aguenta, e não desistir de mim não conta. • Só estão elogiando meu trabalho porque estão com pena. • Não fiquei tão bem assim enquanto estava abstinente. • Eu não tenho condições de voltar para o trabalho.
6	Filtro negativo	Prestar atenção quase exclusivamente aos detalhes negativos e raramente notar os positivos ou a situação como um todo.	• Para ser legal no colégio eu tenho que começar a fumar maconha. • Eu sou um fracasso, só me sentirei bem bebendo. • Só sou produtivo quando estou ligado.
7	Supergeneralização	Notar um padrão global de aspectos negativos com base em um único incidente.	• Usei LSD e não aconteceu nada; isso significa que poderei usar o quanto quiser sem riscos. • Todo mundo fuma maconha.
8	Pensamento absolutista, dicotômico ou do tipo tudo-ou-nada	Enxergar situações, eventos ou pessoas em apenas duas categorias em vez de em um contínuo. Percepção das coisas ou das pessoas em termos absolutos.	• Todas as pessoas que usam drogas são bandidas. • Você é careta, não entende nada sobre drogas. • Só é possível ser feliz se eu estiver sob o efeito de drogas.
9	Afirmações do tipo "Deveria"	Interpretar os eventos em termos de como as coisas deveriam ser, em vez de simplesmente concentrar-se no que elas são. Ideia fixa de como a própria pessoa (ou os outros) deveria se comportar, e não suportar quando as coisas não acontecem de acordo com as expectativas.	• Eu devo me sair bem, caso contrário, serei um fracasso. • É horrível cometer erros; eu deveria sempre dar o melhor de mim. • Eu devo ser perfeito em tudo que faço, logo, vou usar estimulantes para manter um alto padrão de rendimento.

Continua

Quadro 3.1 DISTORÇÕES COGNITIVAS

Nº	Distorção cognitiva	Definição	Exemplos de pensamentos distorcidos
10	Personalização	Atribuir a si mesmo uma culpa desproporcional por eventos negativos, sem conseguir ver que certos eventos também são causados pelos outros. Supor que os outros estão agindo negativamente por sua causa, sem considerar outras explicações plausíveis para esse comportamento.	• Foi tudo culpa minha. (Esse pensamento pode levar a comportamentos de uso para evitar o peso da culpa ou por perder a esperança.) • Ele deve ter se irritado comigo e não vai me perdoar. Só um trago poderá aliviar esse peso.
11	Maximização ou minimização	Exagerar ou desvalorizar a importância de um atributo, evento ou sensação.	• Esta dor não vai parar de crescer. Se eu não fumar, acredito que vou enlouquecer. • Ter ficado abstinente por tantos anos não significa que usei bem as ferramentas que aprendi no tratamento, significa que eu dei mais sorte que outros.
12	Vitimização	Considerar-se injustiçado ou não compreendido. Ter dificuldade de se responsabilizar pelos próprios sentimentos e comportamentos.	• Minha mãe não entende meus sentimentos. Quem sabe, se eu usar cocaína todos os dias, ela passa a se importar comigo. • Meus filhos não reconhecem meus esforços para minha recuperação. Então, de que adianta me manter sóbrio e continuar trabalhando tanto?
13	Questionalização (pensamento do tipo "E se...?")	Fazer uma série de perguntas do tipo "E se alguma coisa acontecer?" e nunca ficar satisfeito com as respostas.	• Se eu tivesse aceitado o outro emprego, eu estaria melhor agora. • E se o novo emprego não der certo? • Se eu tivesse usado, estaria mais calmo e resolveria melhor a situação. • Se eu tivesse usado, estaria mais sociável na festa. • E se eu me arrepender de aceitar a internação?

Continua

Quadro 3.1 DISTORÇÕES COGNITIVAS

Nº	Distorção cognitiva	Definição	Exemplos de pensamentos distorcidos
			• E se eu conseguir ficar esta semana sem usar? Então não precisarei me internar. • E se minha família me internar contra a vontade?
14	Raciocínio emocional	Pensar que alguma coisa é verdade quando a "sente" (na verdade, acredita) de forma intensa, deixando os sentimentos guiarem sua interpretação da realidade e ignorando as evidências contrárias.	• Sinto-me deprimida, logo, meu casamento não está dando certo. • Mesmo que me digam que eu fiz um bom trabalho, não adianta. Eu sinto que não fiz. • Sinto que minha mulher não gosta mais de mim, então isso deve ser verdade.

Fonte: Adaptado de Knapp.[3]

PRÁTICA
COMO TRABALHAR COM AS DISTORÇÕES COGNITIVAS

Os erros, ou distorções cognitivas, devem ser explorados nas sessões de psicoterapia cognitivo-comportamental por meio de algumas estratégias:

1 **Psicoeducação:** É uma etapa essencial e contínua do tratamento, na qual o paciente estará envolvido ativamente em seu processo de tratamento. É importante psicoeducá-lo sobre a proposta de intervenção cognitivo-comportamental; descrever clinicamente os sintomas da dependência química e as distorções cognitivas utilizadas por ele; abordar aspectos psicológicos dos sintomas individuais e as variáveis do ambiente; e identificar precocemente os sintomas e os sinais de crise.[11-13]

2 **Nomear as distorções:** Nomear as distorções cognitivas e registrar quando elas acontecem pode contribuir para um efeito positivo no aspecto cognitivo e para a diminuição da intensidade das distorções por meio do automonitoramento. Uma das estratégias fundamentais na TCC é utilizar modelos gráficos para conduzir as tarefas realizadas fora do consultório. Nesse contexto, sugere-se usar uma planilha ou tabela de automonitoramento para o registro das distorções cognitivas.[2] O Quadro 3.2 apresenta um modelo de diário de automonitoramento com exemplos de como o paciente deve preenchê-lo.

TRATAMENTO DO USO DE SUBSTÂNCIAS QUÍMICAS

Quadro 3.2 EXEMPLO DE DIÁRIO DE AUTOMONITORAMENTO

Hora	Segunda-feira	Terça-feira	Quarta-feira	Quinta-feira	Sexta-feira	Sábado	Domingo
10h	Não conseguirei passar mais uma semana sem usar. (catastrofização)						
11h							
12h			No futuro irei recair. (adivinhação do futuro ou premonição)				
13h							
14h		Meu chefe não me cumprimentou direito. Deve estar com raiva de mim. (leitura mental)				Sou inadequado. Só bebendo para socializar. (filtro negativo)	
15h							
16h					Ter trocado minha ficha de um ano abstinente no grupo de Narcóticos Anônimos não me faz merecedor de parabéns. Fiz apenas minha obrigação. (minimização)		
17h				Se João usa e foi promovido, não preciso ficar abstinente para também ser. (supergeneralização)			

ATIVIDADE 3.1

DESCRIÇÃO E REGISTRO DE PENSAMENTOS DISFUNCIONAIS/AUTOMÁTICOS

1. Peça ao paciente para identificar e descrever situações, lembranças, imagens e pensamentos. Por exemplo: "Durante qualquer horário do dia tenho vontade de usar *crack*. Não posso ficar sem. Acho que não consigo parar de usar. Não tem mais saída".
2. Peça ao paciente para mensurar o quanto acreditou nos pensamentos automáticos. Por exemplo: "Sou um derrotado" (– 100%); "Todos já perceberam que eu recaí" (– 100%); "Eu não consigo ficar sem usar" (– 90%).
3. Peça também que ele identifique e quantifique as sensações físicas/corporais. Por exemplo: desejo de consumo (– 100%); suor (– 70%); agitação psicomotora (– 90%).
4. A seguir, o paciente deve identificar e quantificar suas emoções e seu humor. Por exemplo: irritação (– 100%); tristeza (– 90%); desânimo (– 90%); ansiedade (– 80%).
5. Evoque junto com o paciente respostas alternativas para seus pensamentos automáticos (PAs). Por exemplo:

   - Qual a evidência de que esses PAs são verdadeiros?
     "Tenho dificuldades em lidar com o fato de estar sozinho e ter perdido tudo."
   - Quais as evidências de que esses PAs são falsos?
     "Eu não sou completamente sozinho, tenho meus pais e minha filha."
   - Qual é a pior coisa que pode acontecer?
     "Em algum momento eu ficar sozinho e ter vontade de consumir."
   - Qual é a melhor coisa que pode acontecer?
     "Eu nunca mais ter vontade de usar."
   - O que é mais provável que aconteça?
     "Eu ainda ter vontade de fumar, mas conseguir não fumar. Talvez ligue para alguém quando sentir vontade."
   - Se um companheiro do grupo de Narcóticos Anônimos estivesse na mesma situação, o que diria a ele?
     "Diria a ele para pedir ajuda a alguém e não ficar sozinho. E que as pessoas recaem, mas podem melhorar."
   - Quais são as distorções cognitivas desses PAs?
     "Filtro negativo, leitura mental, rotulação, supergeneralização e catastrofização."

6. De 0 a 10, agora, após a nossa conversa, quanto você acredita ser totalmente verdadeiro cada um dos PAs que mencionou?

O Quadro 3.3 apresenta um exemplo de tabela de registro de pensamentos disfuncionais.

TRATAMENTO DO USO DE SUBSTÂNCIAS QUÍMICAS

Quadro 3.3 EXEMPLO DE REGISTRO DE PENSAMENTOS DISFUNCIONAIS

Data/hora	Situação	Pensamento(s) automático(s)	Emoção(ões)	Resposta adaptativa	Resultado
	1. Que evento(s) real(is) ou recordação(ões) levou(aram) à emoção desagradável? 2. Que (se houver) sensação aflitiva você teve?	1. Que pensamento(s) e/ou imagem(ns) passou(aram) pela sua cabeça? 2. Quanto você acreditou em cada um no momento?	1. Que emoção(ões) (tristeza, ansiedade, raiva, etc.) você sentiu no momento? 2. Quão intensa (de 0 a 100%) foi a emoção?		
Sábado à tarde	Não posso ficar sem. Acho que não consigo mais parar de usar. Não tem mais saída.	• Sou um derrotado. (100%) • Todos já perceberam que eu recaí. (100%) • Eu não consigo ficar sem usar. (90%)	Irritação: 100% Tristeza: 100% Desânimo: 100% Ansiedade: 80%	• Tenho dificuldade em lidar com o fato de estar sozinho e ter perdido tudo, mas não estou completamente só, tenho meus pais e minha filha. • Não é só porque sinto vontade que vou recair. Posso pedir ajuda para pessoas em quem eu confio. Muitos conseguem ficar abstinentes.	Irritação: 50% Tristeza: 40% Desânimo: 40% Ansiedade: 20%

Fonte: Com base em Silva e Serra;[1] Sue.[14]

A TERAPIA RACIONAL EMOTIVA COMPORTAMENTAL

A terapia racional emotiva comportamental (TREC) foi a primeira abordagem psicológica contemporânea com ênfase clara na cognição. Segundo essa abordagem, os transtornos psicológicos teriam base nos construtos cognitivos.[14] A TREC tem como objetivo mudar os padrões de pensamento, flexibilizar interpretações sobre os acontecimentos da vida do indivíduo e alterar seus padrões disfuncionais de crenças sobre si, sobre o outro e sobre o mundo. A prática da TREC pode ser vista no Quadro 3.4. As crenças irracionais[7-9] são semelhantes às distorções cognitivas da terapia cognitiva. Albert Ellis as define como conclusões errôneas, ilógicas e sem base em evidências.[14]

Após anos de atuação como psicanalista,[11-13] ele rompeu com Freud, sugerindo que os pais e a infância não deveriam ser totalmente responsabilizados pelos estados "neuróticos" dos sujeitos, pois as pessoas se autoensinam "comportamentos neuróticos". A partir dessa noção, introduziu o conceito dos "MUSTs", que são exigências e demandas individuais, responsáveis pelo adoecimento e sofrimento psíquico e emocional.

As três exigências gerais dos MUSTs são:[11-13]

1. Eu devo me sair bem ou não sou bom.
2. Você deve me tratar bem ou merece ser punido.
3. O mundo deve me dar o que quero, caso contrário, é um lugar terrível.

Indivíduos adotam padrões aprendidos a partir das figuras parentais, mas esses padrões não devem ser confundidos com os MUSTs, pois os padrões não prejudicam como as exigências (MUSTs) o fazem.[11-13]

CONCEITUALIZAÇÃO COGNITIVA DA TREC

Para conceitualizar a teoria da TREC, é utilizado o modelo A-B-C, em que os acontecimentos ativadores (A) passam pelo sistema de crenças (B) do sujeito antes de despertar as consequências (C) emocionais ou de conduta (Fig. 3.1).

Ao aplicar essas técnicas, o profissional deve incentivar o paciente a não apenas olhar para A e C, mas perceber/identificar B. Dessa forma, espera-se que as crenças irracionais (atitudes, expectativas e regras pessoais) sejam identificadas e substituídas por crenças racionais (mais realistas e úteis). As crenças (B) traduzem a maneira pela qual os indivíduos enxergam o mundo e como essas crenças são transformadas em consequências (C).[11-13]

MODELO DA TERAPIA COGNITIVA NA DEPENDÊNCIA QUÍMICA

De acordo com a terapia cognitiva, as crenças centrais são processos duradouros e estáveis que dificilmente são alterados pela experiência, perpetuando-se na vida dos indivíduos.[7-9]

Existem três tipos de crenças relacionadas a indivíduos *dependentes* químicos: crenças antecipatórias, crenças de alívio e crenças permissivas.[5,6]

TRATAMENTO DO USO DE SUBSTÂNCIAS QUÍMICAS

A
Situação e/ou agente e/ou ambiente – externos.

B
Cognições e/ou crenças e/ou filosofias internas.
Representa as crenças pessoais a respeito da situação:
pensamentos, interpretações, imagens, fantasias, percepções
e conclusões, ou seja, como o indivíduo processa informações
provenientes de A e as organiza em padrões, esquemas e histórias.

C
Consequências e/ou comportamentos
e/ou reações (emoções) – internos.

Figura 3.1 MODELO A–B–C.
Fonte: Elaborada com base em Knapp.[3]

Quadro 3.4 PRÁTICA DA TREC

A	B	C
Minha mãe não me deixa sair com receio de que eu recaia.	Considero injusto o fato de minha mãe não confiar em mim após sete meses abstinente e cumprindo minhas obrigações.	Fico com raiva e uso drogas para punir minha mãe.

A	B	C
A caminho do trabalho, sinto uma forte dor no peito.	Será que vou ter um ataque cardíaco?	Passo por uma crise de ansiedade. Abuso de ansiolíticos.

A	B	C
Meu chefe grita comigo.	Não aceito que ninguém me trate mal.	Fico furioso e me dou de presente um drinque para me acalmar.

As crenças antecipatórias geram uma expectativa de resultado pelo uso de substâncias. Por exemplo: "Vou me destacar socialmente nesta festa após beber esta garrafa de vodca".

As crenças de alívio estão relacionadas à expectativa do indivíduo de diminuir algum estado desconfortável após o uso. Por exemplo: "Minha fissura só vai passar se eu usar cocaína".

As crenças permissivas consideram "justo" ou "aceitável" o uso de substâncias, muitas vezes como forma de autocongratulação. Por exemplo: "Trabalhei a semana inteira, eu mereço fumar um cigarro de maconha no fim de semana".

Para que o processo cognitivo da recaída possa ser compreendido, é fundamental identificar os fatores de risco internos e externos. Os fatores de risco internos podem ser sentimentos como raiva ou ansiedade, que predispõem ao uso de substâncias. Já os fatores de risco externos são eventos que ocorrem, por exemplo, ao ver-se a marca favorita de bebida ou ao passar em frente ao local onde se costumava comprar a droga e sentir o desejo de consumir a substância (ver exemplo de caso em Texto Sugerido).

PSICOEDUCAÇÃO DA FAMÍLIA

Além das distorções cognitivas dos pacientes que apresentam dependência química, é fundamental acessar os esquemas familiares.[15,16] Essas crenças, mantidas em comum entre os integrantes da família, se formam como resultado de anos de interação no cerne da família a partir de inter e intrarrelações do dia a dia. Os valores e a cultura da família também influenciam essa dinâmica.[15,16] Desafiar esse padrão da homeostase familiar, com respeito, é de grande relevância.[17]

TEXTO SUGERIDO TEXTO SUGERIDO TEXTO SUGERIDO

MODELO COGNITIVO DA RECAÍDA[2,8]

M.V. estava abstinente de álcool há 1 ano e 9 meses. Vinha brigando constantemente com sua esposa e sentindo-se triste com a situação conjugal (fator de risco interno). Após um dia duro de trabalho, aceitou o convite de seus colegas e foi para um *happy-hour* em um bar (fator de risco externo). Simultaneamente, surgiram conclusões como "Não aguento mais sentir a tristeza de estar em um relacionamento apenas com brigas e ter tão pouco prazer na minha vida, uma dose poderia equilibrar as coisas" (ativação das crenças), acompanhadas pelo pensamento "Dê-se essa chance, vá até o *barman*" (PA). Logo após o pensamento, um forte desejo pelo álcool instalou-se no paciente, trazendo lembranças da época da "ativa" (fissura). Sequencialmente, ele começou a raciocinar: "Já estou há muito tempo abstinente e aguentando uma vida chata, eu mereço tomar uma dose" (crenças facilitadoras). Planejou pedir uma dose ao *barman* e tomá-la rapidamente sem ninguém ver, uma vez que os colegas sabiam que ele estava em tratamento (estratégias para usar). Com o plano escolhido, conseguiu pedir e tomar uma dose de vodca rapidamente (recaída). Após o uso, sentiu-se culpado e bebeu novamente para aliviar o sentimento.

Fator de risco interno ou externo → Ativação das crenças sobre o uso → Pensamentos automáticos → Fissura → Crenças facilitadoras → Estratégias para usar → Recaída

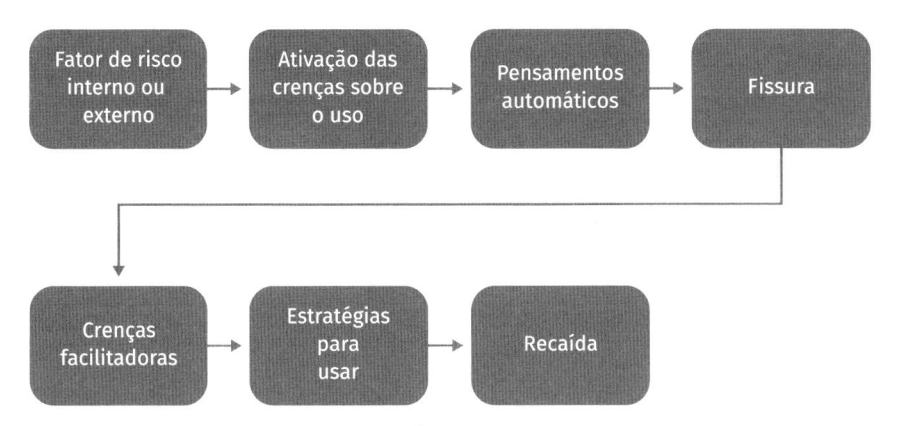

Figura 3.2 MODELO COGNITIVO DA RECAÍDA.
Fonte: Wright e colaboradores.[6]

Os familiares, quando buscam auxílio especializado, frequentemente estão no limite de suas potencialidades emocionais, comportamentais, de saúde física e financeira. A gama de distorções cognitivas ante o familiar com problema, em relação ao entendimento da doença e à participação na dinâmica desse contexto, é ininterruptamente limitadora do processo terapêutico. A compreensão do modelo cognitivo-comportamental relacionado à dependência química (p. ex., os esquemas e os gatilhos provenientes do ambiente que os desencadeiam) repercutirá em consequências emocionais e comportamentais mais adaptativas.[18]

Dessa forma, é essencial compreender que os integrantes da família também precisam de ajuda para lidar com seus próprios sofrimentos relacionados à convivência com uma pessoa da família com dependência química.[19] Após, os familiares recebem psicoeducação sobre dependência química e outros conflitos familiares que podem ativar o desejo de consumo de substâncias por parte da pessoa com problema. Além das informações sobre os fatores de risco e proteção presentes no sistema familiar, é fundamental para o início do acompanhamento dos familiares a compreensão sistêmica por parte do profissional e dos integrantes da família.

É de grande relevância contar com a parceria da família, que também é uma ponte entre o profissional e o paciente.

O Quadro 3.5 apresenta exemplos de distorções cognitivas comuns em familiares que convivem com dependentes de substâncias.

Vale ressaltar a importância de acessar as distorções cognitivas dos familiares, visto que o reconhecimento, a questionalização e o uso de estratégias cognitivo-comportamentais para a mudança dessas distorções, peculiares a cada integrante da família, serão também fatores-chave para o acompanhamento e o tratamento, tanto dos dependentes quanto da família como um todo.

Quadro 3.5 PENSAMENTOS DISFUNCIONAIS DOS FAMILIARES

Pensamento automático do familiar	Distorção cognitiva
Meu filho não voltou para casa depois de um dia sumido. Deve ter acontecido o pior com ele.	Catastrofização
Não há mais nada para a família fazer, nada que fizermos irá mudar o comportamento de beber do meu marido.	Supergeneralização
Ele não faz mais que a obrigação em não cheirar cocaína. Deixei dinheiro para ele cortar o cabelo, como está demorando para chegar, usou o dinheiro para consumir.	Minimização e maximização
Eu saí de casa e não falei com meu filho porque ontem à noite ele consumiu drogas. Hoje, quando eu cheguei, ele não estava em casa. Como percebeu que eu estava chateada com ele, consumiu novamente.	Personalização
Fui uma péssima mãe.	Pensamento absolutista/dicotômico ou tudo-ou-nada
Sinto que ele não está bem. Algo de ruim aconteceu.	Raciocínio emocional
Ele não vai conseguir trabalho, está muito difícil para as pessoas conseguir emprego.	Adivinhação
Ele está bravo comigo porque eu não deixei almoço pronto para ele.	Leitura mental
Eu, como mãe, não sirvo para nada. Não presto para nada.	Rotulação
Faço tudo errado. Quando eu acho que estou fazendo uma coisa boa, tudo sai errado.	Desqualificar o positivo
Eu deveria ter sido uma mãe totalmente presente na vida dos meus filhos. Eu não deveria ter trabalhado fora.	Exigências deveria ou "tenho que"
Eu não mereço passar pelo que estou passando. Deus esqueceu de mim. Ninguém me entende, por isso prefiro me isolar e ficar sozinha.	Vitimização
Se eu tivesse me separado do pai dele quando as brigas aumentaram, o meu filho não teria se envolvido com pessoas que consumiam drogas.	Questionalização (E se?)

EVOCAR EM CONJUNTO COM O FAMILIAR RESPOSTAS ALTERNATIVAS

ATIVIDADE 3.2

Exemplo:

Pensamento automático. "Fui uma péssima mãe."

1. Qual é a evidência de que esse PA é verdadeiro?
   - Meu filho está no mundo das drogas.
2. Qual é a evidência de que esse PA é falso?
   - Fiz o melhor que pude.
   - Dependência química é uma doença.
   - Conheço mulheres que considero excelentes mães que também têm filhos dependentes químicos.
3. Qual é a pior coisa que pode acontecer?
   - Meu filho morrer.
4. Qual é a melhor coisa que pode acontecer?
   - Ele parar de usar drogas e ter uma vida saudável.
5. O que é mais provável que aconteça?
   - Estando em tratamento, talvez ele tenha algumas recaídas, mas estará cada vez mais próximo de uma vida saudável.
6. Se você tivesse uma amiga na mesma situação, o que diria a ela?
   - Diria para continuar apostando no tratamento de seu filho e também para que cuidasse de si mesma.

CONSIDERAÇÕES FINAIS

As distorções cognitivas são maneiras desproporcionais de perceber e entender uma situação e/ou evento. Em se tratando de pessoas com problemas de dependência química, o jeito distorcido de identificar uma determinada situação pode desencadear rapidamente a exposição ao risco de consumo de substâncias, em função da influência dessa cognição na emoção, na reação fisiológica e no comportamento. Além disso, os familiares, a partir de suas distorções cognitivas, podem ajudar a disparar gatilhos nos parentes que apresentam o problema, ou vice-versa.

REFERÊNCIAS

1. Silva CJ, Serra AM. Terapias cognitiva e cognitivo-comportamental em dependência química. Rev Bras Psiquiatr. 2004;26(Supl 1):33-9.

2. Carvalho MR, Malagris LEN, Rangé BP, organizadores. Psicoeducação em terapia cognitivo-comportamental. Novo Hamburgo: Sinopsys; 2019.

3. Knapp WP, organizador. Terapia cognitivo-comportamental na prática psiquiátrica. Porto Alegre: Artmed; 2004.

4. Rangé BP, organizador. Psicoterapias cognitivo-comportamentais: um diálogo com a psiquiatria. Porto Alegre: Artmed; 2001.

5. Wright JH, Basco MR, Thase ME. Aprendendo a terapia cognitivo-comportamental: um guia ilustrado. Porto Alegre: Artmed; 2008.

6. Wright FD, Beck AT, Newman CF, Liese BS. Cognitive therapy of substance abuse: theoretical rationale. NIDA Res Monogr. 1993;137:123-46.

7. Beck JS. Terapia cognitivo-comportamental: teoria e prática. 2. ed. Porto Alegre: Artmed; 2013.

8. Beck AT, Wright FD, Newman CF, Liese BS. Cognitive therapy of substance abuse. New York: Guilford; 2001.

9. Beck AT, Rush AJ, Shaw BF, Emery G. Cognitive therapy of depression. New York: Guilford; 1979.

10. Peçanha RF, Rangé BP. Terapia cognitivo-comportamental com casais: uma revisão. Rev Bras Ter Cogn. 2008;4(1).

11. Ellis A. Using rational emotive behavior therapy techniques to cope with disability. Prof Psychol Res Pr. 1997;28(1):17-22.

12. Albert Ellis: A guide to rational living : Thinking Allowed DVD w/ Jeffrey Mishlove [Internet]. [Oakland]: [Thinking Allowed Productions]; 2010 [capturado em 28 nov. 2019]. 1 video: 9 min. Disponível em: https://www.youtube.com/watch?v=GyRE-78g_z0.

13. Ellis A. Better, deeper, and more enduring brief therapy: the rational emotive behavior therapy approach. London: Routledge; 2013.

14. Sue L. Curso de especialização em Terapia Cognitivo-Comportamental [apostila]. São Paulo: CETCC; 2013. (não publicado).

15. Dattilio FM. Reestruturação de esquemas familiares. Rev Bras Ter Cogn. 2006;2(1):17-34.

16. Dattilio FM. Cognitive techniques with couples and families. Fam J Alex Va. 1993;1(1):51-65.

17. Zanelatto NA, Laranjeira R, organizadores. O tratamento da dependência química e as terapias cognitivo-comportamentais: um guia para terapeutas. 2. ed. Porto Alegre: Artmed; 2018.

18. Dobson D, Dobson KS. A terapia cognitivo-comportamental baseada em evidências. Porto Alegre: Artmed; 2010.

19. Bortolon CB, Barros HMT. A dança da família na dependência química. In: Poletto M, Souza APL, Koller SH, organizadoras. Escola e educação: práticas e reflexões. Curitiba: Juruá; 2016. p. 177-86.

LEITURAS RECOMENDADAS

American Psychiatric Association. Manual diagnóstico e estatístico de transtornos mentais: DSM-5. 5. ed. Porto Alegre: Artmed; 2014.

Neufeld CB, Cavenage CC. Conceitualização cognitiva de caso: uma proposta de sistematização a partir da prática clínica e da formação de terapeutas cognitivo-comportamentais. Rev Bras Ter Cogn. 2010;6(2):3-35.

Powell VB, Abreu JNS, Oliveira IR, Sudak DM. Terapia cognitivo-comportamental da depressão. Rev Bras Psiquiatr. 2008;30(Supl 2):73-80.

Silva Neto JA. Distorções cognitivas. Clínica Cognitivo Comportamental [Internet]. [c2020] [capturado em 29 nov. 2019]. Disponível em: https://cognitivocomportamental.com.br/wp-content/uploads/2016/03/Distorcoes-cognitivas.pdf.

MOTIVAÇÃO E ENTREVISTA MOTIVACIONAL NO TRATAMENTO DA DEPENDÊNCIA QUÍMICA

4

Alexandre Gama
Pilar Piñeiro Rivas Coratolo
Sílvia Leite Pacheco

A literatura mais recente descreve o conceito de motivação para o tratamento como um estado em que a pessoa se encontra em determinado momento, logo, sujeito a flutuações e à influência do próprio processo terapêutico.[1] Cabe ao terapeuta a função de motivar e aumentar a probabilidade de que a pessoa desenvolva comportamentos específicos com o objetivo de mudança.[2-5] Assim, acessar o estágio de prontidão para a mudança do paciente e, posteriormente, adequar as intervenções terapêuticas a tal estado é fundamental para a evolução positiva do tratamento.[6]

▼ MOTIVAÇÃO

O termo motivação pode ser definido como "[...] a disponibilidade do indivíduo para exercer níveis de esforço em direção a um objetivo, condicionada pela capacidade desse esforço de satisfazer uma necessidade individual".[7]

As pessoas que lutam contra comportamentos considerados "problema" (comer compulsivo, dependência de drogas, tabagismo, jogo patológico, etc.) geralmente chegam ao tratamento com motivações flutuantes e conflitantes em relação a manter ou interromper esses comportamentos.[8,9]

> O nível de motivação varia de pessoa para pessoa e pode se diversificar em uma mesma pessoa em relação ao tempo, dependendo do momento e da situação em que o indivíduo está.

Na dependência química, muitos são os fatores que podem levar ao uso de drogas (ansiedade, depressão, busca do prazer, etc.). Quando a pessoa utiliza substâncias de forma abusiva e repetitiva, sem controle do consumo, provavelmente a dependência química se instalará, e, como se trata de uma doença biopsicossocial, os modelos de tratamento precisam de intervenções que contemplem diversas estratégias de abordagem do problema, considerando elementos biológicos, psicológicos e sociais.[10]

O Modelo Transteórico de Mudança de Comportamento (MTT), proposto por Prochaska e DiClemente,[11] determina as etapas de motivação pelas quais a pessoa passa ao longo do processo de mudança e é muito utilizado nos problemas relacionados à dependência química.[12] O MTT busca uma melhor compreensão da motivação e se baseia na avaliação de estágios motivacionais pelos quais a pessoa pode transitar. O principal pressuposto é que automudanças bem-sucedidas dependem de fazer coisas certas (processos) no momento certo (estágios). Analisar a motivação para mudança, independentemente do tratamento utilizado, é um ponto importante para a aplicação de intervenções adequadas.[6]

O MTT foca na mudança intencional, ou seja, na tomada de decisão do indivíduo, ao contrário de outras abordagens focadas nas influências sociais ou biológicas sobre o comportamento. Nesse sentido, as pessoas que modificam comportamentos dependentes tendem a se mover por uma série de estágios, que envolvem emoções, cognições e comportamentos, independentemente de estarem ou não em tratamento.[13,14]

A boa adesão ao tratamento está intimamente ligada à qualidade terapêutica apresentada. O profissional preparado terá mais recursos para motivar o paciente, minimizar sintomas e atuar na remissão de quadros agudos por meio de intervenções adequadas, prevenir lapsos e recaídas, bem como trabalhar a reinserção social. Diversos fatores influenciam a não adesão, mas o principal é a falta de motivação para o tratamento.[8,9] Dessa forma, a avaliação do estágio motivacional, no início do tratamento, apontará as estratégias mais eficazes a serem seguidas.

É normal que a pessoa circule várias vezes pelos diferentes estágios antes de alcançar uma mudança estável. A roda da mudança também mostra que a recaída faz parte do processo. Assim, essa é uma perspectiva realista que busca impedir que os pacientes desanimem ante a recaída.

Os estágios motivacionais são compreendidos como parte de uma "espiral", na qual a pessoa pode se movimentar de uma fase para a outra sem uma ordem estabelecida. Os cinco estágios da mudança são: pré-contemplação, contemplação, preparação, ação e manutenção. Esses estágios correspondem à dimensão temporal da mudança e, portanto, determinam uma série de pensamentos e comportamentos que influenciam na adesão ao tratamento.[6]

As pessoas que se defrontam com oscilações nos estágios de contemplação, preparação e ação podem permanecer por longos períodos

> O alto índice de recaídas no tratamento do dependente químico faz com que a avaliação do estágio motivacional seja fator fundamental para o manejo adequado e a boa evolução do tratamento.

em um desses estágios. Às vezes, até retornam a estágios anteriores. Por isso, é importante estimulá-las a progredir nos estágios. Uma pessoa no estágio de contemplação pode recair, bem como pode seguir seu processo, evoluindo para a ação.[8,9]

Salienta-se que a recaída pode acontecer durante o processo de tratamento. Ela se consuma quando há o retorno ao comportamento-problema após um período de abstinência. Isso não significa que o paciente esteja regredindo, mas, sim, que se tornará mais experiente e cauteloso com os fatores de risco. Se isso acontecer, deverá retomar o tratamento, mas não necessariamente estará no estágio inicial (pré-contemplativo).[4,8,9]

Nesse cenário, o terapeuta deve mostrar ao paciente que a recaída pode ser usada como objeto de aprendizagem, ajudando-o a retomar o caminho da mudança e a promover sua autoeficácia.

O estágio motivacional é considerado um fator predominante para a eficácia do tratamento na dependência química.

OS ESTÁGIOS MOTIVACIONAIS

ESTÁGIO 1: PRÉ-CONTEMPLAÇÃO

Neste estágio o paciente pode apresentar comportamentos como irritação, desdém, manipulação e vitimização, culpar a família por seus problemas, desvalorizar o tratamento e a capacidade técnica da equipe de atendimento. Pacientes com recursos cognitivos maiores ou mais preservados podem tergiversar sobre temas pouco ou nada pertinentes ou mesmo apresentar suposições improdutivas para o momento, como, por exemplo, "Quem deveria estar nesta consulta é minha família/esposa e não eu!".

Em contrapartida, pacientes com significativos prejuízos cognitivos ou menos articulados fazem uso de estratégias menos complexas de confrontação, o que pode se tornar um problema para profissionais mais técnicos e que se sentem confortáveis quando o atendimento transita por caminhos lógicos e com o mínimo de coerência, sem elucubrações distantes da razoabilidade, como "Com essa droga (medicação) ficarei lesado, e, além do mais, remédio é droga também!".

Pacientes egressos de outros serviços, com histórico de internações, por serem conhecedores de todo ou de parte do processo terapêutico, podem fazer uso das mesmas estratégias de confrontação ou vitimização. Argumentos, protocolos e técnicas comumente utilizados pelo profissional com relativa eficácia podem ser refutados pelo paciente pré-contemplativo: "Eu posso parar quando quiser, não sinto falta da droga".

Pacientes no estágio pré-contemplativo geralmente chegam aos consultórios pressionados por seus parceiros, cônjuges, familiares, amigos, empregadores ou até por líderes religiosos, como padres, pastores e outras autoridades relacionadas às suas práticas espirituais. Não será o momento de discussões, confrontação ou mesmo psicoeducação abordando temas polêmicos como legalização, descriminalização da maconha, prejuízos do uso abusivo ou outros tópicos mais complexos. Isso se justifica por ainda não haver vontade intrínseca ou a visualização por parte do paciente de que tenha algum problema relacionado ao uso abusivo de substâncias. "Eu nunca vendi minhas coisas para usar drogas, logo não sou drogado/dependente químico."

Desse modo, no estágio pré-contemplativo, algumas intervenções são mais efetivas do que outras. As mais efetivas são aquelas que evitam a confrontação gratuita e primam por escuta e empatia:

- O profissional pode usar exemplos relacionados à dependência do tabaco para que o paciente lhe permita discorrer livremente sobre os malefícios ocasionados por seu uso abusivo ou nocivo de substâncias, uma vez que já são inquestionáveis e aceitos socialmente os prejuízos ocasionados por essa substância. Todos os aspectos da dependência química e os prejuízos ocasionados pelo tabaco podem ser usados como ponte para correlacionar, focar e quiçá flexibilizar pensamentos e posturas ainda rígidas do paciente em relação à droga que utiliza.
- Podem-se elencar os prejuízos irrefutáveis e marcantes do uso de drogas para o paciente, como hospitalização, perda de consciência, absenteísmo, acidentes, brigas, exposição a sexo sem proteção, perda de emprego e outros riscos.
- Com o intuito de diluir a pré-contemplação e fazer com que o paciente mude de estágio, é necessário programar os encontros seguintes.

ESTÁGIO 2: CONTEMPLAÇÃO

Neste estágio, de modo ainda pueril, o paciente começa a vislumbrar que existe relação entre seu consumo de drogas e os prejuízos relacionados a sua vida pessoal, financeira e laboral, de modo que, gradativamente, passa a admitir esse fato com menos resistência, flexibilizando pensamentos e comportamentos até então inacessíveis ou rígidos. Em momentos de rara lucidez, pode-se até cogitar a mudança de estágio motivacional, mas os efeitos da substância, além de reforçadores positivos, como amigos e festas, são, por hora, mais poderosos do que qualquer *insight* ou estratégia para diminuição do uso.

Por ser um estágio marcado principalmente pela ambivalência, a ideia de mudança se esvai na mesma velocidade com que surge o ímpeto da necessidade emergencial de mudança, criando-se, assim, um círculo vicioso, que se retroalimenta de maneira a permitir que o paciente permaneça nesse ciclo de estagnação. "Tive alguns problemas com a cocaína, sim, talvez possa até dar uma parada por um tempo, mas parar com tudo?! Sem chance! Não vou abrir mão da minha vida e dos meus amigos."

O paciente começa a ponderar e utilizar dados de realidade, contrapondo-os aos fatos que até esse momento evidenciaram uma vida instável devido aos percalços ocasionados pela síndrome da dependência. A permanência nesse estágio dependerá de fatores internos do paciente, como sua disponibilidade em abrir mão e reconhecer que há elementos sólidos e irrefutáveis que denunciam que sua autonomia está há muito tempo negativamente influenciada por aspectos maiores que sua força de vontade. Reconhecer esses problemas e dar chance a comportamentos menos nocivos a sua autonomia poderá exigir poucas intervenções (horas a semanas) ou uma vida toda em tratamento. "A cocaína tem me atrapalhado um pouco, sim, mas a maconha e a minha cervejinha até me ajudam a lidar com a *bad* da cocaína."

Técnicas de entrevista motivacional (EM) somadas a outras intervenções têm se mostrado bastante eficientes com pacientes que de forma débil e sintomática permanecem neste estágio. Os profissionais pouco acostumados à baixa crítica desses pacientes, aos seus comportamentos sabotadores e à consequente escassa aderência, bem como à cumplicidade por parte de algumas famílias, podem sentir-se esgotados e desmotivados ante tantos desafios. "Uso minha droga de boa, mas não sou daquelas pessoas que roubam coisas de dentro de casa e que frequentam zonas de uso (cracolândias)."

O estágio de contemplação é o momento em que o paciente começa a se distanciar de alguns estigmas e se coloca à disposição para dialogar com psicólogos e psiquiatras. O autocuidado e a atenção à saúde mental ainda não são práticas comuns, em especial para pessoas de baixa renda, que geralmente encontram dificuldades para acessar o tratamento e costumam ter preconceitos em relação a centros especializados de tratamento, o que torna esse momento extremamente importante e delicado.

Dessa forma, o profissional deverá conduzir os primeiros encontros com foco nos seguintes aspectos:

- Oferecer um leque de possibilidades e reavaliar as expectativas do paciente em relação ao tratamento.
- Pontuar que alguns protocolos do serviço são princípios norteadores e a base do programa, não sendo passíveis de alterações, como, por exemplo, atendimentos familiares e/ou individuais, grupos terapêuticos, tratamento medicamentoso e outras premissas irrevogáveis do serviço. A apresentação clara e objetiva do programa tem como finalidade pontuar a existência de regras e atividades a serem cumpridas, individualmente ou em grupo, e que a existência de protocolos, em especial para as atividades em grupo, não significa que as questões pessoais, subjetivas e outras particularidades terapêuticas serão deixadas de lado pela equipe; muito pelo contrário, elas continuam sendo prioridade e fator determinante para o sucesso do tratamento.
- Certificar-se do estágio motivacional em que o paciente se encontra e das características desse estágio é condição-chave para a aplicação das estratégias terapêuticas mais condizentes com seu momento ou condição clínica, evitando temáticas, psicoeducação e outras atividades ao estilo professoral, imprecisas ou inadequadas para o momento.
- Escolher o momento adequado e elaborar, juntamente com o paciente, um plano de ação realista e focado em metas realizáveis em curto prazo.
- Convocar e confirmar a disponibilidade da família para participar do tratamento, a fim de que esta sirva como suporte ao paciente e apoio à equipe técnica.
- Oferecer material para leitura com informações sobre os malefícios das drogas, lícitas e ilícitas, e sobre grupos de mútua ajuda, com os locais e horários das reuniões.
- A fim de facilitar a adesão do paciente e de sua família aos grupos de mútua ajuda, é de extrema importância a presença de um membro voluntário ou conselheiro em dependência química, conhecedor do serviço e do grupo, para evitar possíveis desconfortos e obstáculos.

ESTÁGIO 3: PREPARAÇÃO

Embora a ambivalência possa influenciar o estágio de preparação, o paciente pode estar apto a receber informações, que até então refutava ou desconhecia, sobre suas emoções, seus sentimentos e sobre a síndrome da dependência química. Alguns pacientes costumam associar sentimentos e sintomas como nervosismo, perda de memória, cansaço, distúrbios do sono e alterações do humor com uma possível crise de abstinência ou fissura quando estes têm nenhuma ou têm pouca relação de causalidade. "Estou cansado disto, desta vez não irei recair, agora ficarei abstinente para toda a vida."

O estágio de preparação é um momento importante para que o paciente perceba que alguns desses sentimentos e sintomas talvez sejam negativamente influenciados pelo uso de drogas, e o olhar mais crítico contribuirá para evitar lapsos, recaídas e, consequentemente, propiciará uma melhor qualidade de vida. Consciente dessas consequências, o paciente poderá ampliar sua maneira de pensar em relação à complexidade da síndrome da dependência química. O tratamento deve ser acompanhado por equipe multiprofissional. Tentativas isoladas e exclusivamente alicerçadas na boa vontade do paciente e na abstinência tendem ao fracasso.

ATIVIDADE 4.1

PACIENTE EM ESTÁGIO DE PREPARAÇÃO

Objetivo: desenvolver um plano de ação para a mudança de comportamento. Auxiliar o paciente a fortalecer seu comprometimento e motivação para mudar, na busca de estratégias que sejam aceitáveis, acessíveis e efetivas. Realizar pesquisa conjunta de sugestões de tratamento e das atividades que mais interessam ao paciente, como de ajuda mútua, atividade física e lazer, bem como orientá-lo para saber iniciar uma atividade, indicando-lhe o local mais adequado, e para evitar lugares onde haja gatilhos que possam levá-lo ao uso de drogas.

Paciente: "Vou me empenhar para realizar atividades que possam contribuir para beneficiar a minha disposição física e ao mesmo tempo diminuir o consumo semanal de álcool".

Terapeuta: "Podemos elaborar um plano de ação, verificar as atividades que você considera prazerosas e iniciar com o que mais lhe interessa. Ou melhor: vamos agendar uma visita à academia."

O profissional pode, junto com o paciente, estipular data e horário para agendar ou visitar a academia.

ESTÁGIO 4: AÇÃO

No estágio motivacional de ação, o paciente optou por mudar e aprender habilidades de prevenção de recaída e a promover modificações em seu comportamento. Assim, deverá ser periodicamente avaliado e acompanhado, a fim de que se possa verificar se a ambivalência está presente ou ainda influencia a rotina diária do paciente, como as estratégias terapêuticas estabelecidas pela equipe multidisciplinar. Ensinar novas habilidades sociais e conscientizar o paciente da necessidade de fazer aquilo que é preciso, e não apenas o que ele deseja fazer, contribuirá para que este estágio se estabeleça e/ou perdure por mais tempo. Muitos pacientes poderão, de forma precipitada, iniciar atividades que julguem relevantes para o seu tratamento e, assim, tomar atitudes sem que a equipe técnica tenha conhecimento. Caberá ao profissional alertá-lo desse possível equívoco. "Agora já me sinto forte de novo, posso voltar a trabalhar como *barman*."

PACIENTE EM ESTÁGIO DE AÇÃO

Objetivo: implementar estratégias para a mudança de comportamento.

Tarefa do terapeuta: Ajudar o paciente a identificar os passos e as habilidades necessárias para a mudança, verificar a adequação do plano e quais são os recursos adicionais de que o paciente pode se valer para mudar seu comportamento.

Exemplo: Iniciar grupos de mútua ajuda, na busca da realização de atividades que lhe são prazerosas ou eram antes do uso de drogas. Concretizar o que foi discutido no estágio de preparação.

Pode ser um fator motivacional relevante o terapeuta acompanhar o paciente na primeira visita ao Alcoólicos Anônimos (AA) ou Narcóticos Anônimos (NA).

ATIVIDADE 4.2

ESTÁGIO 5: MANUTENÇÃO

O estágio motivacional de manutenção proporcionará ao paciente a consolidação ou a apresentação de um novo estilo de vida e de respostas rápidas e assertivas ante os novos e antigos desafios de sua vida. Este estágio também é marcado pelo momento em que o paciente começa a se desvincular do tratamento e da equipe técnica e, consequentemente, do seu terapeuta de referência. As consultas com seu psiquiatra passam a ser mais espaçadas, e a alta médica por vezes já se consumou. Neste estágio, a prorrogação do tratamento sem justificativa clínica pode ser muito prejudicial ao paciente e impedir que ele crie habilidades que contribuirão para a perpetuação deste estágio.

Mais uma vez, a identificação pelo terapeuta do estágio motivacional em que o paciente se encontra é fundamental para o estabelecimento das metas a serem alcançadas visando a mudança e a evolução do tratamento.

É importante diferenciar o MTT da EM, que será abordada adiante neste capítulo, e não concluir que um tenha sido pensado a partir do outro. Enquanto o MTT se destina a fornecer um modelo conceitual abrangente de como e por que as mudanças ocorrem, a EM é um método clínico específico para aumentar a motivação pessoal para mudar.[2-5]

ATIVIDADE 4.3

PACIENTE EM ESTÁGIO DE MANUTENÇÃO

Objetivo: manter as estratégias para a mudança de comportamento e auxiliar o paciente no aprendizado da manutenção de novos comportamentos, de modo que o padrão estabelecido se consolide ao longo do tempo; acentuar os benefícios alcançados com a mudança, fortalecer a autoeficácia do paciente e ajudar na identificação de situações que podem levar a recaídas; reforçar a importância da manutenção e conscientizá-lo de que é necessário tempo para adaptar-se a um novo estilo de vida. Alguns pacientes esperam recuperar nos primeiros meses aquilo que perderam em anos de uso abusivo de drogas. É preciso verificar os fatores que podem prejudicar a manutenção e ressaltar a importância de evitar hábitos que faziam parte da rotina do paciente na época em que usava drogas.

Terapeuta: "Percebo que você já se adaptou a algumas atividades. Vamos mantê-las, mas, se quiser mudar a sua rotina com outras tarefas, podemos elaborar um novo plano de ação, certo? Se você perceber que o caminho para a escola/trabalho é um fator de risco, pois é próximo ao local onde adquiria a substância, deverá mudá-lo."

PADRÕES COMPORTAMENTAIS DE MAIOR INFLUÊNCIA EM CADA ESTÁGIO MOTIVACIONAL

O **estágio de pré-contemplação** pode ser marcado por padrões rígidos de pensamentos e comportamentos. A ideia de interromper ou diminuir o uso de substâncias, com ou sem necessidade de orientação médica, ainda não encontra ressonância no paciente. Nesse estágio, ele não considera ser um problema o seu uso nocivo ou abusivo de substâncias e não demonstra intenção de mudar ou, ao menos, preocupação com os riscos.

O **estágio de contemplação** é marcado pela possibilidade de mudança do comportamento-problema. Nesse momento, o paciente começa a refletir sobre as consequências negativas do uso de drogas em sua vida, inclusive nas relações familiares e com amigos próximos.

O **estágio de preparação** é marcado pela intenção de mudar o comportamento-problema. Nesse momento pode ocorrer a busca por ajuda de um profissional da saúde e consultas clínicas para orientação na modificação do comportamento.

O **estágio de ação** é marcado pela modificação do comportamento-problema. Nesse estágio fica claro o esforço que o paciente faz em direção à mudança que deseja alcançar.

O **estágio de manutenção** é marcado pela estabilização do comportamento-problema. Dessa forma, diminui ou extingue-se a ocorrência de recaídas ou lapsos. Para dizermos que o paciente se encontra nesse estágio, é necessário que as metas terapêuticas outrora estabelecidas sejam sempre reavaliadas de acordo com as vicissitudes do paciente e da síndrome da dependência química.

INSTRUMENTOS PARA MENSURAR OS ESTÁGIOS MOTIVACIONAIS

University of Rhode Island Change Assessment Scale (URICA) e The Stages Readiness and Treatment Eagerness Scale (SOCRATES)[8,9] são duas escalas usadas na prática clínica que foram desenvolvidas de acordo com o protótipo do MTT para avaliar os estágios de mudança de Prochaska e colaboradores.[6]

Entretanto, a URICA pode ser empregada para mensurar qualquer tipo de comportamento, e a SOCRATES foi desenvolvida especificamente para o comportamento de beber, sendo um instrumento com a finalidade de investigar a prontidão para mudança e a disposição do paciente para o tratamento, bem como modificar o comportamento-problema. Ambas as escalas têm versões validadas para o português.[13,14]

ESCALA URICA PARA RASTREIO DE DROGAS ILÍCITAS (VERSÃO 32 ITENS)

A escala URICA (ver Atividade 4.4) é composta por 32 itens, divididos em 4 subescalas, com 8 itens para cada estágio motivacional, enquanto a SOCRATES é composta por 19 itens e tem 3 subescalas: ambivalência/reconhecimento (AMREC) e ação.[12]

ATIVIDADE 4.4

ESCALA URICA PARA DROGAS ILÍCITAS

Por favor, leia as frases abaixo, pois cada afirmação descreve a maneira como você pode pensar (ou não) o seu comportamento com relação às drogas. Favor indicar o grau em que você concorda ou discorda de cada afirmação. Em cada questão, **faça sua escolha pensando em como você se sente agora, não em como você se sentia no passado nem em como gostaria de se sentir**. Circule o número que melhor descreve o quanto você concorda ou discorda de cada afirmação.

URICA – UNIVERSITY OF RHODE ISLAND CHANGE ASSESSMENT

EXISTEM CINCO POSSÍVEIS RESPOSTAS

1 Discordo extremamente	2 Discordo	3 Indeciso	4 Concordo	5 Concordo plenamente

1	No meu ponto de vista, não tenho nenhum problema que precise de mudança.	1	2	3	4	5
2	Eu acho que estou pronto para alguma melhora pessoal.	1	2	3	4	5
3	Estou fazendo algo sobre meus problemas que estão me incomodando.	1	2	3	4	5
4	Vale a pena trabalhar o meu problema.	1	2	3	4	5
5	Não sou eu quem tem o problema. Não faz muito sentido eu estar aqui.	1	2	3	4	5
6	Você está preocupado em voltar a ter o problema que você pensou que já tinha resolvido? ( ) Não. Coloque a resposta: Discordo extremamente e vá para Q7. ( ) Sim. Por isso estou aqui, para buscar ajuda.	1	2	3	4	5
7	Estou finalmente tomando providências para resolver meu problema.	1	2	3	4	5
8	Penso que posso querer mudar alguma coisa sobre mim mesmo.	1	2	3	4	5
9	Você tem tido sucesso em resolver o seu problema? ( ) Não. Coloque a resposta: Discordo extremamente e vá para Q10. ( ) Sim. Mas não tenho certeza que eu possa manter este esforço sozinho.	1	2	3	4	5

Continua

		1 Discordo extremamente	2 Discordo	3 Indeciso	4 Concordo	5 Concordo plenamente			
10	Às vezes meu problema é difícil, mas estou tentando solucioná-lo.	1	2	3	4	5			
11	Estar aqui é uma perda de tempo para mim, porque o problema não tem nada a ver comigo.	1	2	3	4	5			
12	Eu espero que este lugar venha ajudar a me entender.	1	2	3	4	5			
13	Eu suponho ter defeitos, mas não há nada que eu realmente precise mudar.	1	2	3	4	5			
14	Eu realmente estou me esforçando muito para mudar.	1	2	3	4	5			
15	Tenho um problema e realmente acho que deveria tentar resolvê-lo.	1	2	3	4	5			
16	Você conseguiu mudar algo em relação ao seu problema? ( ) Não. Coloque a resposta: Discordo extremamente e vá para Q17. ( ) Sim. Mas não consigo dar continuidade como eu esperava ao que já tinha mudado, e estou aqui para prevenir uma recaída.	1	2	3	4	5			
17	Mesmo que nem sempre eu tenha sucesso com a mudança, pelo menos me esforço para resolver meu problema.	1	2	3	4	5			
18	Eu pensei que, uma vez resolvido o problema, estaria livre dele, mas algumas vezes percebo que ainda luto com ele.	1	2	3	4	5			
19	Espero ter mais ideias de como resolver meu problema.	1	2	3	4	5			
20	Você começou a tentar resolver o seu problema? ( ) Não. Coloque a resposta: Discordo extremamente e vá para Q21. ( ) Sim. Mas gostaria de receber ajuda.	1	2	3	4	5			
21	Talvez este lugar possa me ajudar.	1	2	3	4	5			
22	Você fez alguma mudança em relação ao seu problema? ( ) Não. Coloque a resposta: Discordo extremamente e vá para Q23. ( ) Sim. Mas eu posso precisar de um estímulo agora para ajudar a manter as mudanças que já fiz.	1	2	3	4	5			
23	É possível eu ser parte do problema, mas não acho que eu sou.	1	2	3	4	5			
24	Eu espero que alguém aqui possa me dar boas orientações.	1	2	3	4	5			
25	Qualquer um pode falar sobre mudanças, mas eu estou realmente fazendo alguma coisa sobre isso.	1	2	3	4	5			

Continua

1 Discordo extremamente	2 Discordo	3 Indeciso	4 Concordo	5 Concordo plenamente			
26	Toda essa conversa sobre psicologia é chata. Por que as pessoas não podem simplesmente esquecer seus problemas?	1	2	3	4	5
27	Eu estou aqui para prevenir uma recaída.	1	2	3	4	5
28	É frustrante, mas eu acho que estou em processo de recaída.	1	2	3	4	5
29	Me preocupo com todo mundo. Por que perder tempo pensando neles?	1	2	3	4	5
30	Eu estou tentando ativamente resolver meu problema.	1	2	3	4	5
31	Eu preferiria conviver com meus defeitos do que tentar mudá-los.	1	2	3	4	5
32	Depois de tudo que eu fiz para mudar, às vezes, meu problema volta a me perseguir.	1	2	3	4	5

Estágio	Itens	Soma dos itens
Pré-contemplação	1, 5, 11, 13, 23, 26, 29	
Contemplação	2, 8, 12, 15, 19, 21, 24	
Ação	3, 7, 10, 14, 17, 25, 30	
Manutenção	6, 16, 18, 22, 27, 28, 32	
Muito baixo = 10	**Baixo** = 30	**Médio** = 50	**Alto** = 70	**Muito alto** = 90

Fonte: Figlie,[15] DiClemente e Hughes.[16]

QUESTIONÁRIO SADD PARA GRAU DE DEPENDÊNCIA

O Alcohol Dependence Data Questionnaire (SADD) foi elaborado por Raistrick e colaboradores,[17] totaliza 15 itens e tem como finalidade classificar o grau de severidade da dependência alcoólica em leve, moderada e grave. Sua adaptação em português foi validada por Masur e colaboradores.[18]

QUESTIONÁRIO SADD PARA GRAU DE DEPENDÊNCIA

As seguintes perguntas dizem respeito a uma série de fatores relacionados ao consumo de bebidas alcoólicas. Leia cada pergunta e responda às questões tendo em vista a época em que você bebia. Responda a cada pergunta com a resposta que lhe parecer mais apropriada. Procure responder a todas as perguntas.

SADD – ALCOHOL DEPENDENCE DATA QUESTIONNAIRE

0 – Nunca	1 – Poucas vezes	2 – Muitas vezes	3 – Sempre				
1	Você acha difícil tirar o pensamento de beber da cabeça?			0	1	2	3
2	Acontece de você deixar de comer por causa da bebida?			0	1	2	3
3	Você planeja seu dia em função da bebida?			0	1	2	3
4	Você bebe em qualquer horário (manhã, tarde e/ou noite)?			0	1	2	3
5	Na ausência da sua bebida favorita, você bebe qualquer uma?			0	1	2	3
6	Acontece de você beber sem levar em conta os compromissos que tenha depois?			0	1	2	3
7	Você acha que o quanto você bebe chega a prejudicá-lo?			0	1	2	3
8	No momento em que você começa a beber, é difícil parar?			0	1	2	3
9	Você tenta se controlar (tenta deixar de beber)?			0	1	2	3
10	Na manhã seguinte a uma noite em que você tenha bebido muito, você precisa beber para se sentir melhor?			0	1	2	3
11	Você acorda com tremores nas mãos, na manhã seguinte a uma noite em que tenha bebido muito?			0	1	2	3
12	Depois de ter bebido muito, você levanta com náuseas ou vômitos?			0	1	2	3
13	Na manhã seguinte a uma noite em que você tenha bebido muito, você levanta e não quer ver ninguém na sua frente?			0	1	2	3
14	Depois de ter bebido muito, você vê coisas que mais tarde percebe que eram imaginação sua?			0	1	2	3
15	Você esquece do que aconteceu enquanto esteve bebendo?			0	1	2	3

PONTUAÇÃO – GRAU DE DEPENDÊNCIA

Leve = 0 a 9	**Moderada** = 10 a 19	**Grave** = acima de 20

Fonte: Masur e colaboradores.[18]

ENTREVISTA MOTIVACIONAL

A EM foi desenvolvida por Miller e Rollnick[2-4] e tem como objetivo principal auxiliar o indivíduo nos processos de mudanças comportamentais, eliciar a resolução da ambivalência em relação a essas mudanças e estimular o comprometimento para sua realização por meio de abordagem psicoterapêutica convincente e encorajadora. A EM surgiu a partir de experiências clínicas com dependentes de álcool, e sua eficiência é consagrada para o beber problemático e outras dependências químicas.[19,20]

> A EM, em vez de indicar soluções para o paciente, oferece condições de crítica a fim de propiciar a ele tempo para uma mudança natural.

O objetivo da EM é buscar as razões para a mudança e não impor ou tentar persuadir a pessoa a mudar. Ela propõe intervenções terapêuticas individualizadas adequadas a cada estágio, com vistas a aumentar a adesão ao tratamento e prevenir possíveis recaídas em pacientes com comportamentos considerados dependentes, como transtornos alimentares, tabagismo, jogo patológico e dependência de substâncias, bem como foca em comportamentos sadios com vistas à promoção da saúde.[2-5] Em resumo, orienta os pacientes a tornarem-se conscientes sobre as mudanças necessárias, indo em busca da melhora.[21]

PRINCÍPIOS BÁSICOS DA ENTREVISTA MOTIVACIONAL

Empatia é colocar-se no lugar do paciente, para entender e se identificar com o problema apresentado e, assim, propiciar a construção de uma aliança terapêutica fortalecida. Aceitar as pessoas como são não significa necessariamente que se concorda com ou se aprova o ponto de vista da pessoa, mas que se busca a compreensão de seus sentimentos e perspectivas, por meio de escuta e atitude respeitosas.[22] O profissional deve ser visto como um parceiro, e não como uma autoridade, o que geraria animosidade nessa fase inicial do tratamento.[23] Deve adotar um estilo calmo, colaborativo e amigável para motivar a mudança.

> **Terapeuta:** "Gostaria muito de ajudá-lo. Percebo que isso o incomoda muito. Podemos pensar juntos em uma solução."

Diminuir a resistência por meio das interações interpessoais. O profissional deve ser diretivo para auxiliar o paciente a examinar e resolver a ambivalência, saber reconhecer o momento do paciente e não confrontá-lo.

> **Paciente:** "Eu não acho que maconha faça algum mal."
> **Terapeuta:** "Nós podemos verificar juntos na literatura os prejuízos que a substância possa causar. O que você acha?"

Desenvolver a discrepância, mostrando ao paciente a distância entre o comportamento atual e os seus objetivos, entre onde está e onde quer estar.[2-5,9]

> **Terapeuta:** "Como você gostaria de estar daqui a três anos? Você acha que a sua rotina atual corresponde às suas expectativas futuras?"

Promover a autoeficácia do paciente, destacando que ninguém poderá fazer a mudança por ele. Pacientes com maior autoeficácia apresentam mais condições de enfrentar seus problemas relacionados à dependência química e, assim, alcançam com maior rapidez o desfecho do tratamento.[24]

> **Terapeuta:** "Vamos enumerar seus pontos fortes que ajudarão no progresso do tratamento."

ESTRATÉGIAS MOTIVACIONAIS

Oferecer orientação: o terapeuta deve ajudar o paciente a identificar e esclarecer o seu problema para juntos avaliarem a importância da mudança.

> **Terapeuta:** "Quais os prejuízos que o atual comportamento-problema lhe tem oferecido? O que você acha de pesquisarmos as melhores alternativas para solucioná-lo?"

Se o paciente não estiver pré-contemplativo, pode ser feita uma psicoeducação sobre a droga consumida.

Remover barreiras: quanto menos barreiras existirem, maior será a aderência ao tratamento. O profissional deve, junto com o paciente, estabelecer uma lista de empecilhos que dificultam a aderência ao tratamento.

> **Terapeuta:** "Vamos relacionar as melhores opções de atividades com horários e distâncias que lhe são favoráveis."

Proporcionar escolhas: o terapeuta deve verificar junto com o paciente as alternativas disponíveis para o tratamento. Na EM o paciente tem poder de decisão e escolha, juntamente com a equipe técnica, em relação às intervenções terapêuticas que sejam condizentes com a sua condição.

> **Terapeuta:** "Você prefere ingressar em um grupo de ajuda mútua em vez de iniciar atividade física ou fazer as duas atividades?"

Diminuir o aspecto desejável do comportamento: a mudança é menos provável quando o paciente permanece envolvido pela ambivalência e apenas percebe os aspectos desejáveis do comportamento-problema – o uso abusivo de substância.

Terapeuta: "É importante você se divertir. Poderia agendar um encontro com seus amigos em um ambiente que não tenha bebidas ou outras drogas. Procure os amigos ou faça novos amigos que frequentem academias, grupos de ajuda mútua, restaurantes para apreciar comidas, e não necessariamente para beber."

Proporcionar *feedback*: informações relevantes, *feedbacks* pontuais e significativos, enfatizando o lado positivo da mudança, contribuem para o aumento da motivação do paciente.

Terapeuta: "Noto que essas mudanças que você tem feito em sua rotina estão lhe fazendo muito bem. Percebo você mais receptivo."

Esclarecer objetivos: é necessário que o paciente tenha objetivos e metas claras, atingíveis e realistas.

Terapeuta: "Quais são as suas próximas metas? Em que momento do processo está e onde quer chegar?"

Ajudar ativamente: o terapeuta deve estar sempre interessado no processo de mudança do paciente e colaborar com as tomadas de decisão, mostrando-se preocupado em ajudá-lo.

Terapeuta: "Como foi o seu exame clínico realizado ontem? Como foi a última reunião do AA?"

Quadro 4.1 ETAPAS DA ENTREVISTA MOTIVACIONAL

1. Engajamento: é a elaboração de uma aliança terapêutica. Uma aliança terapêutica fortalecida possibilita maior aderência ao tratamento. É uma maneira de estabelecer uma relação de ajuda, que busca uma solução para o problema. O respeito e a confiança mútua são indispensáveis na relação.

2. Foco: é o direcionamento da conversa para a mudança. O paciente pode se concentrar nos sintomas ou nos últimos fatos que o levaram até ali, anulando o fator "causa". Manter o foco na conversa permite direcioná-la para a mudança mais efetivamente.

3. Evocação: é a essência da EM. É o momento de reflexão do paciente, com o apoio do profissional, a fim de que possa chegar às suas próprias conclusões sobre o assunto abordado.

4. Planejamento: é a programação de quando e como mudar. Com base nos estágios de prontidão para a mudança, há uma etapa em que o paciente diminui os seus questionamentos e inicia o processo para se preparar para uma tomada de decisão e de atitude. É o momento de desenvolver um plano de ação específico, evocado pelo paciente e revisto, se necessário, incentivando o seu comprometimento com a mudança. O movimento para a mudança o tornará mais fortalecido, uma vez que aumenta sua autoeficácia, sua autonomia e sua iniciativa para tomadas de decisão.

METODOLOGIA DA ENTREVISTA MOTIVACIONAL

A EM busca o engajamento, o foco, a evocação e o planejamento do paciente em seu tratamento por meio da metodologia PARR (perguntas abertas, afirmações – reforço positivo, reflexões e resumos). O objetivo dessa metodologia é motivar o paciente a falar mais do que o terapeuta (70 a 75% do tempo do atendimento) sobre o seu comportamento-problema e as perspectivas de modificá-lo.[13,14]

Metodologia PARR (perguntas abertas, afirmar, refletir, resumir)

1. Perguntas abertas: deve-se evitar perguntas cuja resposta possa ser sim, não, talvez. Perguntas abertas encorajam a pessoa a falar e permitem uma ampla gama de respostas. Por exemplo: "Conte-me como é o seu consumo de maconha em uma semana típica"; "Do que você mais gosta ao usar cocaína?"; "Como é que o álcool se enquadra nessa situação/problema?".

2. Afirmar (reforço positivo): é valorizar aquilo que o paciente conquistou até o momento. É realizado por meio de apoio e oferecimento de apreciação e compreensão por parte do profissional. O reforço positivo é uma forma de apoio autêntico, de incentivo, e não um mero elogio.

Eliciar afirmações automotivacionais: o papel do terapeuta é estimular no paciente a expressão de afirmações automotivacionais, visando a elaboração da ambivalência.

> **Terapeuta:** "Você considera o seu consumo de droga um problema?" "Como você se sente em relação ao uso do álcool?" "O que o fez achar que estava na hora de procurar ajuda?" "Por que você acha que há a possibilidade de parar de beber?"

3. Refletir: é a principal estratégia da EM e deve ser muito utilizada na fase inicial, principalmente entre os pré-contempladores e os contempladores. O profissional repete o que é dito pelo paciente, de modo fiel e não interpretado, de forma que o faça refletir sobre o que ele mesmo falou. Por exemplo:

> **Paciente:** "O álcool me deixa agressivo, mas minha relação familiar é boa."
> **Terapeuta:** "Então você quer dizer que não tem problemas na sua relação familiar quando está sob o uso da substância?"

4. Resumir: serve para interligar os assuntos que foram discutidos no atendimento, confirmando que o profissional escutou o paciente, além de funcionar como estratégia para que este possa organizar suas ideias. Os resumos não precisam ser exclusivamente de um atendimento; o terapeuta tem liberdade de resumir um processo, não somente uma fala, permitindo ao paciente a oportunidade de perceber que de fato há interesse e acompanhamento por parte do profissional. O paciente percebe que este "não se esquece das coisas que ele disse". Por exemplo:

Terapeuta: "Baseada em nossas conversas, eu posso compreender que o que o fez buscar ajuda é a vontade de conviver saudavelmente com seus familiares, e, para que isso aconteça, terá que diminuir o consumo de álcool, você concorda?"

Oferecer informações: os pacientes ambivalentes, em uma abordagem totalmente não diretiva, podem se sentir confusos, inseguros ou indecisos. Assim, a EM oferece ao profissional condições de fornecer informações e conselhos, quando o paciente pedir, desde que sejam importantes e complementares à boa evolução do tratamento.

Paciente: "Gostaria de ter uma vida social mais intensa."
Terapeuta: "Você poderia iniciar frequentando grupos de ajuda mútua (AA, NA). O que acha?"

ARMADILHAS

É comum, na fase inicial do tratamento, surgirem armadilhas. As atitudes do terapeuta podem impactar sobre a resistência do paciente e sobre os resultados em um prazo maior. É importante evitar cair em armadilhas que comprometam o progresso do paciente no tratamento.[2-5,9]

1. Armadilha da avaliação: a preocupação do profissional em cumprir protocolos e atender à demanda de fazer uma anamnese completa pode criar um cenário no qual o paciente é passivo e o profissional, ativo. Porém, a avaliação pode e deve ser utilizada com o objetivo de fornecer informações e subsídios para que o paciente realize seu processo de mudança. Essa fase inicial pode dificultar a construção da aliança terapêutica e deixar o paciente em uma posição acomodada de limitar-se a responder aos questionamentos do profissional. Este, na ansiedade de cumprir uma agenda de avaliação inicial, pode fazer muitas perguntas protocolares e deixar o paciente passivo, e às vezes irritado, pois pode estar desejando falar sobre o seu problema.

2. Armadilha do especialista: há situações em que o profissional pode dar a impressão de que tem todas as respostas para solucionar os problemas, conduzindo o paciente a um papel passivo. Por exemplo: "Eu sei o que poderá acontecer se você continuar a usar esta substância". Há momentos para o especialista dar sua opinião, mas o foco deve ser estimular a motivação do paciente.

3. Armadilha da rotulação: para alguns pacientes, menções aparentemente inofensivas, como "seu problema com...", podem gerar sentimentos de pressão e desconforto, evocando uma resistência prejudicial ao progresso. Os problemas podem ser inteiramente explorados sem o uso de rótulos. Nossa ênfase é em não entrar em discussões quanto a rótulos. Por exemplo: "O importante não é nomear o problema, como 'sou alcoolista', mas, sim, analisar como o uso da substância está lhe causando danos e o que você deve fazer em relação a isso".

4. Armadilha do foco prematuro: o profissional pode concentrar-se precipitadamente nas questões relacionadas ao uso abusivo de álcool/drogas, enquanto o paciente quer conversar sobre outros assuntos. Por exemplo: "Acredito que você veio procurar ajuda em função do seu problema com o álcool". Se o terapeuta direciona muito o foco da discussão para o uso do álcool, o paciente pode ficar desestimulado e se colocar na defensiva.[2-5] Começar pelas preocupações do paciente permite evitar essa armadilha. O terapeuta deve ouvir quais são as preocupações primárias do paciente antes de mencionar o uso do álcool.

5. Armadilha da culpa: o paciente pode se mostrar preocupado com a causa ou o culpado por seu problema. A culpa é irrelevante, e essa armadilha pode ser enfrentada com o auxílio e a reformulação das preocupações do paciente.

> **Paciente:** "A culpa de eu beber é da minha esposa."
> **Terapeuta:** "Não precisamos nos preocupar em encontrar um culpado, mas, sim, em avaliar como esse comportamento prejudica a sua rotina."

6. Armadilha do bate-papo: o profissional pode se animar com o desejo intenso de construir uma aliança terapêutica com o paciente e cair nessa armadilha. O paciente ambivalente, em geral nas fases pré-contemplativa ou contemplativa, pode levar para o atendimento assuntos amenos, que não têm relação com a proposta de trabalho.

Estudos apontam que atendimentos que tinham muito tempo de conversa informal predispuseram os pacientes a apresentar níveis inferiores de motivação para a mudança e aderência ao tratamento. Muitas vezes, o paciente com restrições e resistências ao problema em questão poderá encaminhar a conversa terapêutica para assuntos menos significativos. Nesses casos, o terapeuta pode reconduzir o paciente ao tema do uso de drogas. Por exemplo: "Você havia me falado que sua preocupação maior era o uso de substâncias. Como a droga entrou na sua rotina? Podemos retomar esse assunto?".

CONTATOS PÓS-CONSULTA

O risco de um paciente abandonar o tratamento após a primeira consulta pode chegar a 50%. Um contato pós-consulta aumenta a taxa de retorno em mais de seis vezes.[25] Expressões de preocupação e afeto podem ter importante resultado na motivação do paciente e fazê-lo retomar o tratamento.[2-5]

Orientações para os contatos pós-consulta

Determinação de metas: a princípio, o importante é determinar metas claras, com perguntas-chave, como, por exemplo, "Como você gostaria que as coisas acontecessem?". As metas devem ser do próprio paciente. Em uma forte aliança de trabalho, é mais indicado iniciar pelo que é importante para ele e acompanhá-lo, definindo metas aceitáveis e viáveis, que representem progressos no caminho para a recuperação. O paciente pode não aceitar a abstinência total se esta for sugerida pelo profissional.

Análise das opções: uma vez que as metas estejam claras e definidas, convém analisar os meios de alcançá-las. Nesse ponto, deve ser feita uma revisão das modalidades de tratamento disponíveis. No caso da dependência química, não existe modelo único de tratamento eficaz.

ATIVIDADE 4.6

AVALIAR A MOTIVAÇÃO PARA MUDANÇA

A construção da motivação para a mudança de comportamento ocorre em duas fases. A primeira refere-se à motivação intrínseca, começando pelo quão importante o paciente considera realizar a mudança. A segunda fase compreende o engajamento e o fortalecimento para realizar um plano de ação em direção à meta de mudança de comportamento. Dessa forma, é possível observar o quanto o paciente se sente confiante para a promoção do comportamento em questão.[13,14]

Objetivo: identificar o perfil do paciente e sua prontidão para a mudança do comportamento de uso de drogas; motivar e esclarecer o paciente sobre o comprometimento com o tratamento; trabalhar recursos pessoais do paciente para alcançar os objetivos e a eficácia no tratamento.

Desenvolvimento: solicitar que o paciente avalie o quanto considera importante e qual sua motivação para iniciar as mudanças necessárias na sua vida, em uma escala de 0 a 10, na qual 0 representa sem motivação ou pouco importante e 10, com motivação ou muito importante.

PERFIL MOTIVACIONAL IDENTIFICADO NO PACIENTE

Para melhor compreender a ambivalência e a percepção que o paciente tem sobre a importância de mudar e quão confiante está para o processo de mudança, utilizamos a escala de disposição. Trata-se de uma atividade que pode ser realizada de forma informal, em conversa com seu paciente e/ou por meio de atividade escrita.

- **Baixa importância e baixa confiança:** o paciente não considera a mudança de comportamento importante e não acredita que possa ser bem-sucedido.
- **Baixa importância e alta confiança:** o paciente apresenta-se confiante para a realização da mudança, mas não percebe sua importância.
- **Alta importância e baixa confiança:** o paciente não deseja mudar, pois não se acha em condições de fazê-lo.
- **Alta importância e alta confiança:** o paciente considera a mudança importante e acredita que pode ter sucesso na realização da mudança.

PSICOEDUCAÇÃO SOBRE A AÇÃO DAS SUBSTÂNCIAS PSICOATIVAS NO CÉREBRO

O terapeuta deve oferecer orientação sobre quais áreas do cérebro (Fig. 4.1) são afetadas pelo uso da substância e de que modo isso pode interferir nas emoções, nos pensamentos e nos comportamentos do paciente. Para essa atividade, é essencial ter prévio conhecimento sobre a neurobiologia das substâncias lícitas e ilícitas, assim como identificar e respeitar o estágio motivacional em que o paciente se encontra.

ATIVIDADE 4.7

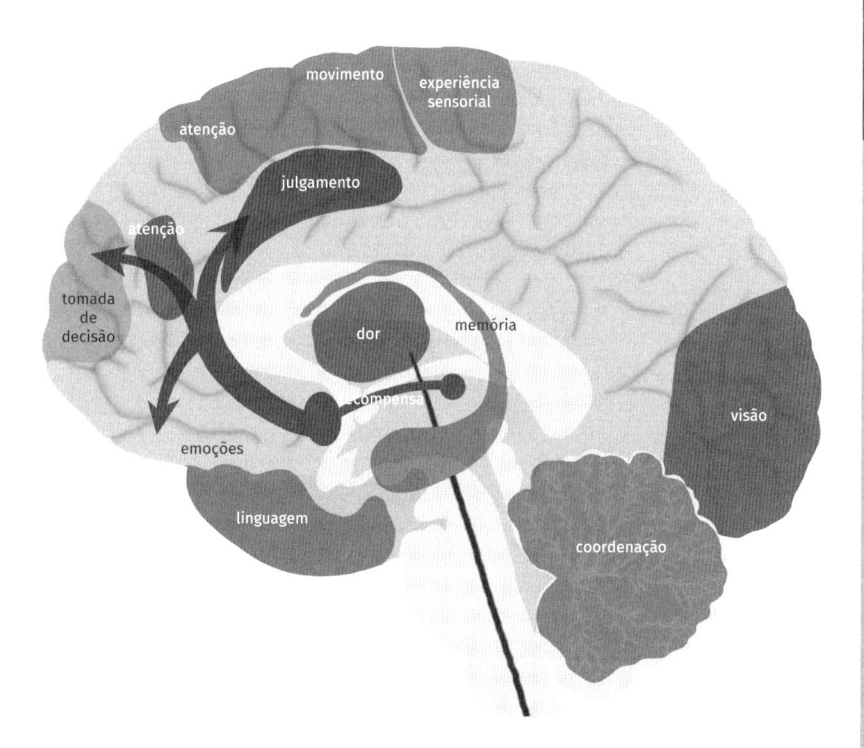

Figura 4.1 AÇÃO NO CÉREBRO E PREJUÍZOS DAS DROGAS LÍCITAS E ILÍCITAS.
Fonte: Ribeiro e colaboradores.[8]

ATIVIDADE 4.8

VERIFICAÇÃO DE DEMANDA EMERGENCIAL PARA SOLUÇÃO

Verificar, junto com o paciente, quais áreas de sua vida têm maior demanda e requerem maior agilidade na resolução de problemas (ver Figs. 4.2 e 4.3).

Área-problema	Meta	Estratégia
Pessoal		
Profissional		
Familiar		
Afetiva		
Acadêmica		
Religiosa		
Social		
Da saúde		
Financeira		
Lazer		
Demanda geral		

Figura 4.2 VERIFICAÇÃO DE DEMANDA EMERGENCIAL PARA SOLUÇÃO.

Modelo de plano de mudanças
As mudanças que quero fazer são:
As principais razões pelas quais eu quero fazer essas mudanças são:
Os passos que planejei para as mudanças são:
As maneiras como outras pessoas podem me ajudar são:

Pessoas	Maneiras possíveis de ajuda

Eu saberei se meu plano está dando certo se:
Algumas coisas que poderiam interferir em meu plano são:
Este plano será revisado daqui a _____ dias a partir de hoje ___/___/_____

Figura 4.3 ELABORAÇÃO DO PLANO DE AÇÃO.

REFERÊNCIAS

1. Drieschner KH, Lammers SM, Staak CP. Treatment motivation: an attempt for clarification of an ambiguous concept. Clin Psychol Rev. 2004;23(8):1115-37.

2. Miller WR, Rollnick S. Entrevista motivacional: preparando as pessoas para a mudança de comportamentos adictivos. Porto Alegre: Artmed; 2001.

3. Miller WR, Rollnick S. Motivational interviewing: helping people change. 3rd ed. New York: Guilford; 2012.

4. Miller WR, Rollnick S, organizadores. La entrevista motivacional: preparar para el cambio de conductas adictivas. Barcelona: Paidós; 1999.

5. Straub RO. Abuso de substâncias. In: Straub RO. Psicologia da saúde. Porto Alegre: Artmed; 2005. p. 271-311.

6. Prochaska JO, DiClemente CC, Norcross JC. In search of how people change: applications to addictive behaviors. Am Psychol. 1992;47(9):1102-14.

7. Velicer WF, Prochaska JO, Fava JL, Norman GJ, Redding CA. Smoking cessation and stress management: applications of the transtheoretical model of behavior change. Homeost Health Dis. 1998;38(5-6):216-33.

8. Ribeiro M, Laranjeira R, organizadores. O tratamento do usuário de crack. 2. ed. Porto Alegre: Artmed; 2012.

9. Figlie NB, Bordin S, Laranjeira R, organizadores. Aconselhamento em dependência química. 2. ed. São Paulo: Roca; 2010.

10. Orsi MM, Oliveira MS. Avaliando a motivação para mudança em dependentes de cocaína. Estud Psicol. 2006;23(1):3-12.

11. Prochaska JO, DiClemente CC. Stages and processes of self-change of smoking: toward an integrative model of change. J Consult Clin Psychol. 1983;51(3):390-5.

12. Szupszynski KPR. Adaptação brasileira da University of Rhode Island Change Assessment (URICA) para usuários de substâncias psicoativas ilícitas [dissertação]. Porto Alegre: Pontifícia Universidade Católica do Rio Grande do Sul; 2006.

13. Zanelatto NA, Laranjeira R, organizadores. O tratamento da dependência química e as terapias cognitivo-comportamentais: um guia para terapeutas. Porto Alegre: Artmed; 2013.

14. Boff RM, Segalla CD, Feoli AMP, Gustavo AS, Oliveira MS. O modelo transteórico para auxiliar adolescentes obesos a modificar estilo de vida. Temas Psicol. 2018;26(2):1055-67.

15. Figlie NB. Motivação em alcoolistas tratados em ambulatório específico para alcoolismo e em ambulatório de gastroenterologia [dissertação]. São Paulo: Universidade Federal de São Paulo; 1999.

16. DiClemente CC, Hughes SO. Stages of change profiles in outpatient alcoholism treatment. J Subst Abuse. 1990;2(2):217-35.

17. Raistrick D, Dunbar G, Davidson R. Development of a questionnaire to measure alcohol dependence. Br J Addict. 1983;78(1):89-95.

18. Masur J, Capriglione MJ, Monteiro MG, Jorge MR. Detecção precoce do alcoolismo em clínica médica através do questionário CAGE: utilidade e limitações. J Bras Psiquiatr. 1985;34(1):31-4.

19. Dunn C, Deroo L, Rivara FP. The use of brief interventions adapted from motivational interviewing across behavioral domains: a systematic review. Addiction. 2001;96(12):1725-42.

20. Vasilaki EI, Hosier SG, Cox WM. The efficacy of motivational interviewing as a brief intervention for excessive drinking: a meta-analytic review. Alcohol Alcohol. 2006;41(3):328-35.

21. Naar-King S, Suarez M. Motivational interviewing with adolescents and young adults. New York: Guilford; 2011.

22. Rogers CR. Terapia centrada no cliente. São Paulo: Martins Fontes; 1992.

23. Andretta I, Oliveira MS. A técnica da entrevista motivacional na adolescência. Psicol clín. 2005;17(2):127-39.

24. Castro MMLD, Passos SRL. Entrevista motivacional e escalas de motivação para tratamento em dependência de drogas. Rev Psiquiatr Clín. 2005;32(6):330-5.

25. Burke BL, Arkowitz H, Menchola M. The efficacy of motivational interviewing: a meta-analysis of controlled clinical trials. J Consult Clin Psychol. 2003;71(5):843-61.

LEITURAS RECOMENDADAS

Figlie NB, Guimarães LP. A entrevista motivacional: conversas sobre mudança. Bol Acad Paul Psicol [Internet]. 2014 [capturado em 8 out. 2019];34(87):472-89. Disponível em: http://pepsic.bvsalud.org/scielo.php?script=sci_arttext&pid=S1415-711X2014000200011.

Oliveira Júnior HP, Malbergier A. Avaliação da motivação para tratamento em pacientes dependentes de álcool que procuram um serviço especializado. Rev Bras Psiquiatr. 2003;25(1):5-10.

5
TÉCNICAS DE MEDITAÇÃO NO TRATAMENTO DA DEPENDÊNCIA QUÍMICA E DO ABUSO DE SUBSTÂNCIAS

Vanessa Sola
Andressa Maradei

Conhecida desde os tempos mais remotos, a meditação esteve durante séculos associada às práticas religiosas e espirituais. Atualmente, inúmeros estudos têm demonstrado que práticas meditativas, como *mindfulness*, relaxamento, reeducação respiratória, imaginação ativa, entre outras, podem ser usadas como importante coadjuvante na prevenção de doenças e no controle e/ou melhora dos sintomas em quadros mórbidos já estabelecidos. O Quadro 5.1 apresenta alguns benefícios da meditação.

No contexto da dependência química, estudos têm demonstrado que o uso de técnicas meditativas no processo de tratamento é eficaz para desenvolver e aumentar habilidades para o controle de impulsos e sintomas ansiosos – comuns nesses quadros –, e contribui para uma maior consciência e percepção dos estados emocionais e dos gatilhos internos que disparam o desejo do consumo da droga, constituindo-se em importante recurso para a prevenção de recaída.

As técnicas de meditação podem e devem ser utilizadas a qualquer momento do tratamento, individualmente ou em grupo. É importante que desde o início o paciente seja introduzido à prática, por se tratar de uma ferramenta bastante útil para o desenvolvimento da capacidade de autorregulação e de habilidades de gestão dos pensamentos, das emoções e das ações. Inicialmente, ele deve treinar guiado pelo terapeuta,

> Comprovadamente, com a prática regular das técnicas de meditação, é possível reduzir o estresse, a hipertensão, a ansiedade e sintomas depressivos.[1-5]

Quadro 5.1 BENEFÍCIOS DA MEDITAÇÃO

- Autoconfiança e melhora da autoestima
- Aumento da criatividade
- Sentimentos de segurança, calma e equilíbrio
- Compaixão e empatia
- Melhora da capacidade de resolver problemas
- Melhora da qualidade do sono
- Aumento da memória e da concentração
- Diminuição de dores crônicas
- Melhora do sistema imunológico
- Aumento do controle mental e da energia

Fonte: Goyal e colaboradores,[1,3] Redondo e Valle,[2] Kabat-Zinn,[4] Goyal e Haythornthwaite.[5]

no mínimo uma vez por semana, e o terapeuta deve ensiná-lo e estimulá-lo a fazer uso das técnicas quando estiver sozinho. Com o andamento do tratamento, a aplicação deve ser intensificada, passando de uma para duas, depois três vezes por semana, e assim por diante. O terapeuta deve esclarecer que, à medida que o paciente treina, os resultados aparecem, e que para um bom resultado é fundamental que o paciente pratique diariamente.

Alguns resultados podem ser verificados rapidamente. É comum o paciente perceber que concentrar-se na sua própria respiração alguns minutos antes de uma conversa importante baixa seu nível de ansiedade e aumenta sua capacidade de ser mais assertivo. Pode perceber também que, quando pratica algum exercício de *mindfulness* e respiração ao deitar-se, consegue dormir melhor.

▼ TÉCNICAS DE MEDITAÇÃO

As práticas meditativas devem ser utilizadas durante todo o processo de tratamento, e seus benefícios vão além do gerenciamento da dependência química. Para sua aplicação não é necessário que o terapeuta tenha especialização no assunto. No entanto, é importante ter um mínimo de conhecimento em relação à prática a ser empregada e seus benefícios.

Cada exercício/técnica tem o seu próprio tempo de duração, podendo variar de 10 minutos a uma hora e meia. O tempo também pode variar de acordo com o estado emocional do paciente. Por exemplo, se o paciente se apresenta demasiadamente angustiado em razão de uma prova que fará na faculdade,

> A escolha da técnica pelo terapeuta deve levar em consideração os benefícios que se almeja promover, de acordo com o problema apresentado e o momento do paciente ou do grupo.

TRATAMENTO DO USO DE SUBSTÂNCIAS QUÍMICAS

pode-se conduzir uma técnica de imaginação ativa na qual são visualizadas imagens de sucesso e satisfação por meio das quais são ressaltados aspectos de autoeficácia, promovendo sensação de confiança ante o desafio a ser enfrentado.

A seguir serão apresentadas algumas técnicas para diferentes finalidades. Tais exercícios podem ser adaptados para contextos e propósitos específicos a partir de ajustes nas falas de comando. Vale ressaltar, no entanto, que não é recomendado o uso de técnicas de meditação em pacientes com quadros psicóticos.

PRÁTICA
RESPIRAÇÃO

> Respirar é o primeiro ato da vida e o último. Nossa própria vida depende disso. Já que não podemos viver sem respirar, é tragicamente deplorável observar os milhões e milhões que nunca aprenderam a dominar a arte da respiração correta.[13]

Por serem técnicas de relativamente rápida aplicação e execução, os exercícios de respiração são muito indicados no manejo de crises de raiva, ansiedade e fissura. Com a realização dos exercícios, em poucos minutos é possível sentir um estado de maior relaxamento e tranquilidade, favorecendo o alívio de tensões e a diminuição da irritabilidade. O terapeuta pode propor fazer um treinamento diário com o paciente, realizando algumas das respirações de acordo com cada momento. Por exemplo, em uma crise de raiva, quando o paciente se descontrola, o terapeuta pode trabalhar a técnica de flexão do tronco e, logo depois, a respiração diafragmática.

RESPIRAÇÃO DIAFRAGMÁTICA[14]

ATIVIDADE 5.1

Objetivo: melhorar a respiração como um todo, regular a oxigenação no organismo, ter maior controle e consciência do fluxo de ar.

Desenvolvimento: o exercício deve durar de 3 a 7 minutos, e a respiração deve ser feita exclusivamente pelo nariz.

1. Inspire e sinta a expansão abdominal e torácica de forma lenta e suave.
2. Expire, deixando o ar sair durante um tempo maior do que o tempo de inspiração.
3. Procure respirar lenta e profundamente e observe o movimento diafragmático.

ATIVIDADE 5.2

RESPIRAÇÃO ABDOMINAL DEITADA[15]

Objetivo: melhorar a ansiedade e a qualidade do sono.

Desenvolvimento: pode ser aplicada antes de dormir para aliviar tensões e como parte da higiene do sono.

1. Deitado na cama e com as luzes apagadas ou à meia-luz, coloque as mãos sobre o abdome.
2. Para criar um ritmo, conte mentalmente enquanto respira. Pode-se inspirar contando mentalmente até quatro e expirar no mesmo tempo, sempre pelas narinas.
3. Para tornar o exercício mais avançado, contraia o abdome na hora de soltar o ar e sinta os músculos da respiração serem trabalhados.

ATIVIDADE 5.3

ALTERNAR AS NARINAS[15]

Objetivo: aliviar tensões e controlar a ansiedade. A técnica também favorece o relaxamento, devido à necessidade de foco e concentração para a execução da atividade.

Desenvolvimento:

1. Inspire por uma narina e expire pela outra. Use o dedo indicador para tampar as narinas alternadamente.
2. A narina que foi usada para soltar o ar deve agora ser usada para puxá-lo, alternando a ordem em cada momento.

PRÁTICA
RELAXAMENTO

Durante o processo de tratamento, é comum os pacientes experimentarem sentimentos de ansiedade, tensão e irritabilidade, principalmente nas primeiras três semanas após a interrupção do uso de substâncias psicoativas. O uso de técnicas de relaxamento estimula um padrão de resposta orgânica oposta ao padrão ativado por situações de estresse, favorecendo o controle de tensões e ansiedade, e melhorando o enfrentamento das situações cotidianas e dos sintomas ligados à abstinência.[6] Quanto mais segura a pessoa estiver dos benefícios que pode obter, maiores os ganhos com a técnica.

FLEXÃO DO TRONCO[15]

ATIVIDADE 5.4

Objetivo: relaxamento e controle de tensão.

Desenvolvimento:

1. Sente-se em uma cadeira confortável e jogue o tronco para a frente, apoiando-o sobre as pernas.
2. Deixe os braços e a cabeça soltos em direção ao chão.
3. Fique o tempo que se sentir confortável e retorne à posição ereta lentamente. O movimento de retorno se inicia na lombar. Vá subindo vértebra por vértebra, sendo a cabeça a última a se alinhar.
4. Mantenha a coluna sempre ereta.

RELAXAMENTO SIMPLES[16]

ATIVIDADE 5.5

Objetivo: aliviar tensão psíquica e muscular, reduzir ansiedade, gerar estado de tranquilidade mental e emocional.

Desenvolvimento:

1. O terapeuta deve conduzir junto ao paciente dez respirações diafragmáticas como aquecimento do exercício.
2. Respire de maneira profunda e calma, predominantemente pelo abdome.
3. A expiração deve durar aproximadamente o dobro do tempo da inspiração.
4. Observe a compressão da caixa torácica na inspiração e a descompressão na expiração.
5. Pense em frases como: "Estou calmo e tranquilo, nada pode me perturbar. A cada respiração me sinto mais relaxado".

ATIVIDADE 5.6

RELAXAMENTO PROFUNDO[17]

Objetivo: aliviar tensão psíquica e muscular, reduzir ansiedade, gerar estado de tranquilidade mental e emocional.

Desenvolvimento:

1. Inicie com dez respirações lentas e profundas, preferencialmente pelo abdome.
2. Contraia o braço direito. Imagine que seu braço está ficando pesado, cada vez mais pesado, como se fosse de chumbo.
3. Repita o exercício por quatro vezes e, depois de um intervalo de alguns segundos, passe para o braço esquerdo.
4. Contraia o braço esquerdo. Imagine que ele está ficando pesado, cada vez mais pesado, como se fosse de chumbo.
5. Repita o exercício quatro vezes e, depois de um intervalo de alguns segundos, passe para os membros inferiores.
6. Contraia sua perna direita. Imagine que ela está ficando pesada, cada vez mais pesada, como se fosse de chumbo.
7. Repita o exercício quatro vezes e, depois de um intervalo de alguns segundos, passe para a perna esquerda.
8. Repita as mesmas recomendações gerais anteriores.
9. Repita a frase: "Seu corpo todo agora está ficando pesado, pesado como se fosse de chumbo". (repetir a afirmação seis vezes)
10. Agora, aos poucos e em seu tempo, vá abrindo os olhos devagar. Mexa os dedos dos pés e das mãos, se espreguice. Volte ao seu estado de vigília e posição inicial.

RELAXAMENTO PROGRESSIVO DE JACOBSON[19]

Objetivo: aliviar tensão, estresse e ansiedade.

Desenvolvimento:

1. Retire todos os acessórios que estiverem prejudicando a circulação.
2. Faça dez respirações diafragmáticas lentas e profundas.
3. Leve sua atenção a seus pés. Aponte seus pés para baixo e "enrole" os dedos dos pés. Aperte os músculos dos dedos dos pés suavemente. Observe a tensão por alguns momentos, depois solte e observe o relaxamento. Repita três vezes. Torne-se consciente da diferença entre os músculos quando eles estão tensos e relaxados.
4. Agora faça o mesmo com os músculos da sua panturrilha. Contraia-os por 5 segundos e relaxe por 10 segundos. Observe a tensão por alguns momentos e depois solte e observe o relaxamento. Repita três vezes.
5. Leve agora sua atenção para os músculos da sua coxa. Contraia-os e relaxe. Observe a diferença entre os músculos contraídos e relaxados. Repita três vezes.
6. Agora aperte levemente os músculos do seu abdome. Observe a tensão por alguns momentos. Em seguida, solte e observe o relaxamento. Repita três vezes. Torne-se consciente da diferença entre os músculos tensos e os músculos relaxados.
7. Agora, suavemente, encolha os ombros para cima em direção a seus ouvidos. Sinta a tensão por alguns momentos, depois sinta o relaxamento. Repita. Observe a diferença entre os músculos tensos e os músculos relaxados.
8. Concentre-se nos músculos do pescoço, em primeiro lugar tensos e depois relaxados, até que você sinta o relaxamento total nesta área.

Dica: para aprofundar ainda mais o relaxamento, pode-se repetir toda essa sequência, dessa vez sem a indução do tensionamento, somente o relaxamento dos músculos, que já deverão estar, pelo menos parcialmente, relaxados.

ATIVIDADE 5.7

PRÁTICA
MINDFULNESS

Com raízes na tradição budista e adaptada para o contexto da saúde no início dos anos 1980, a técnica meditativa baseada em *mindfulness* tem por objetivo trazer o praticante para o momento presente, isto é, os exercícios visam focar a atenção de forma voluntária no "aqui e agora". O termo *mindfulness* se refere a uma consciência plena, atenta, sincera e não julgadora de tudo que está acontecendo no momento presente, seja interna ou externamente.[18] Por meio dessa prática meditativa, é possível alcançar um relaxamento físico profundo enquanto se mantém a mente desperta. O praticante é estimulado a observar o surgimento e o desaparecimento de seus pensamentos e sentimentos sem, no entanto, se envolver com eles (supervalorizá-los ou refutá-los), apenas perceber, contemplar e aceitar a experiência interna presente. Com os exercícios de *mindfulness* é possível melhorar a concentração, o foco e a criatividade, bem como desenvolver uma postura mais centrada, observadora e um estado de atenção plena que contribui para o controle de impulsos e para a diminuição de sintomas de ansiedade e depressão.[6,20-22]

ATIVIDADE 5.8

RESPIRAÇÃO INICIAL FORMAL[22]

Objetivo: treinar foco, concentração e atenção plena.

Desenvolvimento:

1. Coloque-se em uma posição confortável, deitado ou sentado, e feche os olhos.
2. Leve sua atenção à sua barriga, sentindo-a expandir-se levemente quando inspira e contrair-se quando expira.
3. Mantenha o foco na sua respiração. Acompanhe cada inspiração e cada expiração.
4. Sempre que perceber que sua mente se afastou da respiração, observe o que a distraiu e em seguida, suavemente, leve sua atenção de volta para sua barriga e para a sensação de inspirar e expirar.
5. Se sua mente se afastar da sua respiração mil vezes, a sua "tarefa" é simplesmente trazê-la de volta para a respiração todas as vezes, sem se importar com o que o distraiu.
6. Pratique este exercício por 15 minutos todos os dias.

MINDFULNESS CAMINHANDO[23]

ATIVIDADE 5.9

Objetivo: desenvolver atenção plena e dirigida ao momento presente, promover a percepção minuciosa de sensações, concentração e melhorar a capacidade de tomada de decisão. Pode ser usado durante o manejo de fissura ou quando o paciente está em uma situação de risco.

Desenvolvimento: o exercício deve ser realizado em um lugar tranquilo, que tenha espaço suficiente para que o paciente possa caminhar. Não precisa ser grande. Pode ser interno ou ao ar livre. Dependendo do lugar, o terapeuta pode pedir para o paciente ficar descalço, como no caso de um parque ou jardim. Toda a meditação é guiada pelo terapeuta.

1. Comece a caminhar. Coloque toda a sua atenção no seu caminhar. Deixe sua respiração livre, calma e tranquila.
2. Ande calmamente e coloque sua atenção nos seus pés. Perceba as sensações, a textura de onde pisa, como pisa, se você pisa colocando o peso do seu corpo no calcanhar, nos dedos, na parte interna ou na parte externa do pé.
3. Veja agora como sua perna acompanha seu pé, sinta suas articulações, devagar, bem devagar. Sinta os músculos da coxa esquerda, o joelho esquerdo. Agora os músculos da coxa direita, o joelho direito. Perceba seu quadril se articulando com as pernas, o movimento tranquilo.
4. Veja como seus braços acompanham suas pernas, sinta seu braço esquerdo, cotovelo, mão. Agora o braço direito, cotovelo, mão. Perceba seu tronco acompanhando todo seu movimento, seus ombros, pescoço, cabeça.
5. Agora olhe para baixo, para os seus pés. Perceba a diferença do início do exercício para agora. Caminhe devagar, devagar.
6. Olhe para a frente e sinta seu corpo todo, todo movimento, as sensações.
7. Agora explore os movimentos, gire o corpo, lentamente, mexa um braço, agora o outro, lento, lento, lento.
8. Se surgirem outros pensamentos, não julgue, apenas volte a atenção para seu corpo.
9. Agora coloque a atenção na sua respiração, respire lenta e suavemente. Dê um passo e inspire, dê outro passo e expire. Continue, inspire e expire, sincronizando a respiração com seus passos. Perceba que agora sua mente está com 100% da atenção nos seus passos, no aqui e agora.
10. Aos poucos vá parando. Pare em um lugar e sinta as sensações. Aproveite esse estado de paz.

PRÁTICA
MEDITAÇÃO

Meditação é a simplicidade em si mesma.
Trata-se de parar e
estar presente. Isso é tudo.[21]

A meditação é a prática mais antiga usada para acalmar a mente e relaxar o corpo. Em essência, sua prática tem o objetivo de treinar o foco atencional e desenvolver a capacidade de concentração. Estudos[24] têm demonstrado que o hábito de meditar diariamente traz redução significativa do estresse, melhorando a capacidade perceptiva para enfrentar os desafios do dia a dia e tomar decisões mais assertivas. No contexto de tratamento da dependência química, a meditação ajuda no alívio de tensões e irritabilidade e no controle da ansiedade e da impulsividade – sentimentos comumente presentes na vida cotidiana dos usuários de drogas –, sendo uma importante ferramenta para manejo de fissura e prevenção de recaída.[6,25-27]

ATIVIDADE 5.10

IMAGINAÇÃO ATIVA

Objetivo: promover autoconhecimento, autopercepção e maior autoconsciência.

Desenvolvimento: o exercício pode ser feito deitado ou sentado, da forma mais confortável possível. O terapeuta deve guiar o exercício, mantendo tom de voz tranquilo e suave, falando devagar, dando tempo para os pacientes vivenciarem o que está sendo sugerido.

1. Sente-se ou deite-se, descruze os braços e as pernas.
2. Feche os olhos, inspire e expire bem devagar.
3. Sinta o ar entrando, os pulmões se enchendo de ar. Procure sentir as batidas do seu coração. Ouça o seu coração, que bate forte e ritmado. Sinta o sangue pulsando em suas veias, percorrendo todo o seu corpo. Perceba o compasso das batidas do coração e o pulsar do sangue nas veias.
4. Sinta seu corpo inteiro, sua cabeça, a testa, seus olhos, seu nariz, sua face, a boca. Sinta sua boca inteira, a língua, seus dentes, as gengivas, o céu da boca, os lábios. Agora visualize mentalmente seu queixo, desça um pouquinho e sinta seu pescoço. É ele que mantém sua cabeça erguida, ele a sustenta.
5. Imagine agora sua coluna vertebral, onde começa e onde termina. Sinta cada vértebra, perceba que todas juntas formam uma forte estrutura. Sua coluna é o eixo central. Ela é como um galho de bambu: enverga, mas retorna a sua posição ereta. Sinta suas costas, seus ombros, seu peito. Seu coração continua batendo forte e ritmado, seus pulmões continuam se enchendo de ar e se esvaziando. Sua caixa

torácica acompanha esse compasso se elevando e se retraindo. Sinta suas costelas, imagine seu estômago.
6. Perceba seus braços em toda sua extensão, suas articulações, pense nos inúmeros movimentos que eles são capazes de executar. Sinta o sangue percorrendo suas mãos e seus dedos.
7. Volte sua atenção para o seu tronco, sinta seu abdome, ele também responde ao ar que entra e sai. Sinta agora seu quadril, sua região pélvica. Tente visualizar seus órgãos acomodados e protegidos na sua barriga. Sintas seus genitais. Perceba o sangue que corre pelas veias, subindo e descendo pelas suas pernas, passando pelos seus pés até a ponta de seus dedos.
8. Imagine seu corpo inteiro oxigenado, relaxado, tranquilo, repousando em um imenso campo gramado. Ao fundo apenas o barulho das águas que caem de uma cachoeira. Alguns pássaros cantam nas árvores próximas. Esse é um lugar mágico, você pode sonhar e idealizar tudo o que mais desejar. Sonhe seu sonho!
9. Se você não tem um sonho, invente-o agora! Tudo o que desejar nesse lugar um dia se tornará realidade. Você vai conseguir realizar o seu sonho.
10. Uma brisa morna aquece todo o seu corpo. Está quase na hora de o sol se esconder. O céu está vermelho, alaranjado, mesclado, rosado.
11. Mais um dia se passou em nossas vidas. Mais uma vitória, mais um dia vivido. Mais uma lição aprendida. Todo dia nos é dada a oportunidade de aprender algo novo.
12. Respire fundo, sinta mais uma vez o ar entrando e percorrendo seu corpo suavemente, assim como a brisa acaricia você.
13. Em breve o sol cederá seu lugar à Lua e às estrelas. É hora de guardar o sonho, lembrando que ele não deve nunca ser abandonado.
14. Respire profundamente e com muito cuidado. Lentamente, movimente seus pés, para um lado, para o outro, para a frente, para trás. Cuidadosamente, mexa bem devagar suas pernas. Suavemente, mova o seu quadril para os lados, para cima, para baixo. Com a leveza de um pássaro, mexa seus dedos, suas mãos, seus braços e ombros. Sempre com cuidado, muito devagar.
15. Agora movimente o pescoço, devagar, de um lado, do outro. Continue respirando profundamente e soltando o ar bem devagar. Mais uma vez. Repita novamente.
16. Como quem acorda de um sono bom, abra os olhos bem devagar e deixe a luz entrar com cuidado. Sempre com muito cuidado, vá se movimentando lentamente para os lados, estique-se, encolha-se devagar, em câmera lenta.
17. Agora, já desperto, se espreguice, alongue, alongue todo o corpo. Sinta-se renovado, revigorado por essa viagem. Uma viagem que não tem passagem, nem assento marcado, tem apenas o imenso prazer e a felicidade de poder visitar você mesmo.

Quadro 5.2 DICAS PARA APLICAÇÃO DE *MINDFULNESS* E MEDITAÇÃO

- É importante que a respiração e a postura sejam cuidadosamente notadas durante a prática.
- Deve-se procurar deixar a mente livre de pensamentos.
- Os pensamentos intrusivos não devem ser combatidos, nem alimentados. Deve-se deixá-los passar, observando-os sem juízo de valor.
- O terapeuta pode utilizar as técnicas ao final da sessão e/ou grupo de prevenção de recaída.
- Técnicas de *mindfulness* são ótimos instrumentos para serem utilizados no início das sessões com grupos, pois promovem maior concentração e atenção durante as atividades.

Fonte: Bowen e colaboradores.[6]

PRÁTICA
BIOFEEDBACK[28]

O *biofeedback* é uma técnica que utiliza um equipamento eletrônico capaz de mensurar processos fisiológicos. O aparelho tem dispositivos eletrônicos dotados de sensores que coletam pequenos sinais elétricos da superfície da pele, processam esses sinais e os transformam em informações sobre o sistema nervoso autônomo.

Pesquisas mostram que, por meio do *biofeedback*, é possível ao paciente conscientizar-se sobre esses processos e aprender a mudar seu estado fisiológico em busca de um melhor controle sobre seu corpo e sua mente com o objetivo de melhorar sua saúde e seu desempenho.[29] Seja sozinha ou em combinação com outras terapias comportamentais, a técnica tem sido um instrumento terapêutico eficaz para auxiliar o desenvolvimento da autorregulação em diversos transtornos psicológicos e como coadjuvante no trabalho com meditação e *mindfulness*.

▼ REFERÊNCIAS

1. Goyal M, Haythornthwaite JA, Levine D, Becker D, Vaidya D, Hill-Briggs F, et al. Intensive meditation for refractory pain and symptoms. J Altern Complement Med. 2010;16(6):627-31.

2. Redondo FCS, Valle AC. Meditação: novas perspectivas terapêuticas para controle da dor crônica. Nanocell News [Internet]. 2015 [capturado em 10 dez. 2019];3(2). Disponível em: https://www.nanocell.org.br/meditacao-novas-perspectivas-terapeuticas-para-controle-da-dor-cronica/.

3. Goyal M, Singh S, Sibinga EM, Gould NF, Rowland-Seymour A, Sharma R, et al. Meditation programs for psychological stress and well-being: a systematic review and meta-analysis. JAMA Intern Med. 2014;174(3):357-68.

4. Kabat-Zinn J. Mindfulness-based stress reduction (MBSR). Construct Hum Sci. 2003;8:73-107.

5. Goyal M, Haythornthwaite JA. Is it time to make mind-body approaches available for chronic low back pain?. Jama. 2016;315(12):1236-7.

6. Bowen S, Chawla N, Marlatt GA. Mindfulness-based relapse prevention for addictive behaviors: a clinician's guide. New York: Guilford; 2011.

7. Gomes FG. A meditação como recurso no trabalho com a dependência química: uma experiência no Instituto Psiquiátrico Philippe Pinel [monografia]. Niterói: Universidade Federal Fluminense; 2012.

8. Kingsland J. Budismo e meditação mindfulness: a neurociência da atenção plena e a busca pela iluminação espiritual. São Paulo: Cultrix; 2018.

9. Rodrigues VS, Horta RL, Szupszynski KPR, Souza MC, Oliveira MS. Revisão sistemática sobre tratamentos psicológicos para problemas relacionados ao crack. J Bras Psiquiatr. 2013;62(3):208-16.

10. Demarzo M. Mindfulness e promoção da saúde. RESC [Internet]. 2015 [capturado em 10 dez. 2019];2(3):e82. Disponível em: https://saudenacomunidade.wordpress.com/2015/03/03/resc2015-e82/.

11. Marlatt GA, Donovan DM, organizadores. Prevenção da recaída: estratégias de manutenção no tratamento de comportamentos adictivos. 2. ed. Porto Alegre: Artmed; 2009.

12. Chiesa A, Serretti A. Are mindfulness-based interventions effective for substance use disorders?: a systematic review of the evidence. Subst Use Misuse. 2014;49(5):492-512.

13. Pilates JH. A obra completa de Joseph Pilates: sua saúde e retorno à vida através da contrologia. São Paulo: Phorte; 2010.

14. Souchard PE. Respiração. São Paulo: Summus; 1987.

15. Till M. A força curativa da respiração. São Paulo: Pensamento; 1988.

16. Davis M, Eshelman ER, McKay M. Manual de relaxamento e redução do stress. São Paulo: Summus; 1996.

17. Figlie NB, Payá R, organizadoras. Dinâmicas de grupo: e atividades clínicas aplicadas ao uso de substâncias psicoativas. São Paulo: Roca; 2013.

18. Kabat-Zinn J. Coming to our senses: healing ourselves and the world through mindfulness. New York: Hyperion Books; 2005.

19. Azevedo T. Técnica de relaxamento progressivo de Jacobson passo a passo com imagens e vídeo. In: Psicoativo [Internet]. *São João Del-Rei*: UFSJ; 2016 [*capturado em 5 dez. 2016*]. *Disponível em:* http://psicoativo.com/2016/07/tecnica-de-relaxamento-progressivo-de-jacobson-passo-passo.html.

20. Segal ZV, Williams JMG, Teasdale JD. Mindfulness-based cognitive therapy for depression. 2nd ed. New York: Guilford; 2018.

21. Kabat-Zinn J. Mindfulness-based interventions in context: past, present, and future. Clin Psychol (New York). 2003;10(2):144-56.

22. Roemer L, Orsillo SM. A prática da terapia cognitivo-comportamental baseada em mindfulness e aceitação. Porto Alegre: Artmed; 2010.

23. Demarzo M, García-Campayo J. Manual prático mindfulness: curiosidade e aceitação. São Paulo: Palas Athena; 2015.

24. Sampaio C. A prática da meditação como um instrumento de autorregulação do organismo. In: Volpi JH, Volpi SM, organizadores. Anais do 18. Congresso Brasileiro de Psicoterapias Corporais; 2013 maio 30-jun. 1 [Internet]; Curitiba: Centro Reichiano; 2013 [capturado em 20 out. 2014]. p. 1-5. Disponível em: http://www.centroreichiano.com.br/artigos/Anais_2013/SAMPAIO-Cynthia-A-pratica-da-meditacao-como-instrumento--de-autorregulacao.pdf.

25. Goleman D. A mente meditativa: as diferentes experiências meditativas no oriente e no ocidente. 4. ed. São Paulo: Ática; 1997.

26. Shapiro DH. Meditation: clinical and health-related applications. West J Med. 1981;134(2):141-2.

27. Menezes BC. Por que meditar? A relação entre o tempo de prática de meditação, o bem-estar psicológico e os traços de personalidade [dissertação]. Porto Alegre: Universidade Federal do Rio Grande do Sul; 2009.

28. Cardio Emotion [Internet]. São Paulo: Neuropsicotronics; c2018 [capturado em 9 dez. 2019]. Disponível em: https://www.cardioemotion.com.br/.

29. Yucha CB, Montgomery D. Evidence-based practice in biofeedback and neurofeedback. Wheat Ridge: AAPB; 2008.

TÉCNICAS DE PREVENÇÃO DE RECAÍDA NA DEPENDÊNCIA QUÍMICA

6

Vanessa Sola
Andressa Maradei

A prevenção de recaída (PR) é um conjunto de estratégias que objetivam preparar o cliente para identificar situações de risco e desenvolver seu enfrentamento. Em outras palavras, visa torná-lo mais consciente, aumentando sua capacidade de gerenciar os perigos que poderiam levá-lo ao lapso e/ou à recaída. Ato contínuo, um novo estilo de vida deverá ser adotado pelo cliente, de modo a manter-se abstinente, uma vez que não existe uso seguro quando se fala de consumo de drogas.[1]

Para isso, o terapeuta deverá dispor de técnicas que auxiliarão o cliente na avaliação de riscos e fatores de proteção, na tomada de decisão e na identificação de pessoas, lugares e situações que poderão ser classificados como aqueles que estimulam o uso ou, em sentido diverso, os que contribuem para sua abstinência.

As atividades propostas pelo profissional deverão auxiliar o dependente químico a reconhecer os próprios comportamentos que potencialmente o levariam ao consumo da substância (comportamento recaído). O terapeuta, ainda que não possa evitar o uso pelo cliente, deverá ajudá-lo a fazer escolhas que sejam condizentes com os objetivos do tratamento.

> Se o cliente faz uso de álcool para se sentir menos tímido, faz parte do trabalho do terapeuta auxiliá-lo a buscar novas maneiras de lidar com a situação, utilizando, por exemplo, técnicas de habilidades sociais.

A PR é basicamente dividida em:

1. Identificação de situações que comprometem a autoeficácia do cliente, ou seja, aquilo que o impede de se controlar.
2. Esquiva total de circunstâncias que ameacem sua abstinência, uma vez que, inicialmente, o cliente poderá sentir-se inseguro.
3. Busca de novas formas para o enfrentamento de situações de risco.

> É comum que indivíduos que consomem drogas tenham dificuldade para comunicar-se assertivamente.

A PR poderá ser utilizada durante todo o tratamento, em grupos ou individualmente. Seus resultados são mais efetivos em indivíduos motivados a dedicar-se à interrupção do uso de substâncias, mas não se restringindo apenas a eles, uma vez que poderão ser empregadas ao método inúmeras estratégias, como, por exemplo, a entrevista motivacional (ver Cap. 4). Para trabalhos destinados a grupos, é importante que sejam identificados temas que abranjam todos os participantes.[2,3]

INICIANDO AS SESSÕES

Toda sessão de PR, individual ou em grupo, deve ser direcionada por um tema introduzido pelo terapeuta no início dos trabalhos. Com base no modelo cognitivo-comportamental,[4] recomenda-se que as sessões de PR sejam divididas em três etapas:

- **Etapa 1 – psicoeducação:** momento de escuta do conhecimento prévio e das crenças do paciente acerca do tema da sessão. Partindo-se do conhecimento trazido, faz-se uma breve explanação sobre o assunto, explicando o que deverá ser abordado e alcançado no dia.
- **Etapa 2 – treinamento de habilidades:** abordagem prática sobre o uso de habilidades sociais, funcionalidade de ação, adequação de contexto, comportamentos assertivos e enfrentamento para o tema proposto.
- **Etapa 3 – reforço e finalização:** encerra-se a sessão reforçando o conhecimento desenvolvido a respeito do tema tratado e as formas levantadas para o seu enfrentamento.

Apresentamos, a seguir, sugestões de atividades a serem desenvolvidas nas sessões de PR. Elas foram divididas em: abordagem dos fatores de risco e proteção; conhecimento do processo de recaída – suas fases, sinais e sintomas, reconhecimento de gatilhos, manejo da fissura e fortalecimento da abstinência; e estratégias complementares.

PRÁTICA
ABORDANDO FATORES DE RISCO E PROTEÇÃO

MAPEANDO OS FATORES DE RISCO E PROTEÇÃO

Uma vez que o entendimento e a interação entre os fatores de risco e de proteção resultam em maior ou menor vulnerabilidade do usuário, influenciando a evolução do tratamento, conhecê-los é essencial, pois isso permite a elaboração de abordagens capazes de contribuir para a recuperação.[5] Portanto, faz parte do trabalho do terapeuta não só mostrar o que são fatores de risco e de proteção, como também ajudar o cliente no enfrentamento de suas vulnerabilidades e fraquezas.

Sugere-se que a sessão destinada ao mapeamento de fatores de risco e de proteção seja dividida em dois momentos:

- **Esclarecimento (psicoeducação) sobre o que são fatores de risco e de proteção:** nesse caso, recomenda-se a leitura de um texto (ver sugestão a seguir) e a discussão do tema em forma de grupo de estudo.

TEXTO SUGERIDO TEXTO SUGERIDO TEXTO SUGERIDO

O QUE SÃO FATORES DE RISCO E DE PROTEÇÃO?

Fatores de risco são situações ou comportamentos que aumentam a possibilidade de resultados negativos para a saúde, o bem-estar, o desempenho social e o insucesso do tratamento do dependente químico. Nunca um fator isolado é responsável pelo padrão problemático de uso; é necessário um conjunto de fatores para seu aparecimento.[5]

Fatores de proteção são tudo aquilo que é capaz de promover o crescimento saudável e evitar riscos de dependência e de acirramento dos problemas decorrentes da dependência química. Esses fatores reduzem, abrandam ou eliminam a exposição aos fatores de risco, seja pela diminuição da vulnerabilidade, seja pelo aumento da resistência do usuário.[5]

Os fatores de risco e de proteção podem ser:

- **Individuais:** disposições biológicas e psicológicas, atitudes e comportamentos, valores, crenças, habilidades, espiritualidade.
- **Familiares:** normas de funcionamento, gerenciamento da vida familiar, vínculos, papéis na família, valores, estrutura, espiritualidade.
- **Sociais:** amizades, natureza das atividades em grupo, tipos de vínculos, normas de convívio, escola, trabalho, violência, segurança, assistência, lazer, cultura.

- **Desenvolvimento de atividade:** para cada situação de risco e de proteção identificada pelo cliente na discussão em grupo ou no atendimento individual, o terapeuta deverá auxiliá-lo a traçar um plano de enfrentamento, ou seja, ajudá-lo a assumir sua vulnerabilidade e, consequentemente, a buscar ajuda e apoio com familiares, comunidade, igreja, amigos e/ou no grupo de trabalho.

A seguir, apresentamos algumas atividades que têm como objetivo trabalhar situações de risco e fatores de proteção.

ATIVIDADE 6.1

ESQUEMA DE SITUAÇÕES DE RISCO[6]

Objetivo: identificar os fatores de risco (vulnerabilidades) e os de proteção (fortalecimento) para cada participante.

Desenvolvimento: cada cliente deverá identificar alguma situação de risco e percorrer os dois caminhos, conforme Figura 6.1.

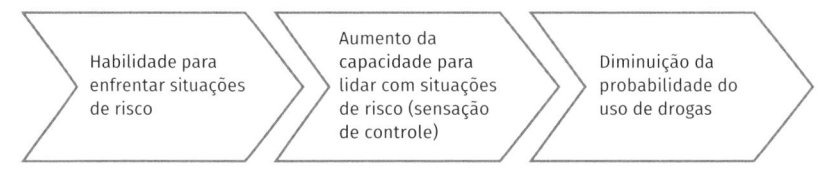

Habilidade para enfrentar situações de risco › Aumento da capacidade para lidar com situações de risco (sensação de controle) › Diminuição da probabilidade do uso de drogas

SITUAÇÃO DE RISCO PARA RECAÍDA

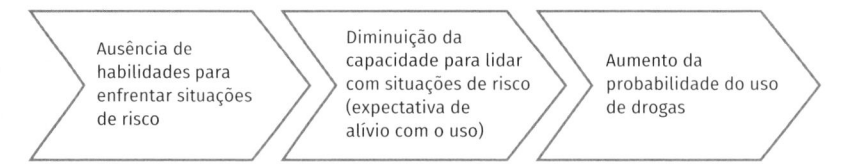

Ausência de habilidades para enfrentar situações de risco › Diminuição da capacidade para lidar com situações de risco (expectativa de alívio com o uso) › Aumento da probabilidade do uso de drogas

Figura 6.1 ESQUEMA DE SITUAÇÕES DE RISCO.

Situações que envolvem diversão, além de prazerosas, são momentos de maior vulnerabilidade e risco para recaídas. Requerem boa dose de autogerenciamento emocional e habilidades para enfrentamento de situações, bem como soluções criativas para eventuais problemas. Por isso, é importante mapear o perfil de enfrentamento do cliente ante tais situações. A Atividade 6.2 tem esse objetivo.

Outra condição comum a dependentes químicos em recuperação é a dificuldade de avaliar os riscos envolvidos em determinadas situações rotineiras, levando-os muitas vezes a fazer escolhas aparentemente irrelevantes, mas que envolvem grande potencial para recaída.[8,9] A Atividade 6.3 contribui para um levantamento mais criterioso sobre decisões e situações que configuram fatores de risco.

LIDANDO COM A DIVERSÃO E O PRAZER[7]

ATIVIDADE 6.2

Objetivo: mapear e trabalhar habilidades para lidar com situações que envolvem diversão e prazer.

Desenvolvimento: pedir ao cliente para que seja dada uma pontuação referente às próprias habilidades de lidar com cada uma das situações apresentadas, sendo 0 – nenhuma habilidade, 1 – pouca habilidade e 2 – suficiente habilidade. Após essa etapa, cada participante (em caso de aplicação em grupo) deverá indicar, dentre as situações apontadas, aquelas em que se considera mais vulnerável. Ao final, o terapeuta deverá ajudá-los a construir estratégias de enfrentamento para cada uma das situações apontadas como de maior vulnerabilidade.

Em comemorações, festas ou boates. ☐ 0 ☐ 1 ☐ 2
Quando me sinto eufórico, alegre, excitado. ☐ 0 ☐ 1 ☐ 2
Quando estou com amigos que estão bebendo ou usando drogas. ☐ 0 ☐ 1 ☐ 2
Quando alguma coisa boa acontece. ☐ 0 ☐ 1 ☐ 2
Quando recebo dinheiro. ☐ 0 ☐ 1 ☐ 2
Quando estou apaixonado. ☐ 0 ☐ 1 ☐ 2
Quando tenho que lidar com uma situação sexual. ☐ 0 ☐ 1 ☐ 2
Quando assisto TV. ☐ 0 ☐ 1 ☐ 2
Quando pratico esporte, exercícios, caminhadas. ☐ 0 ☐ 1 ☐ 2
Quando saio para viajar, para praia, para pescar, etc. ☐ 0 ☐ 1 ☐ 2
Nos fins de semana ou feriados. ☐ 0 ☐ 1 ☐ 2
Nas férias. ☐ 0 ☐ 1 ☐ 2
Outra situação (descrever). ☐ 0 ☐ 1 ☐ 2

Em quais dessas situações você se sente mais vulnerável?

1º lugar:
2º lugar:
3º lugar:

ATIVIDADE 6.3

LIDANDO COM SITUAÇÕES APARENTEMENTE IRRELEVANTES[10]

Objetivo: identificar decisões aparentemente sem importância e que podem levar ao lapso ou à recaída.

Desenvolvimento: esta atividade deverá ser dividida em três etapas.

Etapa 1: pedir ao cliente que identifique o último lapso ou recaída, descrevendo a situação e os acontecimentos precedentes.

- Quais decisões levaram à recaída?
- Quais seriam as decisões alternativas que evitariam a recaída?

Etapa 2: pedir ao cliente que identifique alguma decisão relativa a qualquer aspecto da vida (trabalho, lazer, amigos, escola, família) tomada recentemente, ou prestes a ser tomada. Em seguida, ele deverá indicar quais seriam as opções mais seguras e as mais arriscadas que poderiam facilitar uma recaída.

- Decisão recém-tomada/a ser tomada:
- Alternativas seguras:
- Alternativas arriscadas:

Etapa 3: o terapeuta deverá instruir o cliente para que monitore suas decisões ao longo do dia, importantes ou não, considerando as alternativas seguras e as não seguras para cada uma, conforme a Figura 6.2.

DECISÃO	ALTERNATIVA SEGURA	ALTERNATIVA DE RISCO

Figura 6.2 MONITORAMENTO DE DECISÕES COTIDIANAS.

ATIVIDADE 6.4

CARTÕES DE ENFRENTAMENTO POR SITUAÇÕES DE RISCO[7]

Objetivo: levantar estratégias de enfrentamento para situações de vulnerabilidade específicas.

Desenvolvimento: após o terapeuta categorizar as situações de risco (psicoeducação) considerando as várias áreas da vida, levantar estratégias de enfrentamento para cada uma dessas situações.

Lidar com emoções negativas ▶ Estratégia:

Lidar com situações difíceis ▶ Estratégia:

Lidar com diversão e prazer ▶ Estratégia:

Lidar com problemas físicos e psicológicos ▶ Estratégia:

Lidar com o hábito de usar drogas ▶ Estratégia:

Lidar com o tratamento ▶ Estratégia:

PRÁTICA
CONHECENDO O PROCESSO DE RECAÍDA

Nessa etapa, é fundamental que o cliente seja orientado sobre o que são gatilhos, ou seja, tudo aquilo que pode desencadear um processo de fissura e levá-lo ao consumo da substância.

A fissura é geralmente mais frequente no início do tratamento e pode ser uma experiência muito desconfortável, tornando-se um gatilho para reinício do uso.[5] Por isso, é muito importante aprender a reconhecer os gatilhos que despertam a vontade do consumo para, assim, antecipar situações que podem desencadear um processo de recaída e criar maiores recursos para lidar com tais situações.

Dessa forma, sugere-se que seja feita a leitura de um texto sobre o assunto (ver sugestão a seguir), seguida de discussão em forma de grupo de estudo.

A seguir, são apresentadas algumas atividades que têm como objetivo trabalhar o reconhecimento da recaída e a manutenção da abstinência.

TEXTO SUGERIDO TEXTO SUGERIDO TEXTO SUGERIDO

O QUE SÃO GATILHOS?

Gatilhos são situações internas e/ou externas que colocam a pessoa em um estado de risco eminente para o consumo de substância e recaída.[3]

Exemplos de gatilhos:

- **Emoções negativas:** tristeza, desânimo, ansiedade, estresse, angústia, solidão, preocupação, frustração, timidez, rejeição, humilhação ou críticas, autopiedade, cultivo de lembranças ruins, ciúme, inveja, raiva ou ressentimento, tédio, etc.
- **Situações difíceis:** compromissos, reuniões sociais, reuniões de trabalho, falar em público, falar com estranhos, falar com o chefe, desentendimentos ou discussões, início de relacionamento amoroso, término de relacionamento amoroso, ficar em companhia de pessoas que usaram drogas ou álcool, doença ou morte, notícias ruins, etc.
- **Diversão e prazer:** festas, euforia, alegria, momentos de alegria com amigos que bebem e usam drogas, receber boas notícias, dinheiro, estar apaixonado, sexo, prática de esportes, viagens, fins de semana e feriados, férias, etc.
- **Problemas físicos ou psicológicos:** insônia, problemas sexuais, dores físicas, doenças próprias ou na família, cansaço, pensamentos desagradáveis, medo de sair na rua, etc.
- **Hábitos adquiridos com o consumo:** *happy hours*; chegar em casa; ver bebidas, drogas ou alguém usando; ser convidado para usar; receber visitas de quem usa; ter vontade; ir a *shows*, festas ou partidas de futebol; etc.
- **Lidar com a recuperação:** quando percebe que o tratamento é lento ou mais difícil do que se pensava, quando sente que o caminho a percorrer é muito longo, quando está com excesso de confiança, quando pensa que a vida fica sem graça sem o uso da droga, quando faltam metas e objetivos na vida, quando acha que está velho demais para parar, quando acha que ainda dá para aproveitar mais um pouco, quando pensa em experimentar de novo para testar o autocontrole, quando foi forçado a se tratar, quando acha que o tratamento é uma bobagem, quando não está colocando em prática a recuperação, quando acha que o tratamento não está ajudando, quando acha que o terapeuta não está ajudando, quando acha que a família não está ajudando, etc.
- **Horários de risco:** horários em que normalmente fazia o uso de drogas ou bebidas. É nesses horários que deverá estar junto de pessoas que possam impedi-lo ou ajudá-lo para que não haja o uso.

MANEJO DA FISSURA[11]

ATIVIDADE 6.5

Objetivo: esclarecer o que são a fissura e seus gatilhos, além de desenvolver habilidades para sua superação.

Desenvolvimento: após a explicação do tema, questionar o grupo acerca de suas vivências e experiências com a fissura. Finalizar mostrando o que o cliente pode realmente fazer para enfrentar a fissura.

- Orientar que a fissura, ainda que dure horas, é passageira, e que sua intensidade diminuirá com o tempo, podendo levar apenas alguns minutos.
- No momento da fissura, sugerir que atividades sejam realizadas, como conversar, escrever, caminhar, técnicas de respiração (ver Cap. 5), etc.
- Reforçar que, ao sentir a fissura, é importante enfrentá-la, lembrando dos benefícios da abstinência e das perdas em caso de consumo.

A recaída é um processo cujo ponto final é a volta ao uso de drogas e/ou álcool. Entretanto, é comum os dependentes em recuperação considerarem a recaída assintomática, isto é, como um ato impulsivo que se dá sem a possibilidade de reconhecimento prévio. A verdade é que, antes do retorno ao uso problemático da substância, o indivíduo apresenta uma série de comportamentos e aspectos não conscientes que se configuram em verdadeiros sinais e sintomas do desfecho que está por vir.[8] A Atividade 6.6 auxilia na instrução e no reconhecimento do processo da recaída.

ATIVIDADE 6.6

CURVA DA RECAÍDA

Objetivo: instruir e mapear situações de vulnerabilidade e sinais que podem levar à recaída.

Desenvolvimento: esclarecer (psicoeducação) sobre o que é a recaída e solicitar que cada um fale o que entende sobre o assunto. Nesse momento, é importante o terapeuta pontuar o significado e os mitos a respeito da recaída. Em seguida, deverá apresentar ao grupo uma lista com os sinais e os sintomas da recaída, pedindo que cada um identifique aqueles que já manifestou. Poderá finalizar a sessão resgatando a lista de saídas de emergências (cartões de enfrentamento), considerando quais podem ser válidas para interromper o processo de recaída.

Mitos sobre a recaída

- Recair é quando se volta a beber ou usar droga.
- A recaída acontece de repente e sem sinais e sintomas de aviso.
- A recaída acontece porque a pessoa precisa sofrer mais, precisa chegar ao fundo do poço.
- A recaída acontece porque a pessoa é incapaz de se recuperar.
- A recaída faz parte do tratamento.
- Estou curado da dependência e agora posso usar substância normalmente.

Curva da recaída – sinais e sintomas

- Mudança na percepção da doença e da necessidade do tratamento
- Mudança no comportamento (antigos padrões voltam a ser atuados)
- Dificuldade em pensar com clareza
- Dificuldade para lidar com os próprios sentimentos e emoções
- Dificuldade para lidar com situações de estresse
- Comportamento impulsivo e intempestivo ("ataques de raiva")
- Dificuldade para dormir ou sono agitado (depois de descartadas outras possíveis causas)
- Comportamento compulsivo (sexo, comida, trabalho, compras, etc.)
- Dificuldade de reconhecer e conversar honestamente sobre o que está pensando e sentindo
- Apreensão sobre o próprio bem-estar e negação dessa preocupação
- Planos calcados em metas inatingíveis (forma-se um padrão de fracasso e frustração)
- Não quer pensar sobre as causas de desconforto e dor (evita tudo que leve a olhar para si mesmo)
- Acredita e diz que nunca mais vai usar
- Preocupa-se com os outros em vez de consigo mesmo

- Tenta impor o seu padrão individual de recuperação aos outros
- Apresenta atitudes e comportamentos defensivos, compulsivos e impulsivos
- Tendência ao isolamento
- Negligência e isolamento do programa de recuperação
- Perda dos planos de vida
- Atitude do "eu não me importo", disfarça sentimento de desamparo
- Dificuldade para agir
- Ansiedade
- Sentimentos de que nada pode ser resolvido
- Irritabilidade e intolerância crescentes com familiares, amigos e colegas de tratamento
- Dificuldade para manter rotina (hábitos irregulares de alimentação e sono, perda progressiva da estrutura diária, participação irregular no tratamento)
- Afastamento e rejeição dos canais de ajuda
- Volta ao uso de substâncias e/ou álcool
- Tenta controlar o uso e suportar as consequências danosas
- Perda de controle

ATIVIDADE 6.7

MAPA MENTAL DA RECAÍDA*

Objetivo: mapear, identificar e promover um melhor entendimento dos processos individuais que podem levar à recaída a partir da representação de informações de forma visual. A atividade permite ao terapeuta um aprofundamento sobre a dinâmica de funcionamento, crenças, pensamentos associados, conhecimento de fatores de risco e de proteção do cliente.

Desenvolvimento: com o uso de materiais como folhas de papel sulfite, *flip charts*, canetas, lápis e materiais de colorir, o terapeuta deverá indicar a recaída como o tema central a ser analisado, de modo que o participante possa ligar temas adjacentes a ele com o uso de palavras-chave, levando a um maior aprofundamento do assunto.

* O mapa mental é um tipo de diagrama criado pelo psicólogo inglês Tony Buzan[12] e utilizado como ferramenta para gestão de informação e de aprendizagem. A partir dele, busca-se representar, com o máximo de detalhes possíveis, o relacionamento conceitual entre informações que normalmente (ou aparentemente) estão fragmentadas, difusas e dispersas. É uma ferramenta muito usada para ilustrar ideias e conceitos, traçar as relações de causa e efeito ou as similaridades entre ideias, tornando-as inteligíveis. Sua elaboração favorece o desenvolvimento de estratégias e o planejamento de ações para se alcançar algum objetivo específico. O mapa mental da recaída aqui expresso consiste no uso da ideia original e de sua estrutura básica de elaboração para a elucidação dos pensamentos (funcionais ou disfuncionais) associados ao uso de substâncias. O mesmo processo pode ser empregado para os mais diversos temas e objetivos no tratamento da dependência química sempre que se fizer necessário elucidar e/ou ampliar o conhecimento dos processos mentais e comportamentais envolvidos na manutenção do uso ou da abstinência.

PRÁTICA
FORTALECENDO A ABSTINÊNCIA

Ainda que a PR seja um processo, não existe uso seguro quando se fala de consumo de substâncias. E, uma vez que o cliente esteja abstinente, o objetivo do terapeuta deverá ser o de reforçar a ausência total do uso de substâncias. A seguir apresentamos algumas atividades com esse propósito.

BALANÇA DECISÓRIA[13]*

ATIVIDADE 6.8

Objetivo: avaliar as vantagens e desvantagens da abstinência.

Desenvolvimento: esclarecer (psicoeducação) a respeito da ambivalência que naturalmente está presente em situações de recuperação e tratamento, mesmo após a interrupção do uso de substâncias e do alcance da abstinência. Por se tratar da presença de emoções e pensamentos contraditórios acerca de uma mesma questão, poderá provocar comportamentos e desfechos indesejados caso não seja "resolvida", atrapalhando ou impedindo ações positivas para a manutenção da abstinência. Como reforço da abstinência conquistada, solicitar aos participantes que listem as vantagens e desvantagens do seu novo estilo de vida.

Outros temas que podem ser trabalhados com a técnica da balança decisória são:

- Vantagens e desvantagens do uso
- Vantagens e desvantagens da mudança de algum comportamento
- O que gosto e o que não gosto em mim quando uso
- O que gosto e o que não gosto em mim quando não uso
- Situações protetoras e provocadoras do uso
- Consequências positivas e negativas do uso

---

* Esta técnica pode ser usada para diferentes finalidades e, sempre que preciso, para ponderar prós e contras da tomada de decisão ou para mudança ou manutenção de comportamentos. Aqui, seu uso está sendo indicado para reforço da abstinência.

ATIVIDADE 6.9

JOGO DA ESCOLHA[14]

Objetivo: abordar crenças típicas de usuários de substâncias; desenvolver habilidades de manejo de situações de risco; reforçar a abstinência.

Descrição: trata-se de um baralho composto de 28 cartas, sendo 14 cartas com frases positivas (cor azul) que reforçam as vantagens da abstinência e 14 cartas com frases negativas (cor vermelha) que evidenciam pensamentos que favoreçam o consumo ou que elucidam expectativas negativas relacionadas à abstinência. O terapeuta poderá adaptar o jogo, confeccionando seus próprios cartões com as afirmativas positivas e negativas, conforme proposto por Williams e colaboradores,[14] ou adquirir o jogo original.

Desenvolvimento: o jogo segue uma regra de aplicação padrão, sendo dividido em três sessões/encontros de 45 minutos de duração em média, mas nada impede que o terapeuta faça ajustes de acordo com suas necessidades de trabalho.*

A seguir apresentamos nossa orientação para aplicação e utilização do instrumento:

O terapeuta deverá explicar, no início da sessão, que será usado um jogo de cartas com o objetivo de trabalhar as crenças e atitudes relacionadas ao uso de substâncias e à abstinência. Inicialmente, apresentará ao participante apenas as cartas com as afirmações negativas, orientando que ele escolha as que já lhe ocorreram como pensamento. Em seguida, deverá oferecer ao paciente as afirmações positivas, de modo que ele faça associações, ou seja, para cada afirmação negativa selecionada, ele deverá encontrar sua contrapartida nas afirmações positivas, de modo a "solucioná-la". Quando o paciente formar um par de cartas vermelha e azul, é importante o terapeuta pedir-lhe que justifique por que acredita que aquela resposta (afirmação positiva) pode solucionar a afirmação negativa.

Espera-se que o profissional mantenha, ao aplicar a técnica, uma postura motivacional, principalmente no que se refere à eventual esquiva do cliente ante situações negativas. O participante, ao término da sessão, poderá levar consigo as afirmações positivas, utilizando-as como cartões de enfrentamento.

---

* A experiência profissional favorece que o terapeuta use técnicas e dinâmicas de maneira a adequá-las às necessidades de cada grupo e/ou paciente ou para o trabalho com questões específicas e pertinentes ao contexto no qual está inserido. As técnicas podem ser empregadas como "disparadores" do trabalho terapêutico.

AFIRMAÇÕES POSITIVAS	AFIRMAÇÕES NEGATIVAS
Estou aprendendo a enfrentar os meus problemas de cara limpa!	Existem situações que têm tudo a ver com drogas: festas, *shows*...
Depois que eu parei de usar drogas, algumas coisas na minha vida mudaram para melhor!	Quando eu uso drogas, me sinto bem!
Agora estou podendo ver que nem sempre as coisas são tudo-ou-nada.	Eu paro na hora que quiser, só que ainda não estou com vontade.
Não sou tão ruim assim... tenho meus pontos positivos.	Eu fico muito chato quando estou de cara.
Quando me dou conta do que me faz usar drogas, tenho menos chance de recair.	A única forma de eu me enturmar é usando drogas.
Quando eu consigo pensar antes, me saio melhor!	As drogas me fazem esquecer meus problemas.
Quando eu sinto que não conseguirei dizer "não", decido não sair com meus amigos.	Quando estou triste, nervoso ou sozinho, as drogas fazem com que eu me sinta melhor.
Quando me lembro de como me sinto mal depois que uso drogas, me dou conta de que não vale a pena.	Quando meus amigos me oferecem, não consigo dizer "não".
Posso planejar evitar o uso de drogas com a ajuda do meu terapeuta.	Eu não sei o que acontece: quando eu me dou conta, estou usando drogas de novo!
Posso ficar sem usar drogas com o auxílio de alguma pessoa.	Não é que eu queira usar drogas, é que a fissura é muito forte...
Sei que ainda posso me esforçar para tentar parar de usar drogas.	Muitas vezes, a droga é mais forte que eu.
Me dei conta que não é tão fácil controlar meu uso de drogas.	Se eu largar as drogas, eu vou ficar com fissura e meu corpo vai sentir falta.
Já tive vontade, mas consegui não usar drogas quando...	Não vale a pena largar as drogas porque me sinto um fracasso quando recaio.
Acho que pensar sobre o meu uso de drogas está me ajudando a...	Agora não adianta parar: eu já me detonei com as drogas.

ATIVIDADE 6.10

MAPA MENTAL DA ABSTINÊNCIA

Objetivo: mapear, identificar e promover melhor entendimento dos processos individuais que podem levar às ideias centrais e aos pensamentos ligados à abstinência, por meio da representação de informações de forma visual. A atividade permite ao terapeuta reconhecer possíveis fatores que venham a colocar a abstinência em risco ou crenças disfuncionais sobre ela.

Desenvolvimento: com o uso de materiais como folhas de papel sulfite, *flip-chart*, canetas, lápis e materiais de colorir, o terapeuta deverá indicar como tema central da análise a abstinência, de modo que o participante possa ligar temas adjacentes a ele, com o uso de palavras-chave, levando a um maior aprofundamento a respeito do assunto.

ESTRATÉGIAS COMPLEMENTARES PARA PREVENÇÃO DE RECAÍDA

Algumas estratégias podem ser adotadas a qualquer momento do tratamento e sempre que a avaliação da equipe técnica julgar necessário a fim de complementar e reforçar a PR.

A seguir, são relacionados alguns dispositivos utilizados para incentivar a aderência ao tratamento e a manutenção da abstinência:

- **Gerenciamento de caso:** conjunto de intervenções e de monitoramento aplicados com sucesso no trabalho com dependentes químicos, favorecendo o bom andamento e desfecho do tratamento (ver Cap. 9).
- *Screening:* exames toxicológicos realizados semanalmente, de preferência em dias aleatórios, funcionam como importante fator de proteção para o uso de substâncias e monitoramento da abstinência. O responsável pela testagem deve acompanhar o procedimento, bem como comunicar o resultado à equipe médica, ao terapeuta e à família (quando necessário).

> **IMPORTANTE**
>
> Somente deverão ser utilizados testes reconhecidos e liberados pela Anvisa. Em caso de resultados positivos para o uso de substâncias, a urina deverá ser armazenada sob refrigeração, até, no máximo, três dias, para eventual contestação por parte do cliente e necessidade de retestagem. Neste caso, a urina deverá ser enviada para laboratório para reavaliação e comprovação dos resultados.

- **Agenda e cronograma semanal:** a elaboração semanal da agenda de atendimentos médicos e terapêuticos, bem como do cronograma das atividades diárias do cliente, inclusive com sugestões e atividades de lazer para os fins de semana, tem se mostrado uma boa estratégia para o fortalecimento do sentimento de autoeficácia e, consequentemente, para a manutenção da abstinência. Ela deve ser entregue ao cliente e seus familiares (quando necessário) sempre com antecedência de, no mínimo, dois dias, para visualização e organização prévia dos afazeres da semana.
- **Contato telefônico:** o profissional que atua no campo da dependência química deve manter-se disponível 24 horas por dia, a fim de ofertar orientação e suporte técnico imediato em situações de risco e/ou emergenciais, tanto para o cliente como para seus familiares e a equipe técnica. Dessa forma, é possível evitar a recaída propriamente dita ou a piora de suas consequências, caso não tenha sido possível evitá-la.
- **Cartão de emergência:** construir cartões de enfrentamento para possíveis situações emergenciais e previsíveis, orientando que sejam guardados em local de fácil acesso (como a carteira):
  - Cartão com o(s)nome(s) e contatos de pessoa(s) a quem o cliente possa recorrer em uma situação de risco
  - Cartão com frases motivacionais para reforço da abstinência
  - Cartão com estratégias para sair de situações de risco (quando inevitáveis)

REFERÊNCIAS

1. Marlatt AG, Gordon JR. Prevenção de recaída: estratégias de manutenção no tratamento de comportamentos adictivos. 2. ed. Porto Alegre: Artmed; 2009.

2. Cordeiro DC, Figlie NB, Laranjeira R. Boas práticas no tratamento do uso e dependência de substâncias. São Paulo: Roca; 2007.

3. Figlie NB, Laranjeira R. Gerenciamento de caso aplicado ao tratamento da dependência do álcool. In: Figlie NB, Bordin S, Laranjeira R, organizadores. Aconselhamento em dependência química. 2. ed. São Paulo: Roca; 2004.

4. Araújo RB. Guia de terapias cognitivo-comportamentais para os transtornos do exagero – tratando pacientes da vida real. Novo Hamburgo: Sinopsys; 2013.

5. Ribeiro M, Laranjeira R, organizadores. O tratamento do usuário de crack. Porto Alegre: Artmed; 2012.

6. Marlatt GA, Gordon JR. Prevenção de recaída: estratégias de manutenção no tratamento de comportamentos adictivos. Porto Alegre: Artmed; 1993.

7. Knapp P, Bertolote JM. Prevenção de recaída: um manual para pessoas com problemas pelo uso do álcool e de drogas. Porto Alegre: Artmed;1994.

8. Zanelatto N. Prevenção de recaída. In: Diehl A, Cordeiro DC, Laranjeira R, organizadores. Dependência química: prevenção, tratamento e políticas públicas. 2. ed. Porto Alegre: Artmed; 2019.

9. Figlie NB. Aconselhamento em dependência química. 3. ed. São Paulo: Roca; 2015.

10. Diehl A, Cordeiro DC, Laranjeira R, organizadores. Dependência química: prevenção, tratamento e políticas públicas. 2. ed. Porto Alegre: Artmed; 2019.

11. Araújo RB. Baralho do exagero: manejando a fissura e prevenindo recaídas. Novo Hamburgo: Sinopsys; 2013.

12. Buzan T, Buzan B. The mind map book: how to use radiant thinking to maximize your brain's untapped potential. Upper Saddle River: Pearson Education; 2006.

13. Janis IL, Mann L. Decision making: a psychological analysis of conflict, choice, and commitment. New York: Free Press; 1977.

14. Williams AV, Meyer E, Pechansky F. Desenvolvimento de um jogo terapêutico para prevenção da recaída e motivação para mudança em jovens usuários de drogas. Psicologia: Teoria e Pesquisa, 2007; 23(4):407-13.

7
TÉCNICAS DE TERAPIA COGNITIVO--COMPORTAMENTAL APLICADAS AO ADOLESCENTE ABUSADOR DE DROGAS OU DEPENDENTE QUÍMICO

Douglas José Resende Lima
Vivian Miucha Moura Barbosa

A adolescência é uma fase do desenvolvimento humano caracterizada por mudanças biopsicossociais, com importantes alterações hormonais, físicas e psíquicas. As alterações hormonais atuam nos centros emocionais e provocam variações nos neurotransmissores, o que contribui para que os adolescentes sejam mais emotivos e apresentem maior disposição a correr riscos.[1] Há, também, nessa faixa etária, uma forte influência do ambiente e dos grupos sociais, predispondo à curiosidade e favorecendo a busca por novas experiências e por independência e identidade.

Com a forte pressão social enfrentada, aspectos como insegurança, insatisfação e sensação de não realização e de não pertencimento a grupos são comuns, podendo o adolescente que não consegue se destacar nos esportes, nos estudos e em relacionamentos buscar nas drogas uma identidade. Sintomas depressivos e sentimento de angústia são frequentes e também aumentam a vulnerabilidade nessa fase. Os jovens com esse quadro buscarão atividades que os ajudem a se sentir melhor, e o efeito das drogas pode aparecer como um alívio, podendo servir como tentativa de automedicação contra esse mal-estar, sendo que os mais impulsivos e menos tolerantes à frustração estarão mais vulneráveis a usá-las.[2]

O uso de substâncias na adolescência oferece maior risco do que na fase adulta, devido às

> O uso de substâncias por crianças e adolescentes, em função de sua vulnerabilidade, traz riscos adicionais àqueles observados em adulto.

características do cérebro. Nessa faixa etária, o cérebro apresenta maior plasticidade e também sensibilidade aos estímulos externos que irão moldá-lo, portanto apreende informações mais facilmente do que o cérebro adulto, o que aumenta o risco de desenvolver dependência química.[3] A precocidade no uso de drogas pode impactar no desenvolvimento cognitivo dos adolescentes, e, usadas de forma abusiva, todas as drogas produzem aumento do risco de acidentes e violência, pois tornam mais frágeis os cuidados com a autopreservação, já enfraquecidos nos adolescentes.[4]

O II Levantamento Nacional de Álcool e Drogas (Lenad)[5] apontou que a substância ilícita com maior prevalência de uso na população brasileira é a maconha e que seu uso crônico pode provocar déficits de aprendizagem e memória, diminuição progressiva da atenção e motivação, bem como reduzir a capacidade visual e de coordenação motora, além de levar a depressão e ansiedade.[6]

Como forma de sustentar uma base segura no atendimento de adolescentes, os princípios da terapia cognitivo-comportamental (TCC), de modo geral, são bastante pesquisados, havendo sólidas evidências científicas a respeito de sua eficácia.[7] Este capítulo, assim, oferece um guia sobre como atender essa população.

▼ TERAPIA COGNITIVO-COMPORTAMENTAL

Desenvolvida por Aaron Beck,[8] na década de 1960, a TCC caracteriza-se por apresentar sessões estruturadas, direcionadas para resolver problemas atuais e modificar pensamentos e comportamentos disfuncionais. No tratamento do usuário de substâncias, ensina o paciente a reconhecer pensamentos, emoções e comportamentos associados ao uso de drogas, bem como a substituir cognições distorcidas por interpretações orientadas à realidade.

Como os adolescentes são uma população com características próprias, com preferências e interesses diferentes dos adultos, na aplicação da TCC deve-se considerar seu nível de desenvolvimento e suas habilidades sociocognitivas, como linguagem, capacidade de tomada de decisão e de raciocínio, além das habilidades de regulação verbal. A terapia deve ser adaptada de acordo com essas peculiaridades, sendo necessário, para tanto, que a família e a escola sejam vistas e incluídas como coadjuvantes no tratamento.[9]

> A avaliação precoce é importante, e a intervenção com TCC mostra-se efetiva por envolver sessões estruturadas, orientadas ao presente, direcionadas para resolver problemas atuais e modificar pensamentos e comportamentos disfuncionais.

A ESTRUTURA DA SESSÃO DE PSICOTERAPIA

No início da psicoterapia, o terapeuta realiza a avaliação inaugural, levanta informações e discute a formulação de sua compreensão do caso com o paciente, a fim de determinar os objetivos do tratamento. É relevante explicar que o que constrói uma aliança sólida é a escuta empática, o calor humano, a atenção e as intervenções efetivas. O instrumento que pode ser utilizado para avaliação e oferecer evidências de problemas com uso de substâncias é a versão brasileira do questionário Teen Addiction Severity Index (T-ASI), cujas tradução e testagem em amostra de adolescentes brasileiros foram realizadas por Sartes,[10,11] De Micheli[11-13] e Formigoni.[11-13] A T-ASI é uma entrevista semiestruturada, relativamente breve, composta por 153 questões divididas em sete áreas:

1 Uso de substâncias psicoativas
2 Situação escolar
3 Emprego/sustento
4 Relações familiares
5 Amigos/relações sociais
6 Situação legal
7 Situação psiquiátrica

As perguntas referem-se a problemas ocorridos no último mês, nos últimos três meses e à história do adolescente em cada uma dessas áreas. As respostas podem ser dicotômicas ("sim" ou "não") ou quantitativas (número de vezes de ocorrência de um evento), mas há também algumas questões que permitem respostas abertas.

Após o processo de avaliação inicial, têm início as sessões, cuja estrutura é composta por seis etapas, apresentadas a seguir e resumidas na Figura 7.1.

1 Atualização do estado de humor

2 Revisão da tarefa de casa

3 Estabelecimento da agenda da sessão

4 Conteúdo da sessão

5 Atribuição da tarefa de casa

6 Obtendo *feedback*

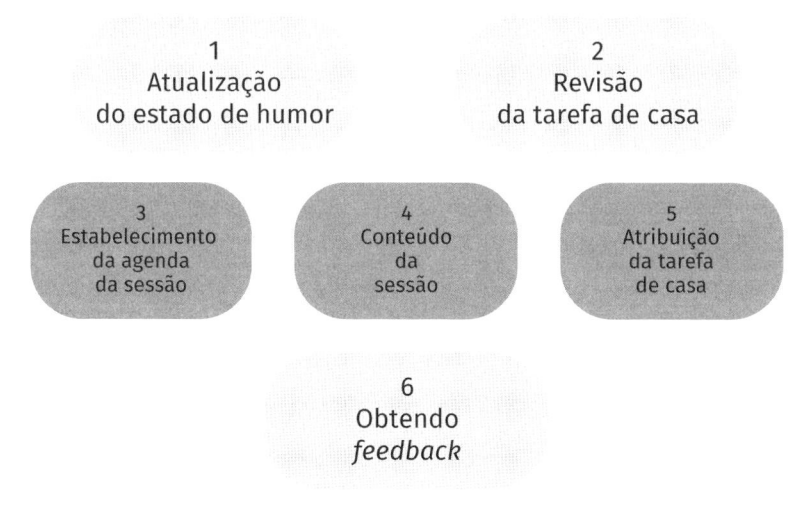

Figura 7.1 ESTRUTURA DAS SESSÕES.
Fonte: Friedberg e McClure.[7]

1. Atualização do estado de humor: busca coletar informações sobre as emoções atuais do adolescente.
2. Revisão da tarefa de casa: verifica se o adolescente completou a tarefa proposta, quais foram as dificuldades e seu conteúdo.
3. Estabelecimento da agenda da sessão: busca estruturar a sessão.
4. Conteúdo da sessão: durante a sessão, o terapeuta busca ser empático e utiliza o questionamento socrático, fazendo perguntas para desafiar as crenças do adolescente, a fim de ajudá-lo a desenvolver novas crenças e resolver problemas.
5. Atribuição da tarefa de casa: busca aumentar a motivação do adolescente para continuar o tratamento.
6. Obtendo *feedback*: favorece a construção de relacionamento e de estratégias terapêuticas, pois evita distorções em relação ao tratamento ou em relação ao terapeuta que possam impedir o progresso. Além de fazer com que o adolescente se sinta mais seguro no tratamento.[7]

PRÁTICA
TRABALHANDO A MOTIVAÇÃO PARA A MUDANÇA

A maioria dos adolescentes não costuma chegar ao tratamento por vontade própria, mas em decorrência de alteração de comportamento que causou preocupação nos pais, declínio acadêmico, envolvimento com a Justiça, etc. A motivação para mudança é um processo dinâmico, havendo estágios motivacionais pelos quais o indivíduo transita. Para trabalhar a motivação, pode-se usar técnicas de entrevista motivacional, conforme apresentado no Capítulo 4.

Adolescentes têm maiores dificuldades para estabelecer vínculos, o que exige do profissional uma postura empática a fim de envolver o paciente e motivá-lo para o tratamento. Também é necessário que esteja disposto a compreender o mundo do adolescente, atualizar-se sobre filmes, jogos, séries, música e tecnologia que sejam do interesse do paciente. Atividades que impliquem criatividade, de maneira imaginativa e envolvente, mas ao mesmo tempo sofisticada, tendem a funcionar bem com esses pacientes.

A TCC tem como objetivo primário envolver o adolescente no tratamento, buscando engajá-lo e motivá-lo para o processo terapêutico.

VOCÊ ESTÁ PRONTO PARA ALGUMAS MUDANÇAS

A técnica "Você está pronto para algumas mudanças"[14] é uma atividade de reestruturação cognitiva que busca resolver a ambivalência e promover motivação para a mudança. Baseia-se na entrevista motivacional e nos estágios de prontidão para mudança (ver Cap. 4).

Solicita-se que o adolescente defina o problema. Em seguida, são realizadas sete perguntas, que devem ser respondidas em uma escala de sete pontos para evitar respostas extremistas. A primeira questão averigua o nível de perturbação subjetiva associado ao problema; a segunda investiga o desamparo e a falta de controle que o problema gera; a terceira aborda o quanto o adolescente se percebe como diferente em relação aos pares em função dessa dificuldade; a quarta avalia o quanto ele confia e acredita no tratamento, e mede sua esperança quanto ao resultado. As três últimas questões se referem ao comprometimento para a mudança e às habilidades que o adolescente acredita ter para colocá-la em prática.

A partir das respostas, deve-se proceder à reestruturação cognitiva. Caso o paciente perceba o problema como moderadamente perturbador, é provável que não venha a se esforçar para a mudança. Se o problema é identificado como perturbador, mas não produz desamparo ou falta de controle, é importante avaliar tal discrepância via questionamento socrático: "Explique para mim como é possível esse problema realmente incomodá-lo, mas você se sentir apenas um pouco desamparado"; "Como pode estar muito perturbado se você se vê no controle?". Se o paciente confia no tratamento e na sua autoeficácia para a mudança, a intervenção será facilitada. No entanto, pode ser que o problema seja percebido como perturbador e provoque desesperança e a sensação de ser anormal, mas o paciente questione a eficácia do tratamento, sendo provável que fique estagnado. Nesse caso, deve-se focar a confiança percebida no tratamento para promover a motivação. Além disso, o paciente pode estar perturbado, desamparado, se vendo como normal, confiar no terapeuta e, ainda assim, permanecer ambivalente e desmotivado, por desacreditar nas próprias habilidades para mudar. O terapeuta, deve, então, motivar a autoeficácia do paciente para a mudança (ver Cap. 4).

ATIVIDADE 7.1

QUESTIONÁRIO "Você está pronto para algumas mudanças?"

Meu problema é _____ .

Isso me incomoda (circule uma opção).

① ② ③ ④ ⑤ ⑥ ⑦
Nem um pouco   Um pouco   Muito

Eu me sinto fora de controle e desamparado por causa disso.

① ② ③ ④ ⑤ ⑥ ⑦
Nem um pouco   Um pouco   Muito

Eu acho que pessoas da minha idade têm esse tipo de problema.

① ② ③ ④ ⑤ ⑥ ⑦
Não muitos   Alguns   Muitos

Eu tenho certeza de que o tratamento ajudará.

① ② ③ ④ ⑤ ⑥ ⑦
Nem um pouco   Um pouco   Totalmente

Eu quero mudar meus pensamentos, sentimentos e comportamentos.

① ② ③ ④ ⑤ ⑥ ⑦
Não quero   Um pouco   Totalmente

Eu estou tentando mudar meus pensamentos, sentimentos e comportamentos.

① ② ③ ④ ⑤ ⑥ ⑦
Não estou   Um pouco   Realmente

Eu acho que sou capaz de mudar meus pensamentos, sentimentos e comportamentos.

① ② ③ ④ ⑤ ⑥ ⑦
Não acho   Um pouco   Realmente

Figura 7.2 TÉCNICA PARA AUMENTAR A MOTIVAÇÃO.
Fonte: Friedberg e colaboradores.[14]

PRÁTICA
IDENTIFICANDO OS ESTADOS DE HUMOR

A avaliação de humor é parte fundamental na estrutura da sessão de psicoterapia. Ela auxilia na identificação do estado de humor do paciente e pode ser administrada e re-administrada pelos terapeutas cognitivo-comportamentais para avaliar o progresso do tratamento. Independentemente do instrumento utilizado, os dados complementam a entrevista e a impressão clínica, auxiliando nas estratégias iniciais do tratamento e nas intervenções futuras.[7]

É importante ensinar o paciente a identificar o seu humor de forma mais específica e clara do que simplesmente como bom ou mau. É comum pacientes que se avaliam como ansiosos recorrerem à maconha para tentar fugir do incômodo do estado de humor negativo. Ao avaliar os estados de humor, podem, por exemplo, descobrir que sentem raiva e usam a droga na tentativa de se livrar dos sintomas físicos ocasionados por ela.

A técnica "Identificando os estados de humor"[15] ajuda a nomear e mensurar os estados de humor e a diferenciá-los de outros aspectos importantes da vida. Devem-se registrar uma situação específica, os tipos de emoções envolvidas e a intensidade do humor.

ATIVIDADE 7.2

IDENTIFICANDO ESTADOS DE HUMOR

Descreva uma situação recente na qual você teve um estado de humor intenso. A seguir, identifique que emoções você teve durante ou imediatamente após essa situação e meça sua intensidade usando a escala. Faça isso com cinco situações diferentes (ver Fig. 7.3).

1) Situação:											
Emoção envolvida:											
Intensidade:	0	1	2	3	4	5	6	7	8	9	10
2) Situação:											
Emoção envolvida:											
Intensidade:	0	1	2	3	4	5	6	7	8	9	10
3) Situação:											
Emoção envolvida:											
Intensidade:	0	1	2	3	4	5	6	7	8	9	10
4) Situação:											
Emoção envolvida:											
Intensidade:	0	1	2	3	4	5	6	7	8	9	10
5) Situação:											
Emoção envolvida:											
Intensidade:	0	1	2	3	4	5	6	7	8	9	10

Figura 7.3 IDENTIFICANDO ESTADOS DE HUMOR.
Fonte: Adaptada de Greenberger e Padesky.[15]

FATORES DE PROTEÇÃO

Estudos revelam que programas de prevenção com formato de aulas com informações sobre drogas acabam por despertar a curiosidade, levando ao início ou ao aumento do consumo de substâncias entre os adolescentes.[16] Assim, deve-se focar nos fatores de proteção, ou seja, naquele conjunto de características que age para contrabalançar as vulnerabilidades do indivíduo, reduzindo as chances de envolvimento em comportamentos de risco.[2] Os fatores de proteção atuam nesse sentido. O contato do terapeuta com o paciente adolescente deve ser constante, e não apenas no dia da sessão, com o objetivo de favorecer a vinculação entre ambos e o acompanhamento do paciente pelo profissional. As mídias sociais podem facilitar esse acesso direto.

PRÁTICA
ATIVIDADES PRAZEROSAS

Quando usuários de álcool ou drogas param de usar substâncias e deixam de frequentar ambientes de risco, a ausência de atividades de lazer prazerosas pode ser um grande problema. O número de atividades agradáveis com as quais uma pessoa se envolve está diretamente relacionado com a ocorrência de sentimentos positivos. Quanto menos atividades aprazíveis, maior será a probabilidade de a pessoa experimentar sentimentos negativos, como tédio, solidão e depressão. Muitas pessoas passam grande parte de seu tempo envolvidas em atividades que precisam ser cumpridas ou são obrigatórias, não necessariamente prazerosas (trabalho, serviços domésticos, etc.), vivendo um estilo de vida cheio de "preciso fazer" e com raros "eu quero fazer". Uma opção melhor é ajudá-las a encontrar um equilíbrio entre deveres e prazeres, de maneira a sentirem-se satisfeitas com seu dia. É importante que seja feito um levantamento das atividades diárias e sejam incluídas as prazerosas ou de lazer (Fig. 7.5) para ajudar na motivação.[17]

ATIVIDADE 7.3

AGENDA

O monitoramento por meio de uma agenda diária ou semanal (Fig. 7.4) é uma técnica bastante usada na TCC. A agenda pode ser confeccionada e customizada na sessão. Essa técnica auxilia a registrar as atividades semanais e monitorar os comportamentos, tanto os que necessitam ser instalados como os que precisam ter sua frequência diminuída por oferecerem risco ao paciente.

NOME DO PACIENTE	JÁ FIZ	TENHO QUE FAZER
Atividade		
Atividade		
Atividade		
Atividade		

Figura 7.4 MODELO DE AGENDA DIÁRIA ELABORADA NA SESSÃO.

CURTOGRAMA

ATIVIDADE 7.4

Listar as atividades diárias de acordo com os quadrantes apresentados na Figura 7.5.

Essa técnica ajuda a avaliar o sucesso na implementação de mudanças, contribui para a sensação de satisfação e de autoeficácia, além de promover o desenvolvimento de comportamentos funcionais.

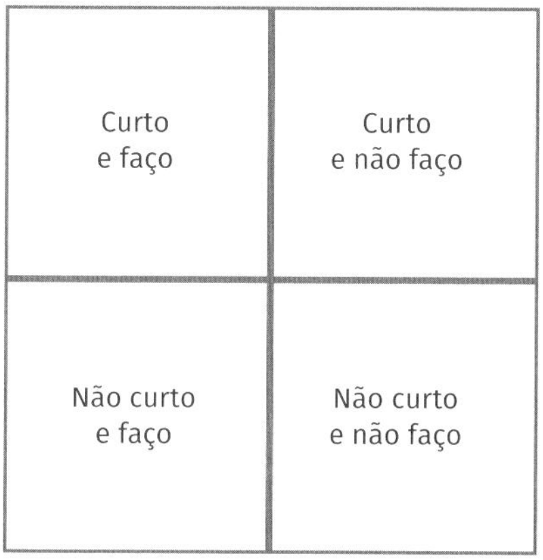

Curto e faço	Curto e não faço
Não curto e faço	Não curto e não faço

Figura 7.5 CURTOGRAMA.
Fonte: Andrade.[17]

ATIVIDADE 7.5

PLAYLIST

Outra técnica para aumentar as atividades prazerosas é a da *playlist*.[14] Como escutar música é um passatempo comum entre adolescentes, criar listas de atividades prazerosas no formato de *playlist* musical pode ser uma atividade envolvente e divertida, adequada à linguagem do paciente, além de ajudar no estabelecimento de vínculo entre o terapeuta e o paciente.

Por exemplo, preencher em uma imagem de celular as atividades que realiza sozinho: ouvir música, ler, usar o computador, jogar videogames, desenhar, etc. Na outra imagem, preencher as atividades que realiza com amigos/família: jogar jogos de tabuleiro, jogar videogames, fazer compras, jogar basquete, etc.

Alguns adolescentes podem até querer criar títulos de músicas que reflitam as atividades a realizar. A familiaridade com os assuntos que fazem parte da vida dos adolescentes amplia a descontração com as tarefas da intervenção e, consequentemente, aumenta o envolvimento no tratamento. Além disso, listar os eventos na *playlist* auxilia a organização e a compreensão da tarefa.

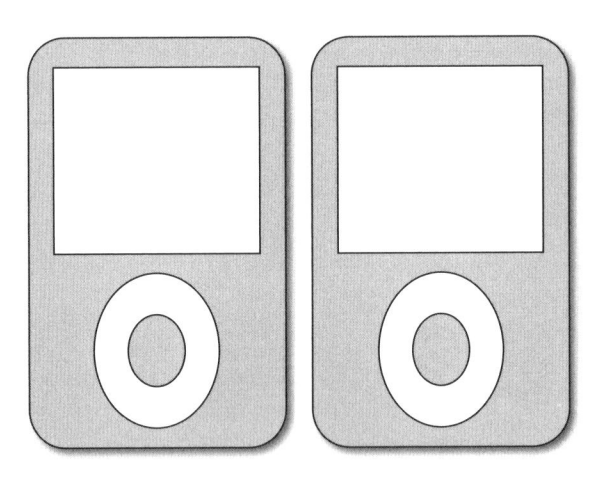

Figura 7.6 *PLAYLIST* DE AGENDAMENTO DE ATIVIDADES.
Fonte: Friedberg e colaboradores.[14]

PRÁTICA
LIDAR COM ESTADOS NEGATIVOS DE HUMOR

Além de identificar e monitorar as emoções, é importante que o paciente aprenda a identificar seus pensamentos (ver Cap. 3) e comportamentos relacionados por meio do Registro de Pensamentos Disfuncionais (RPD), uma das técnicas principais da TCC. O objetivo é explorar um conjunto de habilidades específicas que pode ajudar o paciente a aprender a avaliar e melhorar seu humor, a criar mudanças de comportamento desejadas e a alterar os pensamentos que interferem em seus relacionamentos.

REGISTRO DE PENSAMENTOS DISFUNCIONAIS (RPD)

Em uma planilha com sete colunas, o paciente deve fazer o registro de seus pensamentos disfuncionais, com base nas perguntas facilitadoras correspondentes, conforme apresentado no Quadro 7.1.[15]

Quadro 7.1 REGISTRO DE PENSAMENTOS DISFUNCIONAIS (RPD)

1. Situação	2. Estados de humor	3. Pensamentos automáticos (imagens)	4. Evidências que apoiam o pensamento	5. Evidências que não apoiam o pensamento	6. Pensamentos alternativos/ compensatórios	7. Intensidade dos estados de humor
Com quem você estava? O que estava fazendo? Quando foi? Onde você estava?	Descreva, com uma palavra, cada estado de humor. Avalie a intensidade do humor (0 a 10).	Responda a algumas ou a todas as perguntas: • O que estava passando em minha cabeça instantes antes de eu começar a me sentir desse modo? • O que isso significa em relação a mim, a minha vida e a meu futuro? • O que temo que possa acontecer? • O que de pior pode acontecer se isso for verdade?	Escreva evidências fatuais para apoiar esta conclusão. Evitar a leitura de pensamentos e a interpretação de fatos.	Perguntas que ajudam a encontrar as evidências: • Eu tive alguma experiência que mostra que esse pensamento não é completamente verdadeiro o tempo todo? • O que eu diria ao meu melhor amigo ou a alguém importante que tivesse esse pensamento?	Perguntas que ajudam a chegar a um pensamento alternativo ou compensatório: • Com base nas evidências listadas, existe um modo alternativo de pensar ou compreender essa situação? • Escrever uma frase que resuma todas as evidências que apoiam o pensamento. A combinação de	Indique novamente os estados de humor listados na coluna 2, assim como qualquer estado de humor novo. Avalie a intensidade (0-10). *Se você construiu um pensamento alternativo/ compensatório plausível, provavelmente notará que a intensidade de

1. Situação	2. Estados de humor	3. Pensamentos automáticos (imagens)	4. Evidências que apoiam o pensamento	5. Evidências que não apoiam o pensamento	6. Pensamentos alternativos/ compensatórios	7. Intensidade dos estados de humor
		• O que isso significa em termos do modo como as outras pessoas sentem/pensam a meu respeito? • O que isso significa em relação a outra pessoa ou às pessoas em geral? • Quais imagens ou lembranças tenho nessa situação?		• Se essa pessoa soubesse do meu pensamento, o que ela diria para mim? Quais evidências me mostraria? • Quando não estou me sentindo desse modo, penso sobre essa situação de forma diferente? Como? • Quando me senti desse modo no passado, sobre o que pensei que me ajudou a me sentir melhor? • Eu já estive neste tipo de situação antes? O que aconteceu? Existem diferenças entre as situações? O que aprendi na anterior que poderia me ajudar agora? • Existem pequenas coisas que contradizem meus pensamentos que	duas afirmações resumidas com a palavra "e" cria um pensamento compensatório que leva em consideração todas as informações que reuni? • Se alguém importante estivesse nesta situação e tivesse essas informações, qual seria meu conselho para essa pessoa? • Se meu pensamento fosse verdadeiro, qual seria a pior consequência? E a melhor? A mais realista? • Alguém em quem confio poderia pensar de outro modo para compreender essa situação?	seus sentimentos desagradáveis diminuiu.

Quadro 7.1 REGISTRO DE PENSAMENTOS DISFUNCIONAIS (RPD)

1. Situação	2. Estados de humor	3. Pensamentos automáticos (imagens)	4. Evidências que apoiam o pensamento	5. Evidências que não apoiam o pensamento	6. Pensamentos alternativos/ compensatórios	7. Intensidade dos estados de humor
				eu possa estar descartando como não sendo importantes? • Existe algum ponto positivo ou forte em mim, ou na situação, que estou ignorando? • Estou tirando conclusões precipitadas que não estão totalmente justificadas pelas evidências? • Estou me culpando sobre algo a respeito do que não tenho controle total?	Agora escreva o pensamento alternativo ou compensatório. Indique o quanto você acredita em cada pensamento alternativo ou compensatório (0-10).	

Exemplo:

Sexta-feira, 20h Minha namorada me olha de um jeito estranho	Raiva Nota 9	• Ela está zangada porque vou ao NA sábado à noite • Ela não vê meu programa de	• Ela não dá apoio em relação ao NA • Ela me incomoda para eu fazer as coisas	• Ela ficou comigo durante todos esses anos enquanto eu usava • Ela foi a todas as reuniões para os	• O olhar no rosto dela era porque se lembrou do aniversário da irmã, que é sábado Nota 10	Raiva Nota 3

1. Situação	2. Estados de humor	3. Pensamentos automáticos (imagens)	4. Evidências que apoiam o pensamento	5. Evidências que não apoiam o pensamento	6. Pensamentos alternativos/ compensatórios	7. Intensidade dos estados de humor
quando eu digo que a minha programação do fim de semana inclui ir ao Narcóticos Anônimos (NA) no sábado		recuperação como sendo algo importante • Ela não se importa comigo • Ela não entende o quanto é difícil não usar • Eu não aguento mais sentir tanta raiva. Usar só um pouco vai fazer eu me sentir melhor	• Ela parece não dar valor ao quanto eu dou duro • Ela está sempre me dando olhares de reprovação, como o de hoje • Ela gritou comigo enquanto eu ia embora	familiares durante um ano • Ela parecia feliz ao me ver quando nos encontramos hoje • Ela diz que me ama e faz coisas boas para mim quando não estamos brigando	Ela apoia minhas idas ao NA e quer que eu permaneça sóbrio Nota 10 • Ela realmente se importa comigo Nota 10	

Fonte: Adaptado de Greenberger e Padesky.[15]

O aplicativo COGNI (Fig. 7.7), comercializado por Spotwish,[18] oferece uma forma bem dinâmica para organizar os registros diários de emoções, situações, pensamentos e comportamentos. O registro produz um histórico, que pode ser enviado ao terapeuta por *e-mail*, além de um gráfico da evolução.

Com isso é possível avaliar e identificar os padrões de comportamento e as distorções cognitivas (ver Cap. 3).

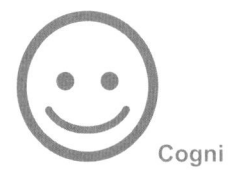

App Cogni para RPD – etapas do registro:

Humor e suas emoções relacionadas

Situação – Pensamento – Comportamento

Figura 7.7 APLICATIVO COGNI PARA RPD.
Fonte: Spotwish.[18]

REATRIBUIÇÃO DA RESPONSABILIDADE

ATIVIDADE 7.7

Às vezes os pensamentos promovem generalizações e contribuem para que os adolescentes se sintam culpados e assumam toda responsabilidade por um evento que está além do seu controle, bem como para que atribuam rótulos globais e façam generalizações incorretas sobre diferentes situações.

A reatribuição da responsabilidade utilizada como Torta da Responsabilidade[7] ajuda a buscar outras maneiras de olhar para o problema. Inicialmente, devem-se listar o evento perturbador e as possíveis razões que o paciente atribui para ele. Em seguida, o paciente e o terapeuta dividem a torta de forma que os pedaços correspondam a quanto cada razão contribui para a ocorrência do evento (Fig. 7.8). Cada fatia representa uma porcentagem. Após todas as causas terem sido consideradas, o paciente corta para si uma porção. A técnica permite que a responsabilidade do paciente seja incluída, mas sua contribuição é considerada a partir da oportunidade de modificar os cálculos. Por fim, além de adequar a responsabilidade, o paciente pode chegar à conclusão de que a sua porcentagem não tem aquela dimensão atribuída inicialmente e, com isso, o sentimento de culpa pode ser reduzido.

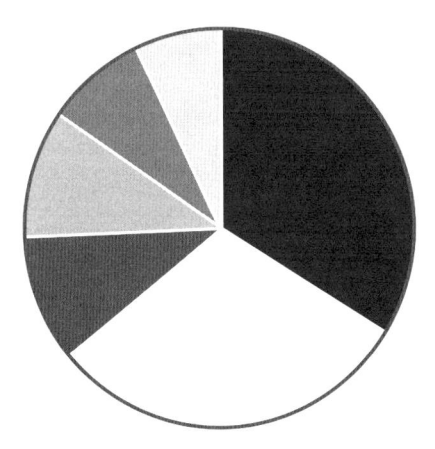

Figura 7.8 TORTA DA RESPONSABILIDADE.
Fonte: Friedberg e McClure.[7]

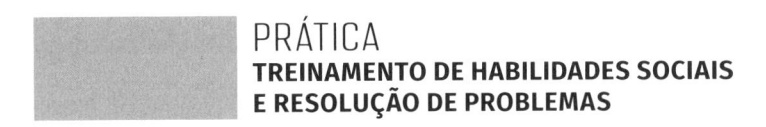

PRÁTICA
TREINAMENTO DE HABILIDADES SOCIAIS E RESOLUÇÃO DE PROBLEMAS

Um dos maiores desafios da fase da adolescência é desenvolver a competência social, considerando que os adolescentes costumam ter dificuldades de se expressar, bem como de recusar a oferta de substâncias psicoativas. Para isso, se faz necessário treinar habilidades específicas dentro do repertório social do adolescente. As habilidades sociais contribuem para a prevenção de comportamentos disfuncionais e promovem melhor interação e comunicação interpessoal. O treinamento de habilidades sociais (THS) é uma das técnicas mais utilizadas nas TCCs.[19]

Um programa de THS é capaz de proporcionar uma ampliação dos repertórios comportamentais, diminuindo a ansiedade diante de situações sociais, e, consequentemente, aumentando a autoeficácia no enfrentamento dessas situações. A partir da implementação de novos comportamentos adaptativos, é provável que os pacientes sejam capazes de modificar cognições e sistemas de crenças dasadaptativas. Portanto, o THS possibilita o desenvolvimento de habilidades comportamentais, cognitivas e emocionais muito importantes para o crescimento e a saúde emocional do indivíduo. Essa capacidade adquirida de conviver de forma saudável e interagir socialmente com menos ansiedade pode ser um fator protetivo para maior qualidade de vida na idade adulta.

O uso de substâncias acarreta prejuízos sociais na vida do adolescente, que fica com seu repertório social restrito à obtenção e ao uso da substância. A psicoterapia cognitiva promove o desenvolvimento e o aprendizado das habilidades sociais. O THS constitui um treinamento de habilidades para enfrentar a vida sem as drogas, ampliar o repertório social e resgatar atividades prazerosas. Primeiro a habilidade é ensinada mediante a instrução direta, utilizando material psicoeducativo e apresentando junto a modelagem da habilidade e a representação dos papéis (*role-playing*). O ensaio facilita a aplicação e permite receber *feedback* para o desenvolvimento e a correção da habilidade. Por fim, o paciente pode experimentar as habilidades em seu contexto e receber reforço positivo. O treinamento assertivo faz parte do THS e contribui para o desenvolvimento de habilidades como iniciar uma conversa, expressar sentimentos, aceitar e recusar pedidos, fazer convites, cumprimentar, fazer e receber elogios, pedir ajuda, retornar à escola, envolver-se em atividades sociais, etc. (ver Quadro 7.2).[20]

Os adolescentes não conseguem mudar seu comportamento de um momento para o outro. Treinar essa mudança é imprescindível para o aprendizado, e as falhas ao longo do percurso não devem ser um fator desmotivador para a prática do treinamento.

Ser assertivo é ter a capacidade de reconhecer tanto os próprios direitos como os direito dos demais, e de tomar decisões sem embasar-se nas expectativas de outras pessoas. Entende-se por direito expressar opinião, falar sobre seus sentimentos, pedir para que os outros mudem os comportamentos que o afetam, permitir-se aceitar ou recusar qualquer coisa que digam ou peçam.

Quadro 7.2 HABILIDADES SOCIAIS A SEREM TRABALHADAS COM OS PACIENTES

1. **Habilidade de comunicação verbal:** Ouviu e observou antes de falar? Fez perguntas abertas ou fechadas? As colocações foram feitas de forma educada?
2. **Habilidade de comunicação não verbal:** Qual foi a postura? Houve contato visual? Qual a expressão facial? Qual o tom de voz utilizado? Como movimentou as mãos, os pés, a cabeça?
3. **Assertividade:** Pensou antes de falar? Foi objetivo e claro no que disse? Assegurou-se de estar sendo ouvido? Reafirmou a posição se percebeu que não estava sendo ouvido?
4. **Fazer críticas:** Acalmou-se antes de falar? Colocou a crítica como sendo uma opinião pessoal, não um fato absoluto? Criticou o comportamento e não a pessoa? O tom de voz foi firme e não zangado? Mostrou-se disposto a ouvir o outro? Foi claro na questão que criticou, sem deixar dúvidas sobre qual foi a crítica?
5. **Receber críticas:** Conseguiu ouvir sem se colocar na defensiva? Conseguiu avaliar a crítica com clareza e selecionar os pontos pertinentes? Conseguiu explorar a crítica com questões para se certificar de que ficou clara qual é a crítica do outro?
6. **Recusar drogas:** Conseguiu dizer não? Ao recusar, foi claro, firme, sem hesitação? Fez contato visual? Sugeriu alternativas ao uso? Disse à pessoa que não lhe ofereça a droga novamente? Evitou respostas vagas?
7. **Dizer não:** Fez revisão do que é prioritário? Decidiu-se de fato a recusar? Deixou claro que entendeu o pedido, mas mesmo assim o recusará? Foi firme, claro, breve e decidido? Como foi a postura (comunicação não verbal)? Foi coerente com a comunicação verbal?[20]

ESTILOS DE COMPORTAMENTO

Existem quatro estilos de comportamento:[21]

1. **Passivo.** Quem apresenta esse tipo de comportamento tende a abrir mão dos seus direitos para não confrontar alguém, esconde sentimentos, mesmo sem necessidade, sente-se ansioso e com raiva, e até ressentido por não dizer o que pensa.
2. **Agressivo.** A pessoa tende a agir para proteger seus direitos desvalorizando os direitos dos outros. Pode até conseguir o que quer, mas a agressividade geralmente traz resultados negativos em longo prazo.
3. **Passivo-agressivo.** Quem age nesse estilo consegue exteriorizar, mas não exatamente aquilo que pensa ou sente, fazendo-o de forma inadequada e deixando de se fazer compreender, podendo ficar frustrado e sentindo-se vítima de situações.
4. **Assertivo.** Aquele que apresenta esse estilo expressa o que quer e age de acordo com o planejado, normalmente expondo seus sentimentos e opiniões de forma clara, ao mesmo tempo sem desconsiderar a opinião do outro. Normalmente tem a capacidade de decidir ser agressivo ou passivo diante de determinada situação, sentindo-se bem e sendo bem visto pelos demais.

ASSERTIVIDADE

Pessoas que se comunicam assertivamente facilitam a compreensão do que acontece consigo, conseguem se expressar mesmo nas situações que podem envolver dizer algo delicado a outra pessoa. Mas é importante salientar que nem sempre as metas de sua comunicação serão atingidas, pois é impossível controlar a forma como outras pessoas se comportam.

A assertividade envolve a resolução de problemas, que é composta por cinco passos:[21]

1. Identificar o problema de forma específica e concreta
2. Gerar soluções alternativas
3. Avaliar opções e listar consequências de curto, médio e longo prazo para cada solução
4. Planejar e implementar a melhor solução
5. Recompensar a nova experimentação

ATIVIDADE 7.8

TREINAMENTO ASSERTIVO[21]

Inicialmente, utilizar material para psicoeducação sobre os estilos de comportamento passivo, agressivo e assertivo.

Apresentar o roteiro para o treinamento assertivo:

- Descreva o problema.
- Como esse problema afeta sua vida, quais as consequências?
- Como você se sente em relação a essa situação?
- O que deseja mudar?
- Quais são as soluções alternativas?

Exemplo:

- Minha mãe sempre mexe nas minhas coisas.
- Sempre brigamos nessas situações e fico sem falar com ela.
- Isso me deixa superirritado.
- Preciso aceitar que minha mãe não é perfeita e perdoá-la.
- Conversar com ela assertivamente e dizer que me sinto desrespeitado (apesar de ela dizer que não se trata disso) e, assim, encontrarmos uma melhor maneira de resolver isso.

JOGO RPG DESAFIOS[22]

O jogo RPG Desafios é um *role-playing game* terapêutico,[22] fundamentado na TCC, que tem como objetivo treinar habilidades para enfrentar as situações de risco para o uso de substâncias ou outros desafios que o adolescente encontra, como não conseguir namorado(a), ir mal na escola, etc. Além disso, pretende corrigir crenças distorcidas relacionadas ao efeito das drogas, demonstrando que seu uso não é uma saída mágica para resolver os problemas.

O jogo é composto pelas seguintes cartas:

1. Personagens adolescentes, com diferentes perfis (o *nerd*, o surfista, a pesquisadora, etc.), que têm pontos em coragem, inteligência, saúde, força, charme e simpatia.
2. Desafios, como "Ser colocado na lista dos 10 mais ridículos da turma".
3. Estratégias simples, como "Fazer relaxamento respiratório", e estratégias perigosas, como poções mágicas, que simbolizam substâncias (Ligol, Charmix, Dormepina, Lembrazepam e Viajolim).
4. Prêmios com diferentes valores (celular, diploma).

Como jogar: após escolher um personagem, pega-se, de um monte de cartas previamente embaralhadas, um desafio e, de outro, uma estratégia. Cada desafio requer pontos nos itens coragem, inteligência, saúde, força, charme e simpatia, e a estratégia pega, se adequada para enfrentar o desafio, dará bônus de pontos nesses mesmos itens para que o personagem enfrente o desafio. Se a estratégia não servir para o desafio, o personagem só utilizará seus pontos originais.

As poções mágicas (que simbolizam as drogas) dão pontos em alguns itens, porém tiram em outros, o que serve para modificar a crença do jovem de que o uso de uma substância pode ser uma boa estratégia para enfrentar seus problemas. Se a pontuação dos itens do personagem for maior que a do desafio em quatro dos itens do perfil, ele ganha pontos; caso contrário, perde. Também podem ser criadas novas estratégias valendo pontos. Os participantes trocarão seus pontos por prêmios, vencendo o jogo quem tem mais pontos no final.

O jogo tem cartas em branco de personagens, desafios e estratégias que podem ser criadas a partir das metas de tratamento.

ATIVIDADE 7.9

PRÁTICA
TÉCNICAS INTRAPESSOAIS DE MANEJO DA RAIVA

Adolescentes que fazem uso de substâncias e estão em tratamento tendem a se perceber como estando sob ataque por regras e demandas injustas, devido às próprias condições que envolvem o tratamento; além de se acharem deliberadamente agredidos e injuriados pelos outros, ou seja, seu senso de justiça e controle está comprometido. Com isso, sentem muita raiva e são agressivos por sentirem sua autoestima ameaçada.

ATIVIDADE 7.10

TÉCNICA DO "BOMBÁLSAMO"[14]

Procedimento de reestruturação cognitiva focado em acalmar os ferimentos reais ou percebidos, essa técnica, ao ajudar os pacientes a reavaliar seus pensamentos raivosos, possibilita que eles recuperem o senso de controle perdido. Os "bálsamos para a raiva" são afirmações que os pacientes podem fazer e funcionam como se aplicassem um remédio nas feridas associadas a seus comportamentos agressivos e suas respostas emocionais impulsivas.

Primeiro deve-se explicar a técnica ao paciente, depois preencher o Diário Bombálsamo (Quadro 7.3). As quatro primeiras colunas do formulário registram a data, a situação, a intensidade da raiva e as atribuições da raiva. Os pacientes aplicam o bálsamo na coluna cinco. A última coluna registra a intensidade da raiva após a aplicação das afirmações bálsamo.

Quadro 7.3 DIÁRIO BOMBÁLSAMO

Data	Situação	Intensidade da raiva	Pensamento que machuca	Afirmações bálsamo	Intensidade da raiva
08/12	Minha mãe invadiu minha privacidade, mexeu nas minhas coisas e achou a minha droga.	10	Ela quebrou minhas regras. Não vou mais falar com ela.	Eu quero que minha mãe me respeite. Sei que ela cometerá erros e que quer o meu bem. Devo perdoá-la, mas não sei como.	5

Fonte: Friedberg e colaboradores.[14]

O processo de usar o "bálsamo" envolve ensinar os adolescentes a questionar as percepções interpessoais imprecisas que ocasionam o comportamento agressivo. Tais percepções podem incluir atribuições deliberadamente hostis, sensação de injustiça, violação das regras e crenças morais, rótulos extremos de outros, pressão para aliviar emoções irritantes (como vergonha, raiva, tristeza), percepções de desamparo e uma sensação de vitimização.

Alguns questionamentos que podem ser feitos são os seguintes:

- Será que eu estou confundindo algo feito por acidente com algo feito de propósito? Estou certo de que minha impressão das ações das pessoas é verdadeira?
- Será que eu estou confundindo as coisas serem injustas com as coisas apenas não saírem como eu quero?
- Será que isso só acontece comigo ou acontece com todo mundo de vez em quando?
- Eu estou esperando que os outros sigam completamente minhas regras?
- As outras pessoas conhecem minhas regras?
- Sou capaz de perdoar quando as pessoas desrespeitam minhas regras?
- Será que estou vendo as pessoas só de uma maneira? Será que alguém pode ser de um único jeito o tempo todo?
- Sou capaz de aceitar meus sentimentos ruins? Eu acredito que preciso me livrar desses sentimentos? Eu estou me livrando de meus sentimentos indesejados machucando outras pessoas?
- Como eu defino "poder" e "controle"? Eu confundo autocontrole com controlar as outras pessoas? Quão desamparado eu sou na situação?
- Qual é minha responsabilidade pelo que me acontece?

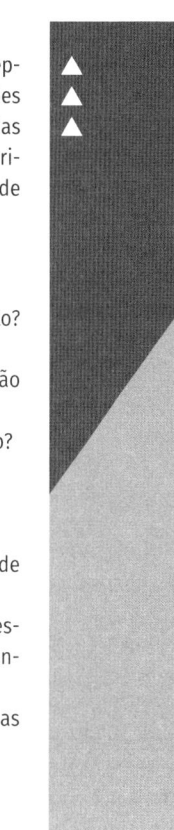

PRÁTICA
TÉCNICAS DE RELAXAMENTO COMO ESTRATÉGIAS PARA MANEJO DA ANSIEDADE E DA FISSURA

Os adolescentes enfrentam desafios próprios de sua idade, que provocam tensões nos músculos. Técnicas que proporcionam o relaxamento dessas tensões são especialmente úteis no tratamento do uso de substâncias, por exemplo, no manejo da fissura. A respiração abdominal ajuda no manejo da ansiedade, promovendo a redução dos sintomas fisiológicos e auxiliando na modificação dos comportamentos ansiosos e esquivas decorrentes da ansiedade (ver Cap. 5). O relaxamento muscular progressivo[23] envolve tensionar e relaxar grupos musculares e promove apaziguamento do sistema nervoso e dos músculos solicitados por nossas atividades cotidianas.

MÉTODO REJOUE

O método Rejoue é um exercício que respeita o conhecimento científico sobre o relaxamento e aplica-o por meio de brincadeiras divertidas.[23]

Quadro 7.4 TÉCNICA DE RELAXAMENTO ELABORADA COM BASE NO MÉTODO REJOUE

1. A tempestade

Objetivo: levar o adolescente a liberar a tensão por meio de movimentos de contração e relaxamento.

Atividade: imitar a tempestade e a calma após o temporal.

Orientação dada pelo terapeuta ao paciente:

"Vamos fazer a brincadeira da tempestade. Primeiro eu explico a brincadeira e depois, juntos, praticamos (se em grupo, formar uma roda). Eu vou descrever a tempestade, que vai aumentando. Nós a imitamos à medida que eu a for descrevendo. Pode se mexer de várias maneiras, para imitar a chuva, o trovão, o relâmpago, mas sem sair do lugar. Depois a tempestade vai acalmar. Quando não houver mais nuvens no céu, pode deitar-se no chão e imitar um raio de sol."

Hora do relaxamento

"Vou descrever a tempestade e faremos os gestos correspondentes. Como se imita a chuva? (P. ex., andando no mesmo lugar, batendo com as mãos nas coxas.) O que mais acontece em uma tempestade? Trovões, relâmpagos (pode pular no mesmo lugar). Agora a chuva leve começa a cair.
A chuva continua a cair mais forte (pode bater os pés ou as mãos com mais força).
A chuva está mais forte e mais rápida.
De repente, o estrondo de um trovão (pode imitar o barulho com a voz, ou dar um pulo bem alto).
A chuva continua caindo.
Agora, o clarão forte do relâmpago (para imitar o relâmpago, pode esticar os braços para os lados e movê-los para cima e para baixo).
Outro trovão.
Outro relâmpago.
A chuva continua caindo.
Agora a chuva vai cair mais leve, bem mais leve.
A chuva parou. O céu está azul e o sol brilha (pode deitar-se no chão para imitar o raio de sol).
É a calma depois da tempestade. Todos os raios estão relaxados, descansando."

Por fim, dizer o nome do adolescente e que ele pode levantar-se devagar.

Fonte: Nadeau.[24]

ATIVIDADE 7.11

PRÁTICA
TÉCNICAS COMPLEMENTARES

O uso de livros de histórias e de exercícios de orientação cognitivo-comportamental também se mostra uma técnica útil com adolescentes. As histórias têm ilustrações e incluem temas diversos, oferecem uma série de exercícios e atividades para trabalhar o tema específico e promover a reestruturação cognitva.

O uso de substâncias pode causar um impacto negativo nas pessoas com quem o usuário de drogas convive, particularmente as mais próximas, como cônjuges, pais e filhos. É importante ressaltar que familiares que se relacionam com o dependente químico podem desenvolver comprometimentos físicos e emocionais como consequência dos conflitos que não conseguem vencer. Além disso, adolescentes filhos de dependentes químicos também são levados para tratamento devido ao impacto e à complexidade da dependência química ou do uso do familiar.

O livro *Toninho e a poção da falsa felicidade*[25] mostra o quanto é nocivo o uso de substâncias ilícitas para quem usa e para os seus familiares. A exposição a experiências como violência doméstica, abuso infantil, ausências prolongadas e negligência, muitas vezes, manifesta-se na forma de sintomas físicos e psicológicos. Pacientes e familiares tornam-se uma população vulnerável e com necessidades de atenção e cuidados especiais. É uma ferramenta que possibilita aos adolescentes o aprendizado de estratégias assertivas para lidarem com essa dolorosa problemática. Também conta com um caderno de exercícios com sugestões para que o adolescente consiga aprender a lidar com as dificuldades decorrentes de alguém da família ser usuário dessas substâncias.

O processo de finalização da psicoterapia também deve ser trabalhado utilizando-se uma técnica em que seja possível avaliar os ganhos do processo e retomar os objetivos iniciais. Também é preciso reafirmar para o paciente que, se necessário, diante de novas demandas, ele pode retornar e marcar um horário. Isso dá segurança ao adolescente e o faz lembrar do vínculo estabelecido.

Muitas vezes, esse processo pode ser difícil e doloroso para o adolescente, utilizar uma técnica lúdica pode ser útil para tornar o processo mais dinâmico. A Figura 7.9 é um exemplo desse tipo de atividade, deve-se pedir para o adolescente desenhar uma ilha e o tamanho dos problemas quando chegou ao tratamento, representado por uma sombra na ilha. Depois deve-se desenhar novamente a ilha e questionar como está essa sombra agora, de acordo com o tamanho dos problemas.

TRATAMENTO DO USO DE SUBSTÂNCIAS QUÍMICAS

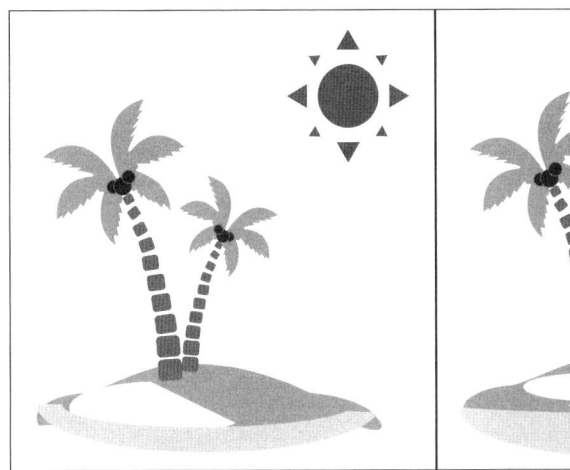

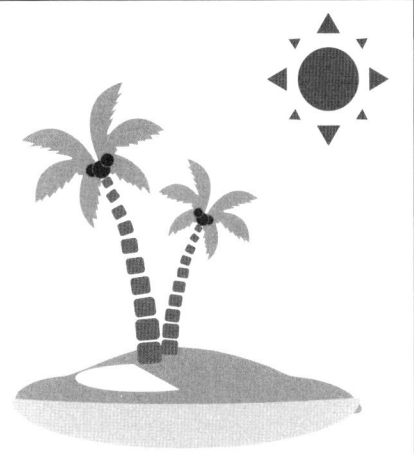

No início do tratamento   No final do tratamento

Figura 7.9 ILHA DOS PROBLEMAS.
Fonte: Caminha e Caminha.[26]

▼ REFERÊNCIAS

1. Belsky J. Desenvolvimento humano: experienciando o ciclo da vida. Porto Alegre: Artmed; 2010.

2. Scivoletto S. Uso, abuso e dependência de drogas. In: Silva EA, De Micheli D, organizadoras. Adolescência, uso e abuso de drogas: uma visão integrativa. São Paulo: Fap-Unifesp; 2011. p. 93-100.

3. Volkow ND. What do we know about drug addiction?. Am J Psychiatry. 2005;162(8):1401-2.

4. Marques ACPR, Cruz MS. O adolescente e o uso de drogas. Rev Bras Psiquiatr. 2000;22(Supl 2):32-6.

5. Laranjeira R, Madruga CS, Pinsky I, Caetano R, Mitsuhiro SS, organizadores. Segundo levantamento nacional de álcool e drogas: relatório 2012 [Internet]. São Paulo: INPAD, UNIFESP; 2014 [capturado em 29 fev. 2020]. Disponível em: https://inpad.org.br/wp-content/uploads/2014/03/Lenad-II-Relat%C3%B3rio.pdf.

6. Laranjeira R, Jungerman FS, Dunn J. Drogas: maconha, cocaína e crack. São Paulo: Contexto; 1998. (Conhecer & Enfrentar).

7. Friedberg RD, McClure JM. A prática clínica de terapia cognitiva com crianças e adolescentes. 2. ed. Porto Alegre: Artmed; 2019.

8. Beck JS. Terapia cognitivo-comportamental: teoria e prática. 2. ed. Porto Alegre: Artmed; 2013.

9. Knell SM. Cognitive-behavioral play therapy. Oxford: Jason Aronson; 1993.

10. Sartes LMA. Versão brasileira do T-ASI (Teen Addiction Severity Index): análise da consciência interna e validação da área de uso de substâncias [dissertação]. São Paulo: Universidade Federal de São Paulo; 2005.

11. Sartes LMA, De Micheli D, Formigoni MLOS. Psychometric and discriminative properties of the Teen Addiction Severity Index. Eur Child Adolesc Psychiatry. 2009;18(11):653-61.

12. De Micheli D, Formigoni MLOS. Psychometric properties of the Brazilian version of the Drug Use Screening Inventory. Alcohol Clin Exp Res. 2002;26(10):1523-8.

13. De Micheli D, Formigoni MLOS. Screening of drug use in a teenage Brazilian sample using the Drug Use Screening Inventory (DUSI). Addict Behav. 2000;25(5):683-91.

14. Friedberg RD, McClure JM, Garcia JH. Técnicas de terapia cognitiva para crianças e adolescentes: ferramentas para aprimorar a prática. Porto Alegre: Artmed; 2011.

15. Greenberger D, Padesky CA. A mente vencendo o humor: mude como você se sente, mudando o modo como você pensa. 2. ed. Porto Alegre: Artmed; 2017.

16. Sanchez ZM, Valente JY, Sanudo A, Pereira APD, Cruz JI, Schneider D, et al. The #Tamojunto drug prevention program in Brazilian schools: a randomized controlled trial. Prev Sci. 2017;18(7):772-82.

17. Andrade SG. Teoria e prática de dinâmica de grupo: jogos e exercícios. 5. ed. São Paulo: Casa do Psicólogo; 2008.

18. Spotwish. Cogni. Versão 1.1.9 [software]. c2017 [capturado em 8 mar. 2020]. Disponível em: https://cogniapp.com/.

19. D'Zurilla TJ. Problem-solving therapy: a social competence approach to clinical intervention. New York: Springer; 1986.

20. Caballo VE. Manual de avaliação e treinamento das habilidades sociais. São Paulo: Santos; 2003.

21. Silva CJ, Serra AM. Terapias cognitiva e cognitivo-comportamental em dependência química. Rev Bras Psiquiatr. 2004;26(Supl 1):33-9.

22. Araujo RB. RPG desafios: treino de habilidades para prevenção e tratamento do uso de drogas na adolescência [jogo terapêutico]. São Paulo: Vetor; 2009.

23. Jacobson E. Progressive relaxation: a physiological and clinical investigation of muscular states and their significance in psychology and medical practice. 2nd ed. Chicago: University of Chicago; 1938.

24. Nadeau M. 40 jeux de relaxation pour les enfants de 5 à 12 ans: Méthode Rejoue. Québec: Québecor; 2011.

25. Zanonato AS, Prado LC, Padin MFR, Caminha MG, Caminha RM. Toninho e a poção da falsa felicidade. Novo Hamburgo: Sinopsys; 2016.

26. Caminha RM, Caminha MG. Baralho dos comportamentos: efeito bumerangue [jogo terapêutico]. Novo Hamburgo: Sinopsys; 2014.

TÉCNICAS DE TERAPIA OCUPACIONAL NA DEPENDÊNCIA QUÍMICA

8

Ligia Bonacim Duailibi
Marilu Pacheco El-Id
Renata Pereira dos Santos

Um dos critérios para o diagnóstico da dependência química é o estreitamento de repertório, ou seja, em razão do consumo de substâncias, o paciente passa a reduzir, ou até mesmo abandona, atividades sociais, recreativas ou ocupacionais.[1]

É comum que o paciente dependente químico apresente algum déficit ocupacional, bem como rigidez na forma de pensar e de agir. Muitos nunca fizeram algo na vida que não fosse usar drogas. Com a abstinência total do uso de substâncias, o paciente precisa criar hábitos de vida, mas muitas vezes não tem condições de fazer isso sozinho, seja por déficit cognitivo, falta de interesse, não valorização do tratamento, desconhecimento de novas possibilidade de prazer, etc. Dessa forma, é necessária a criação de atividades que permitam a ele conhecer novas formas de viver, mudando seus hábitos.

TERAPIA OCUPACIONAL

CONCEITO

A terapia ocupacional (TO), tendo em vista que a dependência e suas repercussões fazem um corte no cotidiano do indivíduo, busca, por meio da atividade e da ocupação – conceitos centrais de sua área de atuação –, a construção, a reconstrução e a inauguração de um outro sentido cotidiano (ampliar e criar repertórios, sejam internos ou externos), intervindo na problemática do sujeito, buscando alternativas viáveis, individualizadas e saudáveis.[1,2]

OBJETIVOS

Os principais objetivos da TO na clínica da dependência química são:[1,3-5]

- Criar, juntamente com o paciente, projetos de atividades personalizadas e contextualizadas a sua realidade.
- Os projetos devem ser concluídos, sendo importante que tenham início, desenvolvimento e conclusão.
- Contrapor prazer da droga ao prazer do cotidiano.
- Que os projetos envolvam prazer – segundo Edwards,[6] somente se abandona a dependência por uma nova paixão.
- Ajudar o paciente a produzir uma nova identidade.
- Organizar o tempo livre do paciente além dos momentos de lazer.
- Promover prazer no cotidiano, que está associado a maior adesão ao tratamento.
- Resgatar o nível de adaptação funcional do cliente.
- Favorecer a reinserção social e a reconstrução da cidadania, considerando ser de fundamental importância a capacitação profissional e/ou o retorno ao trabalho.
- Estimular a retomada e/ou a aquisição de atividades saudáveis.

O PERFIL DO TERAPEUTA

A relação terapêutica é fundamental em todo o percurso terapêutico, alicerçando modelos de identificação positivos e saudáveis. O terapeuta deve estimular comportamentos e atitudes socialmente aceitáveis e valorizados, possibilitar a expressão simbólica e subjetiva, promover compreensão a respeito da problemática relacionada ao abuso de substância química, estimular e explorar potencialidades do paciente, incentivar a reformulação de hábitos e estilos de vida saudáveis, ou seja, reconhecer os pontos fortes do paciente e reforçá-los de forma positiva.[7,8]

É importante ainda que o terapeuta apresente uma postura empática em relação aos pacientes, escuta reflexiva e sem julgamento, não impondo suas ideias, seja coerente, tenha senso de ética, respeito, paciência e saiba comunicar-se.[2,9]

É fundamental proporcionar aos pacientes um ambiente organizador. O terapeuta deve saber realizar as atividades propostas, ao menos em seu nível mais básico, ter organização e planejamento, capacidade de motivar o envolvimento do paciente nas atividades, estimulando pensamentos criativos e ampliando o repertório de atividades diárias.[1,2]

INDICAÇÃO DE PACIENTES E O ESPAÇO TERAPÊUTICO OCUPACIONAL

A indicação de pacientes para a TO deve respeitar o perfil e as necessidades de cada indivíduo, e os critérios para o encaminhamento devem ser discutidos em equipe nas reuniões e supervisões clínicas.

É necessária uma sala com boa iluminação, sem poluição sonora, contendo pia, mesas e cadeiras, espaço para expor trabalhos, materiais para a realização das atividades e local para guardá-los.[3-5] Deve-se criar um ambiente agradável, de aceitação e empatia, onde os pacientes sejam esperados e acolhidos para fazer atividades, mexer com materiais, transformar e criar.[2] Trata-se de um lugar que pode ser utilizado pelos pacientes para expressão, vivência e significação de conteúdos necessários ao tratamento e à prevenção de recaída.

MODOS DE ATUAÇÃO

A abordagem pode ser individual e em grupo. Na abordagem individual, é feita uma avaliação do paciente para emitir um diagnóstico situacional, que consiste na exploração de hábitos anteriores à internação, bem como de sua rotina diária. É realizada uma avaliação dos déficits encontrados na execução das atividades, estabelecendo-se um trabalho de retomada e/ou início de atividades produtivas.[10-12]

> Deve-se estabelecer um contrato em que estejam definidos aspectos referentes ao atendimento: horário, frequência, objetivo da atividade, o que ocorre no caso de haver faltas, normas sobre o uso de celular, proibição ao paciente de falar de seu comportamento enquanto usava substância e de fazer comentários pessoais, entre outros.[9,18]

O atendimento em grupo pode ser realizado por meio de três tipos de grupos, de acordo com a demanda do paciente.[13,14]

1 **Grupo de atividades:** cada paciente faz sua atividade e mantém com o terapeuta uma relação individual.
2 **Grupo de atividade grupal:** é proposta pelo terapeuta uma única atividade, e cada paciente executa sua própria atividade, ou seja, todos os membros do grupo executam individualmente uma única proposta de atividade.[12]
3 **Grupo de projeto:** é proposto um projeto de atividade pelo terapeuta e todos os participantes do grupo a realizam coletivamente.

Quanto à estrutura, os grupos podem ser abertos ou fechados.[15-17]

PRÁTICA
PROJETOS TERAPÊUTICOS: MODELO DE REABILITAÇÃO SOCIAL

Reabilitação psicossocial é um processo que facilita ao paciente com limitações uma melhor reestruturação de autonomia de suas funções na comunidade.

Todo projeto terapêutico deve facilitar a autonomia do paciente, considerando que reabilitar não é adaptar, mas um processo de construção da autonomia.

ATIVIDADE 8.1

SAÍDAS DIRIGIDAS

As saídas dirigidas funcionam como uma intervenção breve, proporcionando ao paciente experimentar novas rotinas, vivenciar situações prazerosas e significativas, aumentando seu repertório geral, seu bem-estar físico e social e, consequentemente, favorecendo a abstinência.[7]

Esse tipo de atividade não é indicado, no entanto, para um paciente que esteja em uso de substâncias, em crise de abstinência ou instabilidade de qualquer ordem. Em tais condições, ele não aproveitaria a atividade. É necessário que o paciente apresente certa estabilidade, a ser avaliada pelo terapeuta. O profissional deverá, ainda, observar os fatores de risco e de proteção na hora de planejar a saída dirigida.

No caso de o paciente se desestabilizar durante a atividade, o terapeuta precisa estar apto a lidar com intervenção de crise (ver Cap. 10). A saída dirigida, por ser uma atividade externa, fora do ambiente estruturado e monitorado da clínica, deixa o paciente exposto.

Planejamento

O planejamento da atividade é muito importante. O ideal é concluí-lo com uma semana de antecedência, pois muitas vezes é necessário comprar ingressos ou fazer reservas. É fundamental ter informações sobre o local, o tempo de deslocamento até ele, horários, situação do trânsito, tipos de vestuário, e tudo aquilo que favoreça a realização da atividade da melhor forma possível. Por exemplo, no caso de práticas esportivas (caminhadas, escaladas), o paciente deverá usar roupas confortáveis.

Além disso, é fundamental que o terapeuta conheça o paciente ou o grupo, o que favorecerá a condução da atividade. Sugere-se considerar nessa avaliação:

- como o paciente faz suas escolhas
- se o paciente se coloca diante das escolhas de maneira ativa, expressando suas vontades e desejos
- como o paciente se organiza diante de uma atividade
- que espaço as ocupações preenchem na vida do paciente
- qual a capacidade do paciente de planejar seu dia a dia, associando atividades prazerosas e qualidade de vida
- se o paciente tem comorbidades
- se deve tomar algum medicamento no horário da atividade e se há algum medicamento a ser usado em caso de emergência

A saída dirigida pode acontecer individualmente ou em grupo, e sua duração vai depender muito das circunstâncias: local, perfil dos pacientes, estados de humor e emocional, etc. Em média quatro horas são suficientes para organização, saída e retorno. O ideal é que a saída aconteça uma vez por semana, mas isso nem sempre é possível. Nesse caso, ela deve ser organizada para acontecer ao menos uma vez por mês.

Cada terapeuta deve acompanhar cerca de dois ou três pacientes. Em caso de grupos maiores, mais de um terapeuta deve acompanhar a atividade. A atividade começa com uma introdução feita pelo terapeuta sobre a saída que será realizada. Durante a atividade é importante que o terapeuta esteja atento a todas as ações e reações dos pacientes e faça intervenções, se necessário. O paciente NUNCA deve ficar sozinho. Se houver condições, após a atividade, todos podem fazer um lanche juntos antes de retornar para a clínica.

Na volta, o terapeuta pode fazer um fechamento, conversando com os pacientes sobre a atividade, o que foi sentido e, principalmente, como a atividade ajudou no tratamento. É importante que o paciente perceba, a partir dessa saída, vantagens para sua recuperação, seja pelo simples prazer de circular sem o uso de nenhuma substância, seja por aprender/reaprender hábitos saudáveis.

A saída dirigida pode ajudar o paciente a desenvolver:

- Ampliação e mudança de repertório
- Habilidade de recusa e enfrentamento (como dizer "não")
- Habilidade de comunicação: escuta ativa, assertividade, formas positivas de resposta a críticas, respostas passivas, agressivas ou passivo-agressivas
- Suporte social e relações interpessoais
- Análise e exploração de atividades de risco e atividades saudáveis
- Habilidade na resolução de problemas: orientação geral, identificação de problemas, criação de alternativas, tomada de decisão e verificação
- Manejo de afetos negativos: raiva, frustração, solidão e tensão (conscientização/identificação e estratégias de manejo)
- Manejo de afetos positivos: o terapeuta deve focar nos potenciais e nas capacidades saudáveis
- Autocuidado e autoestima
- Retomada de hábitos antigos, que abandonou depois que começou o uso de substâncias
- Criação de novos hábitos
- Descobrimento de novas formas de sentir prazer

Atividades

As atividades podem ser divididas em três grupos: atividades físicas e esportivas, atividades artísticas e atividades de lazer. A cada semana pode ser escolhida uma atividade de cada grupo.

GRUPO 1. ATIVIDADES FÍSICAS E ESPORTIVAS

Figlie e Sales[1] observam que o uso de drogas resulta em envelhecimento precoce, sendo as principais consequências desse processo a mudança no estado geral da saúde psicológica (sintomas da abstinência, ansiedade, irritabilidade, distúrbios do sono), no estado geral de saúde física (sintomas da abstinência, cardiopatias, angiopatias, pneumopatias, miopatias, endocrinopatias, neuropatias), além da piora do nível de condicionamento físico e da capacidade de trabalho.

Praticar atividade física ajuda na melhoria da qualidade de vida do indivíduo, pois, além de proporcionar ganhos fisiológicos, também contribui para o seu bem-estar mental. A prática de atividade física está associada à liberação de substâncias pelo organismo. Uma delas é a endorfina, que age no cérebro, proporcionando um estado de prazer e relaxamento.[19-21] A atividade física faz o organismo adaptar-se a um patamar de maior exigência e capacidade de resposta. Se observarmos as pessoas em tratamento para dependência química, existe um processo contínuo, desde a fase inicial, que se caracteriza pela limitação, pela perda progressiva da capacidade de adaptar-se, de responder a uma sobrecarga física ou mental, seja do cotidiano, seja uma sobrecarga artificial ou incomum, como sua exposição a doenças provenientes do uso de substâncias.

Por tudo isso, a prática de atividades físicas como opção de saída dirigida no tratamento do dependente químico é bastante relevante. São exemplos de atividades desse tipo golfe, boliche, escalada *indoor*, pedalada, caminhada, aulas de dança, aulas de ioga, arco e flecha, aulas de surfe.[19-21] A atividade física deve variar de intensidade e duração, respeitando a individualidade biológica de cada paciente e produzindo um estado de relaxamento, tanto psíquico quanto somático.[6]

Exemplo: boliche

Uma partida de boliche dura, em média, uma hora, mas deve-se adaptar a atividade ao estado emocional do paciente, lembrando de suas complexidades. Pode ser que ele tenha dificuldade em lidar com frustrações, e perder o jogo pode deixá-lo muito agitado e irritado. Mas também se pode usar o boliche para ajudá-lo a lidar com essa questão. O importante, nesse caso, é avaliar o estado emocional, o humor e a ansiedade do paciente. Conforme o caso, 20 minutos talvez já sejam suficientes para que ele perceba o quanto o jogo pode ajudá-lo em sua recuperação. Durante o jogo, o terapeuta pode pontuar alguns aspectos, como, por exemplo:

- "Lembre da sua jogada passada, veja o que pode mudar."
- "Respire fundo antes de jogar."
- "Foque no seu objetivo."
- "Percebeu sua impulsividade? Pegou a bola e jogou, nem se preparou."

- "Sente-se enquanto aguarda os outros jogarem. Você parece muito ansioso."
- "Não se ocupe com o resultado do outro, cuide para se superar."

GRUPO 2. ATIVIDADES ARTÍSTICAS

Neste grupo, incentiva-se a criatividade, a sensibilidade, os valores estéticos, bem como se possibilita que o paciente encontre formas para expressar seus sentimentos e emoções.

Exemplo: exposição de arte

Os pacientes dependentes químicos, em sua maioria, não têm o hábito de visitar exposições, e quando essa proposta é apresentada a eles, é comum surgir alguma resistência. Vale lembrar que o dependente químico, devido a sua doença, é intolerante e impaciente, por isso é muito importante que o objetivo da atividade fique claro para ele.

Essa é uma atividade que ajuda o paciente a lidar com suas frustações e contrariedades, favorecendo o treino da paciência. No entanto, exige que o terapeuta compreenda que talvez o paciente não leve muito tempo admirando uma mesma obra e saiba quando é a hora de exigir um comportamento mais tolerante e quando é a hora de aceitar a sua impaciência.

Para melhor conduzir a atividade, o terapeuta deve conhecer ou se informar sobre o artista cujas obras serão visitadas. Pode-se procurar exposições de que o paciente já tenha ouvido falar ou que ofereçam alguma atividade interativa.

No fechamento, é importante ouvi-lo e destacar o fato de ter acumulado uma nova experiência, ajudando-o a identificar os aspectos positivos e as vantagens da atividade.

GRUPO 3. ATIVIDADES DE LAZER

Atividades de lazer proporcionam aos pacientes momentos de descontração e diversão. São oportunidades de vivenciar novas experiências e recomeçar a vida aprendendo a cultivar hábitos saudáveis. Parques aquáticos, parques de diversão, cinemas, teatros e praias são exemplos de locais onde se podem praticar atividades de lazer.[19-21]

Exemplo: cinema

Para essa atividade é muito importante a escolha do filme. Devem-se evitar filmes violentos e/ou que retratem o uso de drogas. É recomendável escolher filmes de que todos possam gostar e dos quais seja possível extrair temas para discussão ao término da atividade. Só o fato de estar em um cinema, experimentando algo saudável, já trará ao paciente uma sensação de bem-estar.

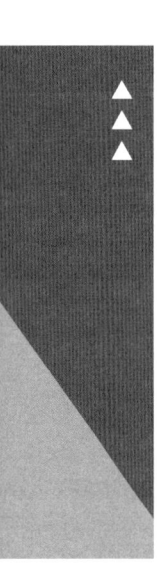

Alguns cuidados devem ser tomados:

- Pacientes que não apresentem condição de ficar na sala de cinema por duas horas, não devem ir.
- Sempre que o paciente for ao banheiro, o terapeuta deve acompanhá-lo.
- O paciente, por vezes, pode dormir durante o filme. Isso decorre de diferentes motivos, como estar sob uso de medicamentos que o deixam sonado, não ter dormido na noite anterior, ter dificuldade atencional para focar no filme, etc.
- O terapeuta deve cuidar para que o paciente seja sempre assertivo em suas manifestações.

VISITAS A INSTITUIÇÕES

As visitas a instituições são direcionadas a pacientes já com quadro clínico e psiquiátrico estabilizado.[6] São atividades previstas no calendário da clínica para datas comemorativas, como Páscoa, festas juninas, dia das crianças, campanha do agasalho e Natal. Creches, Centros de Atenção Psicossocial Infantil (CAPSi), abrigos de crianças e hospitais são exemplos de instituições que podem ser visitadas.

Essa atividade é planejada em quatro etapas, com pelo menos um mês de antecedência:

1. Os dependentes químicos trabalham temas como renovação, preservação das tradições culturais, solidariedade, empatia, integração, etc.
2. Verifica-se que instituições aceitam visitas e doações, qual o melhor dia e horário, e é feito o agendamento.
3. A clínica realiza uma campanha para receber doações de doces, chocolates, brinquedos, agasalhos, etc.
4. São realizadas atividades criativas com os pacientes, como confecção de embalagens e cartões, ensaio de músicas para serem cantadas na visita e brincadeiras para serem feitas com as crianças.

Todas as atividades são supervisionadas e dirigidas por profissionais terapeutas. São atividades que visam ativar naturalmente outras fontes de prazer do cérebro, como fazer, criar, produzir, participar e relacionar-se com o outro necessitado. Ajudam a desenvolver habilidades de empatia, de conversar, de se solidarizar com a história de outros que sofrem abandono e doença.

ATIVIDADE 8.2

ATIVIDADE 8.3

OFICINAS DE ARTE

As atividades artísticas contribuem para o encontro da pessoa com o seu potencial criador, gerando, assim, a oportunidade de enxergar novas possibilidades de vida. Favorecem ainda a organização, a flexibilidade mental, o desenvolvimento das funções sensório-motoras e a criatividade, por meio da prática e da expressão da arte. Quando realizadas em grupo, também permitem a interação entre os seus participantes.

Apresentamos várias técnicas, desde pintura em telas, papel, tecido, madeira e outras, como artesanato de modo geral.

Por meio das atividades artísticas, o paciente tem a possibilidade de:[6]

- Ampliar a capacidade de escuta e observação.
- Aprender a perceber a diversidade das formas.
- Identificar e elencar prioridades que o levem à conquista de metas, considerando a intensidade do seu comprometimento.
- Trabalhar a flexibilidade, no sentido de aceitar o erro e corrigi-lo.
- Priorizar etapas para conseguir desenvolver ou realizar o trabalho, em uma ordem a que talvez não esteja habituado.
- Aprender por meio dos erros e acertos a lidar com a frustração.
- Exercitar a flexibilidade mental cognitiva.
- Exercitar a concentração e o controle das emoções.
- Aprender a idealizar, imaginar e, por fim, concretizar, por meio das imagens criadas, valorizando o imaginário.

Todo indivíduo tem condições de desenhar ou pintar, criar ou desenvolver, por meio da imaginação, algo que dê sentido e forma àquilo que imagina, a sonhos e sentimentos, como raiva, amor, tristeza e alegria.

Para ter acesso a exemplos de trabalhos desenvolvidos em oficinas de arte, acesse o *hotsite* do livro.

CONSIDERAÇÕES FINAIS

A prática da TO com dependentes químicos promove ações capazes de ampliar e criar repertórios internos ou externos.[13,22,23] Seu uso pode ser adequado para o manejo de situações agudas (sintomas de abstinência) e durante a fase de recuperação da dependência química.[13,22]

Por meio das atividades, pode-se proporcionar aos pacientes um ambiente organizado para a criação de novas possibilidades de expressão. As atividades promovem uma experiência que auxilia na ampliação da comunicação, na sensação de completude (atividade com começo, meio e fim), no reconhecimento de novas habilidades, permitindo, dessa forma, um crescimento pessoal e favorecendo a autonomia.[9,18]

Todas as atividades são elaboradas segundo um planejamento prévio realizado pela equipe, em que são estabelecidos temas para todas elas, inclusive a oficina de artes.

REFERÊNCIAS

1. Figlie NB, Sales CMB. Entrevista motivacional. In: Diehl A, Cordeiro DC, Laranjeira R, organizadores. Dependência química: prevenção, tratamento e políticas públicas. 2. ed. Porto Alegre: Artmed; 2019. p. 267-73.

2. Barata DA, Cocenas SA, Kebbe LM. Coordenação de grupos de terapia ocupacional em enfermaria psiquiátrica: relato de supervisão realizada com uma estagiária. Cad Ter Ocup UFSCar. 2010;18(2):181-90.

3. Bezerra DB, Oliveira JM. A atividade artística como recurso terapêutico em saúde mental. Bol Saúde. 2002;16(2):135-7.

4. Brasil. Ministério da Saúde. Secretaria de Atenção à Saúde. Saúde mental no SUS: acesso ao tratamento e mudança do modelo de atenção: relatório de gestão 2003-2006. Brasília: Ministério da Saúde; 2007.

5. Cavalcanti A, Galvão CRC. Terapia ocupacional: fundamentação e prática. Rio de Janeiro: Guanabara Koogan; 2007.

6. Edwards B. Desenhando com o lado direito do cérebro [Internet]. 4. ed. Rio de Janeiro: Ediouro; 2002 [capturado em 28 jan. 2020]. Disponível em: https://estudanteuma.files.wordpress.com/2014/09/desenhando-com-o-lado-direito-do-cerebro-betty-edwards-4-edicao.pdf.

7. Ferrari SML. Terapia ocupacional: a clínica numa instituição de saúde mental. Cad Ter Ocup UFSCar. 2006;14(2):121-7.

8. Hagedorn R. Ferramentas para a prática em terapia ocupacional: uma abordagem estruturada aos conhecimentos e processos centrais. São Paulo: Roca; 2007.

9. Ballarin MLGS. Algumas reflexões sobre grupos de atividades em terapia ocupacional. In: Pádua EMM, Magalhães LV, organizadoras. Terapia ocupacional: teoria e prática. Campinas: Papirus; 2003. p. 63-76.

10. Cunha ACF, Santos TF. A utilização do grupo como recurso terapêutico no processo da terapia ocupacional com clientes com transtornos psicóticos: apontamentos bibliográficos. Cad Ter Ocup UFSCar. 2009;17(2):133-46.

11. Kebbe LM, Santos TR, Cocenas SA. Etapas constitutivas de um grupo de atividades em um hospital dia psiquiátrico: relato de experiência. Cad Ter Ocup UFSCar. 2010;18(1):77-84.

12. Oliveira E, Oliveira MAF, Claro HG, Paglione HB. Práticas assistenciais no centro de atenção psicossocial de álcool, tabaco e outras drogas. Rev Ter Ocup Univ São Paulo [Internet]. 2010 [capturado em 28 jan. 2020];21(3):247-54. Disponível em: https://www.revistas.usp.br/rto/article/download/14111/15929/.

13. Maximino VS. Grupos de atividades com pacientes psicóticos. São José dos Campos: UNIVAP; 2001.

14. Nascimento VP, Lino MES, Campos GV, Andrade E, Mancini MC, Tirado MGA. Grupo de leitura e produção de textos: uma intervenção da terapia ocupacional. Rev Ter Ocup Univ São Paulo [Internet]. 2007 [capturado em 28 jan. 2020];18(1):17-21. Disponível em: https://www.revistas.usp.br/rto/article/download/14000/15818/.

15. Organização Mundial da Saúde. Classificação de transtornos mentais e de comportamento da CID-10. Porto Alegre: Artmed; 1993.

16. Samea M. O dispositivo grupal como intervenção em reabilitação: reflexões a partir da prática em terapia ocupacional. Rev Ter Ocup Univ São Paulo [Internet]. 2008 [capturado em 28 jan. 2020];19(2):85-90. Disponível em: https://www.revistas.usp.br/rto/article/download/14033/15851/.

17. Zimerman DE. Fundamentos básicos das grupoterapias. 2. ed. Porto Alegre: Artmed; 2000.

18. Benetton MJ. A terapia ocupacional como instrumento nas ações de saúde mental [tese]. Campinas: Universidade Estadual de Campinas; 1994.

19. Nogueira L. Luz e sombra. Desenhe Tudo [Internet]. [2012] [capturado em 28 jan. 2020]. Disponível em: http://desenhetudo.blogspot.com.br/p/luz-e-sombra.html.

20. Silva R. Luz e sombra na arte [Internet] [apostila]. Porto Alegre: Colégio La Salle Dores; [2019] [capturado em 30 jan. 2020]. Disponível em: http://www.lsdores.com.br/portalnied/turma_171_artes_arquivos/apostila_artes_7ano.pdf

21. Diniz P. Elementos da linguagem visual. Paloma Diniz [Internet]. 2015 [capturado em 28 jan. 2020]. Disponível em: https://palomanndiniz.com/tag/luz-e-sombra/.

22. Liebmann M. Exercícios de arte para grupos: um manual de temas, jogos e exercícios. 4. ed. São Paulo: Summus; 2000.

23. Roeder MA. Benefícios da atividade física em pessoas com transtornos mentais. Rev Bras Ativ Fís Saúde. 1999;4(2):62-76.

LEITURAS RECOMENDADAS

Mendonça TCP. As oficinas na saúde mental: relato de uma experiência na internação. Psicol Ciênc Prof [Internet]. 2005 [capturado em 28 jan. 2020];25(4):626-35. Disponível em: http://www.scielo.br/scielo.php?script=sci_arttext&pid=S1414-98932005000400011.

Munari DB. Arte, arteiros e artistas: uma reflexão acerca da arte. In: Valladares ACA, organizadora. Arteterapia no novo paradigma de atenção em saúde mental. São Paulo: Vetor; 2004. p. 69-86.

Sher L. Role of endogenous opioids in the effects of light on mood and behavior. Med Hypotheses. 2001;57(5):609-11.

ESTRATÉGIAS PARA O GERENCIAMENTO DE CASO

9

Cláudio Jerônimo da Silva

O tratamento da dependência química costuma ser tão complexo quanto a psicopatologia e a gênese desse transtorno. Por se tratar de uma doença multifatorial, que envolve aspectos médicos, psicológicos, sociais e familiares, compor e dosar os itens do tratamento da dependência química exige mais do que conhecimento técnico; são necessárias também experiência, sensibilidade para compreender e lidar com problemas diversos sob enfoques também diversos – como o de pacientes, familiares e profissionais envolvidos –, bem como liderança e boas conexões com serviços sociais, médicos, psicológicos e de emprego e renda.

Os casos mais complexos, com mais repercussões clínicas e sociais, exigem um arsenal terapêutico que raramente um único profissional domina, e mesmo aqueles mais preparados do ponto de vista técnico dificilmente conseguirão gerenciar todos os aspectos envolvidos se trabalharem individualmente.

É preciso lembrar, também, que, de forma ainda mais contundente do que em outras áreas da saúde, o processo de recuperação das doenças mentais (que envolvem comportamento) necessariamente exige a participação ativa e engajada do próprio paciente. Por isso, ajudá-lo a se manter

> A natureza da dependência química impõe que somente o trabalho conjunto e harmônico de áreas distintas do conhecimento conseguirá compor estratégias convergentes para a recuperação.

motivado durante o processo, que costuma ser longo, é um dos aspectos terapêuticos mais importantes no manejo clínico.

O gerenciamento de caso é um conjunto de estratégias que ajudam nesse manejo, com foco na gestão das ferramentas terapêuticas, liderando as pessoas envolvidas na direção correta.

O QUE É GERENCIAMENTO DE CASO?

É mais fácil definir gerenciamento de caso pelos seus princípios, mas podemos dizer que se trata da atribuição de um método de gestão clínica de casos complexos, preparando os serviços ou conectando serviços e pessoas envolvidas para que as demandas relacionadas ao uso problemático de drogas e suas comorbidades sejam identificadas e atendidas. Desde que garantidos os princípios básicos, o método pode variar, e não existe um modelo único e universal que tenha sido testado.

Cada serviço, em cada território, pode traçar caminhos próprios. Esses caminhos de conexão de serviços médicos, psicológicos e de assistência social devem ser o mais institucionalizados possível, mas é importante salientar que, por mais sistematizados, informatizados e institucionalizados que sejam os caminhos de conexão entre os serviços, se trata sempre, sobretudo na cultura brasileira, de relacionamento entre pessoas – um *network* que precisa ser cultivado. Portanto, podemos afirmar que, por mais protocolares que sejam as condutas em saúde mental, elas sempre guardam um aspecto artesanal, que faz dessa clínica uma arte individualizada. Manter esse relacionamento pessoal com os parceiros da rede permite acesso rápido e direto para discutir detalhes das necessidades de cada paciente. O gerente de caso é quem dá voz e clareza às necessidades individuais de cada paciente.

> Gerenciamento de caso é a atribuição de um método para gerenciar ferramentas terapêuticas e pessoas envolvidas no tratamento de casos complexos de dependência química.

OBJETIVOS DO GERENCIAMENTO DE CASO

A Figura 9.1 aponta os principais objetivos do gerenciamento de caso.

PRINCÍPIOS E MÉTODO DE GERENCIAMENTO DE CASO

Princípios básicos da gestão não podem ser esquecidos quando tratamos de gerenciamento de casos clínicos complexos. Certamente, seria intuitivo para qualquer um afirmar que não é possível fazer gestão *lato sensu* se o plano estratégico não estiver ao alcance de to-

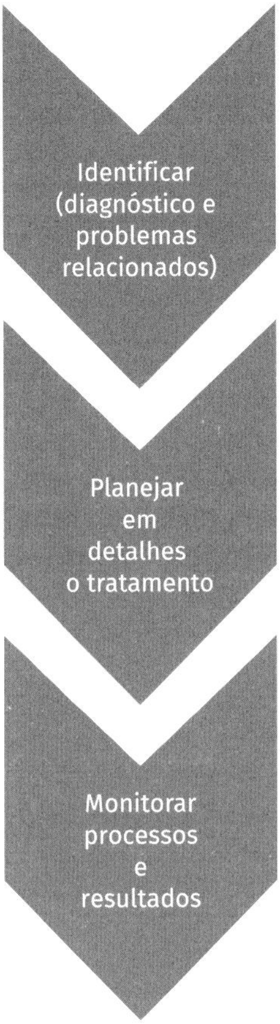

TRATAMENTO DO USO DE SUBSTÂNCIAS QUÍMICAS

Identificar (diagnóstico e problemas relacionados)
- Colher dados da história clínica.
- Organizar os dados.
- Analisar e classificar os fenômenos.
- Identificar as necessidades e demandas.

Planejar em detalhes o tratamento
- Desenvolver uma proposta de intervenção customizada.
- Recrutar equipamentos para atender necessidades e demandas.
- Estabelecer as conexões necessárias e "formar" a rede de tratamento.

Monitorar processos e resultados
- Avaliar periodicamente o tratamento e reformular o processo tantas vezes quantas necessárias.
- Acompanhar.

Figura 9.1 OBJETIVOS DO GERENCIAMENTO DE CASO.

dos, apontando direções e medições a serem realizadas durante o processo. Entretanto, na prática clínica cotidiana, não é incomum que pacientes, terapeutas e familiares se sintam perdidos no processo, perguntando-se para onde todos estão caminhando e qual o objetivo de cada uma das ações terapêuticas, bem como qual o impacto de cada conduta ou medida adotada.

Tanto o paciente como familiares e terapeuta se veem em meio a uma série de problemas e sintomas agudos que se sobrepõem uns aos outros, e às vezes pontos estratégicos são negligenciados, como, por exemplo, o monitoramento do uso de substâncias, que nem sempre é priorizado ou é feito de maneira imprecisa, porque se torna tão comum e sabido por todos que parece desnecessário colocá-lo em pauta repetidamente. A prioridade se torna a resolução das emergências sintomáticas e de consequências sociais, como se fossem desconectadas do uso de drogas, e o tratamento se transforma em um constante apagar de incêndios.

O gerenciamento de caso é um método de gestão que ajuda todos os envolvidos a manter o foco nas metas estratégicas do tratamento. A abstinência, portanto, deve ser sempre uma das metas incansavelmente discutidas ao longo do tratamento. Ferramentas simples de gestão podem ajudar o terapeuta e devem ser encaradas como parte do arsenal terapêutico, tamanha a sua importância.

> O gerenciamento de caso exige de quem o faz uma rede de contatos e serviços, que deve ser recrutada na medida exata da necessidade do paciente.

Deve-se lembrar que manter a liderança não é uma tarefa simples em gestão de maneira geral, e não o é também no contexto clínico. Não é incomum que durante o tratamento exista conflito de liderança entre terapeutas envolvidos, familiares e paciente. O terapeuta que faz a gestão do caso deve ficar atento para qualquer sinal de que falte uma liderança clara e legítima para intervir, entender e resolver as dissonâncias.

Planejar e executar o plano terapêutico também não é tarefa fácil. Determinar, instruir, aconselhar ou apontar o que precisa ser feito não garante sua execução. Às vezes o paciente e sua família não sabem ou não conseguem realizar tarefas aparentemente simples, apesar de estarem convencidos de que precisam executá-las. Às vezes eles carecem de um método que os ajude a executar o plano em seus detalhes e precisam de ajuda ativa. Tarefas simples, como a marcação de uma consulta ou o agendamento para solicitação de segunda via de um documento, podem ser procrastinadas a ponto de prejudicar todo o processo.

Medir resultados tão subjetivos também é difícil. Geralmente os casos complexos demandam inúmeras medidas terapêuticas, comportamentais e de reprogramação cognitiva, e ao final fica difícil avaliar à qual delas se deve cada resultado alcançado. O gerente de caso deve estar atento para essas coisas e oferecer um modo sistemático para que o próprio paciente e seus familiares avaliem os resultados alcançados e ajudem nas tomadas de decisão. Faz parte da técnica de gerenciamento de caso o empoderamento dos envolvidos nos processos decisórios. Algumas vezes o paciente ou a família não entendem o que são as medidas terapêuticas. Medidas simples, como organizar o horário biológico (como hora de levantar-se, comer e ir para a cama), não recebem a devida atenção, e o paciente não se engaja nelas porque não compreendeu sua importância para o seu caso. Por exemplo, ele pode desconsiderar o horário de tomar o medicamento porque lhe parece que esse detalhe não interfere no resul-

> Planejar, organizar e manter a liderança do tratamento são desafios cotidianos na clínica da dependência química.

TRATAMENTO DO USO DE SUBSTÂNCIAS QUÍMICAS

tado do tratamento ou, mesmo que entenda a importância disso, não consegue organizar o seu dia para que a tarefa seja realizada a contento.

A Figura 9.2 ilustra os princípios a serem considerados pelos clínicos responsáveis por gerenciar casos complexos.

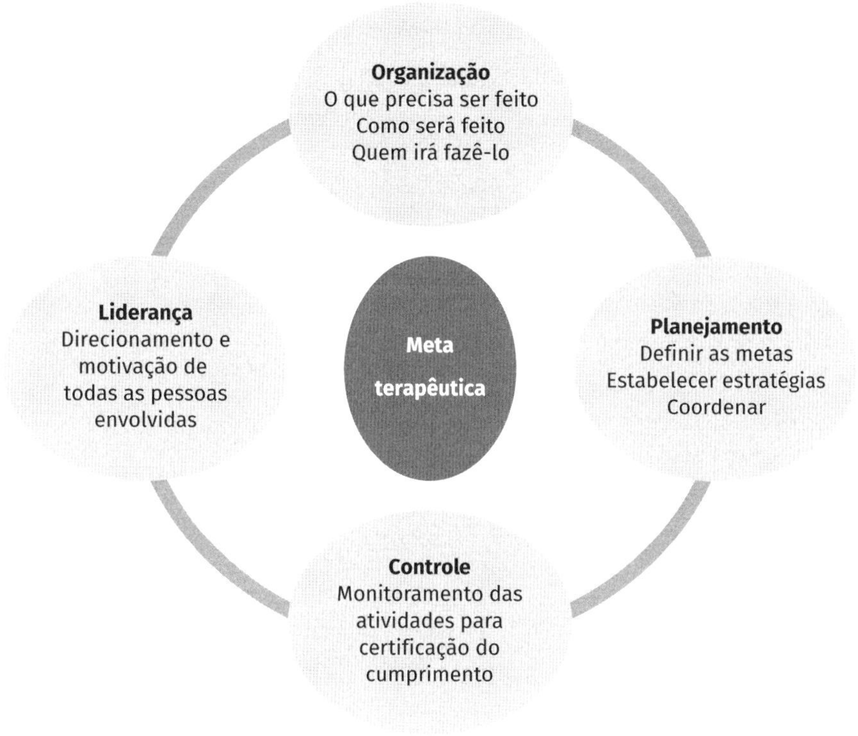

Organização
O que precisa ser feito
Como será feito
Quem irá fazê-lo

Liderança
Direcionamento e motivação de todas as pessoas envolvidas

Meta terapêutica

Planejamento
Definir as metas
Estabelecer estratégias
Coordenar

Controle
Monitoramento das atividades para certificação do cumprimento

Figura 9.2 PRINCÍPIOS DE GESTÃO DE CASOS COMPLEXOS.

PRÁTICA
A PRÁTICA DO GERENCIAMENTO DE CASO

Fazer uma *checklist* do que não pode ser deixado em segundo plano e ter registro disso pode ajudar o clínico na gestão do caso. Traçar metas e prazos e definir responsabilidades ajuda na gestão do caso e garante que todos se mantenham empenhados e comprometidos. Naturalmente a responsabilidade final é sempre do paciente, uma vez que é de seu comportamento que tratamos, mas a responsabilidade de quem o ajudará em cada tarefa e a cada passo será de pessoas diferentes.

Só o médico, por exemplo, pode ajudar o paciente a rever o medicamento, mas um acompanhante terapêutico pode estar com ele quando da retirada de um documento pessoal, o assistente social pode ajudá-lo no agendamento de entrevistas de emprego, e seus pais, no gerenciamento do horário de medicação. Oferecer essa ajuda sem tomar para si a responsabilidade total, deixando o paciente protagonizar a sua recuperação, também faz parte do papel do gerente de caso.

Em resumo, a prática do gerenciamento de caso deve incluir:

> O gerente de caso é quem dá voz às necessidades do paciente.

1. Identificar as necessidades específicas de cada paciente em cada domínio de sua vida, determinando os pontos fortes e fracos em cada uma delas.
2. Planejar as ações terapêuticas, desenvolvendo uma proposta específica para cada paciente.
3. Estabelecer uma conexão com outros profissionais ou serviços de saúde, seja na rede formal ou informal, pareando as necessidades dos pacientes com o serviço oferecido.
4. Monitorar e avaliar o caso, medindo da forma mais objetiva possível os progressos obtidos, utilizando, por exemplo, exames de urina para monitoramento do uso de substâncias e escalas de avaliação para fissura e sintomas de comorbidades, como ansiedade ou depressão.
5. Facilitar o amparo legal em caso de necessidade.
6. Facilitar o acesso aos programas sociais de moradia, emprego e renda.
7. Garantir que os programas se ajustem às necessidades e particularidades do caso.
8. Acompanhar e estimular o engajamento em cada programa acessado; não apenas encaminhando, mas garantindo a inserção de fato.

INSTRUMENTOS NECESSÁRIOS PARA O GERENCIAMENTO DE CASO

Os instrumentos utilizados na gestão de caso advêm da experiência clínica. Gerenciar o caso é utilizar um método de gestão. A seguir são enumerados alguns pontos importantes na prática clínica cotidiana de casos complexos:

1. Faça um plano por escrito, com metas estratégicas claras e acordadas por todos os envolvidos, como, por exemplo: "Desejamos com isso monitorar o seu consumo de drogas, amenizar os sintomas de depressão, insônia e ansiedade e melhorar a sua *performance* na família e no trabalho".
2. Para cada uma das metas estabelecidas, trace um plano terapêutico. Por exemplo: "Esperamos com este medicamento melhorar os seus sintomas depressivos e com este

outro, os sintomas da síndrome de abstinência. Com a terapia, esperamos monitorar o uso de drogas e oferecer estratégias para que você lide com seus comportamentos-problema, e com o acompanhamento terapêutico esperamos ajudar na reeducação dos seus hábitos. Vamos medir juntos a cada mês, por meio de algumas escalas, os avanços que você obteve em cada área".

3   Estabeleça um modo periódico e sistemático de reavaliação do plano com todos os envolvidos: familiares, cônjuge, paciente e equipe; reserve um tempo considerável para discutir o processo. Fazer gestão exige estabelecer tempo, dedicação e medições o mais objetivos possível. Use escalas que o ajudem a objetivar as avaliações.
4   Estabeleça uma equipe que trabalhará afinada com você e tenha um bom canal de comunicação e disponibilidade para discutir o plano e trabalhar com esse método.
5   Saiba quem é a liderança do tratamento e trabalhe em sintonia com ela. Isso ajuda o paciente a reconhecer e seguir condutas e sugestões do líder. Conflitos de liderança explícitos ou implícitos são um elemento de confusão muito comum em casos complexos. Entenda que cada paciente é um caso específico e pode exigir uma liderança que não seja necessariamente você. Trabalhe em sintonia com essa liderança, converse com ela e afine detalhes do plano.
6   O tratamento e a gestão do caso exigem tempo e consomem recursos financeiros. Converse com todos a esse respeito para garantir que haverá recursos durante a execução do plano. É comum haver falhas no plano terapêutico porque o custo do tratamento exige mais recursos do que a família e o paciente estão dispostos a empregar ou porque os recursos acabam no meio do processo. Gerar falsas expectativas também é uma falha comum. De maneira geral, os casos complexos costumam exigir tratamento de longo prazo. A família e o paciente podem se sentir inibidos para conversar a respeito do investimento financeiro, mas cabe ao líder do tratamento levantar essa questão, bem como discuti-la com clareza.

PRINCIPAIS METAS A SEREM MONITORADAS NO GERENCIAMENTO DE CASO DE TRANSTORNO PELO USO DE SUBSTÂNCIAS

Embora as metas do tratamento de casos complexos costumem ser bastante peculiares e devam ser traçadas de forma individualizada, a seguir é apresentado um modelo de tabela com demandas mais graves e difíceis (Tab. 9.1). Naturalmente, as ferramentas terapêuticas dependem de um diagnóstico bem realizado, e são apresentados aqui exemplos de estratégias, ou seja, não devem ser tomados como receita para casos em geral. É importante, junto com essa tabela, esclarecer quem serão os responsáveis por ajudar no atingimento de cada meta.

Tabela 9.1 ACOMPANHAMENTO DE METAS ESTRATÉGICAS PARA O PROCESSO DE RECUPERAÇÃO

Meta acordada	Ferramentas	Avaliação e medição
Manter a abstinência	• Mudar alguns hábitos e comportamentos por meio de terapia semanal e acompanhamento terapêutico diário • Frequentar grupo de ajuda mútua	• Avaliar em 30 dias, com o terapeuta, os avanços da terapia • Apresentar exame de urina duas vezes por semana para a equipe de tratamento • Verificar a presença nos grupos de ajuda mútua em 30 dias
Melhorar sintomas de ansiedade	• Tomar o medicamento no horário correto (com ajuda de um familiar) e fazer acompanhamento psiquiátrico uma vez por mês	• Reaplicar a escala de ansiedade em 30 dias • Fazer reunião com familiar responsável pela ajuda na administração do medicamento para avaliação conjunta
Recolocar-se no emprego	• Reformular o currículo • Atualizar-se para participar de processos seletivos • Inscrever-se nos programas de apoio e suporte social existentes na região, por meio de reunião semanal com o serviço social	• Avaliar em 30 dias, com o serviço social, programas contatados, avanços e possibilidades em cada um deles, bem como os próximos passos
Engajar-se em trabalho voluntário	• Obter informações sobre oportunidades de trabalho voluntário	• Avaliar em 30 dias programas contatados, vantagens e desvantagens de cada um deles
Fortalecer a *performance* familiar	• Resolver problemas legais relacionados aos filhos por meio de consultoria com advogado • Aumentar a participação em atividades sociais • Comparecer ao grupo de ajuda mútua	• Escrever cartas, dar suporte financeiro, participar de eventos que envolvam a família
Realizar *check-up* médico	• Agendar consultas médicas e dentárias; obter informações do médico sobre diagnósticos, resultados de exames, medicamentos, etc.	• Disponibilizar resultados para a equipe de tratamento

Continua

TRATAMENTO DO USO DE SUBSTÂNCIAS QUÍMICAS

Tabela 9.1 ACOMPANHAMENTO DE METAS ESTRATÉGICAS PARA O PROCESSO DE RECUPERAÇÃO

Meta acordada	Ferramentas	Avaliação e medição
Melhorar a alimentação	• Encaminhar para uma dieta balanceada ou consulta com nutricionista	• Disponibilizar o programa de tratamento para futuros contatos com os profissionais envolvidos
Viabilizar moradia/ alojamento	• Encontrar moradia apropriada às condições de vida e necessidades do cliente	• Listar prós e contras das condições e dos preços
Gerenciar o tempo	• Comparecer pontualmente aos encontros e compromissos agendados	• Verificar por meio da *performance* no tratamento
Organizar as finanças	• Pagar contas, identificar com clareza a situação financeira e procurar caminhos para resolvê-la	• Checar durante o tratamento; montar planilhas a partir de recibos de pagamento

▼ O PERFIL DO GERENTE DE CASO

De maneira geral, é desejável que o profissional gerente de caso seja a liderança do tratamento e tenha autonomia e legitimidade perante os envolvidos no caso, desde pacientes e familiares até a equipe profissional, para discutir e propor caminhos.

Entretanto, nem sempre isso é possível. Nesses casos, um técnico habilitado e experiente em dependência química pode auxiliar o líder na gestão e acompanhamento do caso. Esse profissional precisa ter acesso direto e rápido ao líder do tratamento em situações de emergência e comunicar a ele todas as decisões minuciosamente.

Médicos, psicólogos, assistentes sociais e equipe de enfermagem podem gerenciar o caso. Em uma mesma equipe, em casos diferentes, o gerente de caso pode variar, a depender das demandas prioritárias daquele caso. Por exemplo,

> O gerente de caso deve ter amplo conhecimento das dimensões médica, psicológica, social e familiar da dependência química para compor e dosar cada aspecto do tratamento, visando a abstinência e a recuperação (Quadro 9.1).

Quadro 9.1 PERFIL GERAL DO GERENTE DE CASO

O gerente de caso deve ter

- Formação e experiência clínica.
- Conhecimento e experiência sobre dependência química.
- Bom relacionamento com a equipe de tratamento e a liderança do caso.
- Capacidade de liderar e ser liderado.
- Prontidão e disponibilidade para discutir e acompanhar detalhes do processo.
- Experiência no uso de um método de gestão clínica que ofereça medidas intermediárias e sirva para correção e ajustes de rumos do tratamento.
- Conhecimento abrangente sobre os problemas clínicos, psicológicos e sociais envolvidos na dependência química.
- Disposição para ser um bom "advogado" dos interesses e necessidades do paciente, dando voz a este na busca de recursos sociais e clínicos necessários para sua recuperação.

em fase de ressocialização em que a necessidade principal dos pacientes seja se recompor social e profissionalmente, o gerenciamento de caso pode ser mais bem desempenhado pelo assistente social do que pelo enfermeiro. Em fase aguda de tratamento, esse papel pode ser mais bem desempenhado pelo enfermeiro.

CONSIDERAÇÕES FINAIS

Assim como em gestão de modo geral, o gerenciamento de casos clínicos complexos exige esforços e método para que os resultados esperados sejam alcançados no menor tempo possível e a um custo (afetivo e financeiro) viável. O princípio da eficiência é válido e necessário, mais do que em outras áreas do conhecimento. Em saúde mental não há grandes inovações tecnológicas que possam encarecer o tratamento. Entretanto, utilizar-se apenas de recursos humanos, que são os únicos disponíveis nessa área, torna os serviços extremamente dispendiosos. É preciso, portanto, otimizar tais recursos para que se mantenha a qualidade assistencial e a viabilidade financeira dos serviços.

LEITURAS RECOMENDADAS

Araújo Filho GM, Amino D, Yamaguchi LM, Silveira ASA, Tamai S. AME Psiquiatria Vila Maria e sua contribuição para a assistência à saúde mental: dados referentes ao primeiro ano de funcionamento. Rev Debates Psiquiatr. 2012;2:44-9.

Casarin SNA, Villa TCS, Cardozo-Gonzales RI, Caliri MHL, Freitas MC. Gerenciamento de caso: análise de conceito. Invest Educ Enferm. 2003;21(1):26-36.

Cohen EL, Cesta TG, editors. Nursing case management: from essentials to advanced practice applications. 4th ed. Saint Louis: Mosby; 2005.

Figlie NB, Laranjeira R. Case management applied to the treatment of alcohol dependence. Braz J Psychiatry. 2004;26(Suppl I):S63-7.

Marshall M, Gray A, Lockwood A, Green R. Case management for people with severe mental disorders. Cochrane Database Syst Rev. 2011;13(4):CD000050.

McCullough L. The case manager: an essential link in quality care. Creat Nurs. 2009;15(3):124-6.

Santos AM, Luis MAV. Gerenciamento de casos como estratégia de trabalho para a enfermagem psiquiátrica comunitária. Rev Esc Enferm USP. 2005;39(2):235.

Silveira AS, Siqueira AC, Oliveira FM, Nishio EA, Nóbrega MPSS. Gerenciamento de caso em ambulatório de psiquiatria, competências e prática da enfermeira. Enferm foco. 2003;4(1):29-32.

Soares MH. Conhecimentos básicos no gerenciamento de casos de saúde mental. SMAD [Internet]. 2009 [capturado em 9 dez. 2019];5(2):9. Disponível em: http://www.revistas.usp.br/smad/article/view/38697/41546.

MANEJO PARA INTERVENÇÃO NA CRISE

10

Mariângela Cirillo
Alexandre Quelho Comandule
Mariana Queiroz Martins Pedroso

A dependência química pode ser definida como um distúrbio cerebral caracterizado pela busca compulsiva de drogas, a despeito dos impactos negativos que decorrem do uso destas.[1,2] É um transtorno psiquiátrico de evolução crônica,[3] e está associado com alta incidência de recaídas, isto é, de recidividade. Trata-se de um quadro complexo, influenciado por muitas variáveis, sendo um fenômeno de difícil manejo, mas tratável.[4-6]

O desenvolvimento da dependência química se inicia conforme ocorre a exposição à substância com potencial de adição. O uso da droga promove alterações em circuitos cerebrais, e, assim, o consumo, que inicialmente era ocasional, acaba se tornando crônico e incontrolável.[7]

O sistema de recompensa cerebral, que é responsável por produzir sensações de prazer e orienta nosso organismo para atividades que são importantes para a manutenção de nossa vida, pode ser hiperativado com o uso de substâncias, e, assim, o controle do indivíduo sobre o consumo da droga vai sendo prejudicado.[8] Seria, portanto, essa a forma de produzir a desregulação do sistema de recompensa cerebral.[7]

Conforme o uso de substâncias se mantém, ocorrem outras alterações cerebrais, englobando áreas como o córtex pré-frontal, assim como as amígdalas, o hipocampo e o corpo do estriado. Nos dependentes químicos, é possível reconhecer

> A dependência química é uma doença complexa, marcada por períodos críticos com alta incidência de lapso e recaídas.

sintomas de abstinência, além de vulnerabilidade persistente à recaída e alterações em processos cognitivos e de tomada de decisão.[9]

O hábito de consumir substância química lícita ou ilícita, a princípio, promove associações de estímulos, de forma a contribuir para o comportamento de busca e uso de drogas. Porém, estágios posteriores podem interromper processos cognitivos que são importantes para a abstinência bem-sucedida.[4-6] O processo de negar a doença pode, na verdade, ser o reflexo das profundas alterações neurológicas que se originaram no uso de drogas.[10]

Estudos afirmam que mais de 80% dos pacientes dependentes químicos deixam de procurar tratamento, ou seja, não conseguem perceber a gravidade de sua doença.[3]

Com relação às alterações epigenéticas decorrentes do uso de drogas, mesmo após períodos prolongados sem usá-las, algumas alterações nos níveis molecular, celular e de circuitos cerebrais parecem duradouras, de forma que apenas a abstinência não é capaz de promover toda a recuperação cerebral.[3]

É importante ressaltar que o uso de drogas cria um processo de aprendizagem, no qual há a saliência do uso, além de poderosas associações entre objetos, pessoas e ambiente, que culmina na criação de memórias ligadas diretamente ao uso da substância. Por isso, a exposição de indivíduos com dependência química a ambientes, momentos, objetos ou pessoas que relembrem o uso de substâncias traz respostas fisiológicas, com o aumento da atividade cerebral de regiões envolvidas no processo de memorização. Ou seja, mesmo abstinente, o indivíduo se deparará com inúmeros gatilhos capazes de disparar o desejo de consumo da droga sempre que estiver em ambientes que sirvam de estímulo para relembrá-la.[9]

Esse cenário explica por que pacientes aditos são extremamente vulneráveis ao lapso. Além disso, estudos apontam que há maior risco quando a pessoa retorna ao ambiente onde, ao longo dos anos, foi desenvolvida a doença.[9]

Encontramos diversas definições complementares que descrevem a crise como uma situação momentânea e transitória, em que o indivíduo encontra-se desorganizado em seus pensamentos, emoções e comportamentos, o que impossibilita que resolva problemas com seus recursos individuais habituais, sendo necessária uma intervenção a fim de que se tenha um desfecho satisfatório.[11]

É importante salientar que os pacientes que enfrentam um quadro de crise não formam um grupo homogêneo. Por isso, é essencial saber avaliar uma série de características que podem estar presentes em um momento de crise.[12] Além disso, com frequência os pacientes utilizam mecanismos desadaptativos durante uma crise emocional.[13] Trata-se de um estado cuja configuração envolve um evento precipitador, uma resposta emocional e uma possível intervenção.[14]

Situações de crise podem ser desencadeadas por inúmeros estressores,[15] como acidentes naturais, ataques terroristas, acidentes

> Os períodos de crise, no contexto da dependência química, mais do que um problema a ser resolvido, são parte do tratamento dessa doença complexa.

aéreos e problemas relacionados à saúde mental, como depressão, ideação suicida e até o processo de luto pela perda de um ente querido.[16,17]

Embora sejam um tema de grande relevância, as intervenções em crise são pouco estudadas e tendem a focar nas intervenções que lidam com a morbidade psiquiátrica.[16,17] Mesmo assim, ainda persiste como um grande problema a falta de estudos empíricos que consigam avaliar diferentes modalidades de intervenção em crise.[12]

A característica central da crise é o seu potencial de mudança, isto é, a capacidade de provocar alterações no funcionamento psicológico dos pacientes. As técnicas de intervenção em crise podem fornecer cuidados psicológicos agudos e, assim, possibilitar às pessoas em crise uma recuperação de sua capacidade de agir, minimizando os possíveis efeitos deletérios da crise.[12]

É relevante enfatizar que o envolvimento de familiares pode ser um importante elemento no manejo de crises, principalmente nos casos de pacientes que se encontram em tratamento ambulatorial ou em internação domiciliar.[18]

Entre as intervenções em crise, existem abordagens psicodinâmicas, comportamentais, cognitivo-comportamentais, do desenvolvimento, de sistemas, de construção radical e social, além de dessensibilização e reprocessamento de movimentos oculares (EMDR), terapia focada em soluções estratégicas e gerenciamento de estresse para crises específicas.[19]

Entre os vários modelos de ações para intervenção em crise, usaremos o Roberts´ Seven Stage Crisis Intervention (R-SSCI), que aponta sete elementos fundamentais para uma intervenção satisfatória:[16,17]

1 avaliar a letalidade
2 estabelecer *rapport*
3 identificar o problema maior ou os precipitantes da crise
4 lidar com sentimentos e emoções
5 explorar possíveis alternativas
6 implementar um plano de ação
7 realizar *follow up*

▼ AVALIAR A LETALIDADE

Em qualquer período de crise, é fundamental ter uma avaliação sobre a letalidade da situação. A palavra letalidade pode ser compreendida como a chance de um determinado evento ser fatal. Portanto, em um contexto de crise, é necessário avaliar a gravidade ou o risco de morte que a situação apresenta para alguém. Sempre que houver uma situação com potencial letal, a orientação é que se busque auxílio imediato do serviço de urgência.

> No caso de uma tentativa de suicídio em que o indivíduo ingeriu medicamento com poder letal, a intervenção correta é o imediato encaminhamento do paciente para receber cuidados de urgência e emergência em um pronto-socorro.

Por exemplo, um paciente em uso de dissulfiram que ingeriu álcool deve ser encaminhado para um local de pronto-atendimento. O dissulfiram é um medicamento que bloqueia a enzima acetaldeído desidrogenase e inibe o metabolismo do álcool no organismo. Seu uso é seguro, mas se o paciente ingerir álcool existe risco de morte.[4-6]

PRÁTICA
COMO AVALIAR A LETALIDADE?

- Coletar o máximo possível de informações de familiares, cuidadores ou qualquer pessoa que mantenha contato com o paciente, a fim de avaliar riscos iminentes que possam comprometer sua integridade física.
- Investigar o estado de saúde geral do paciente por meio de indicadores como sinais vitais, estado de consciência, grau de intoxicação por uso de substância. (Se possível, identificar quais substâncias foram consumidas e em quais quantidades, para avaliar o risco de *overdose*. Nem sempre isso é possível, pois muitas vezes os familiares desconhecem tais informações e nem mesmo o paciente tem capacidade de especificar o uso.)
- Avaliar o local onde o paciente se encontra (p. ex., o cômodo da casa ou ambiente público) e quais os riscos de auto e heteroagressão e fuga.
- Verificar a existência de armas no local e se há algum instrumento que possa servir de arma.
- Investigar o quanto antes a presença de ideação suicida, que pode ser relatada tanto por terceiros como pelo próprio paciente. "*Overdose*, tentativa de suicídio e emergências médicas são geralmente atendidas em pronto-socorro, enquanto os outros tipos podem ser atendidos em qualquer outro serviço de saúde".[20]

ESTABELECER *RAPPORT*

O paciente adito e sua família apresentam vulnerabilidades importantes, e o papel do *rapport* é facilitar a comunicação. Pode-se definir o *rapport* como a técnica de criar uma ligação de empatia com outra pessoa, de forma que haja uma comunicação com menor resistência.

> *Rapport* é a capacidade de entrar no mundo de alguém, fazê-lo sentir que você o entende e que vocês têm um forte laço em comum. É a capacidade de ir totalmente do seu mapa do mundo para o mapa do mundo dele. É a essência da comunicação bem-sucedida.[21]

As técnicas de *rapport* tendem a facilitar o vínculo e, posteriormente, o manejo do paciente e de sua família.

Esse termo pode ser facilmente reconhecido por psicólogos, é uma ferramenta muito importante, devendo ser mais utilizada por outros profissionais, incluindo os psiquiatras. O primeiro contato do profissional com o paciente em crise é importante, e o objetivo inicial da intervenção é estabelecer rapidamente uma boa relação, ou seja, o *rapport*.[22] Habilidade de comunicação é, portanto, um requisito fundamental para o profissional que fará o manejo da situação de crise.

PRÁTICA
COMO FAZER UM BOM *RAPPORT*?

- Coletar o máximo possível de informações sobre o paciente é fundamental para que o profissional tenha mais confiança e esteja apto para iniciar um contato pela primeira vez. Caso o paciente já esteja sendo acompanhado pelo profissional, o contato se torna mais fácil.
- O grau de intoxicação por substância e a gravidade da crise são fatores que podem aumentar a desorganização do paciente. Assim, a habilidade necessária é apenas a de tranquilizá-lo, para minimizar impactos da intervenção.
- Postura empática e escuta ativa são técnicas que auxiliam e validam os sentimentos vivenciados pelo paciente, promovendo uma relação de confiança e colaboração.
- Escutar com atenção o que o paciente diz, demonstrar paciência, evitar confrontos, usar linguagem clara e assertiva e utilizar expressões faciais que demonstrem otimismo são aspectos que transmitem confiança e ajudam a obter um bom desfecho.

Quadro 10.1 ORIENTAÇÕES PARA ESTABELECER O *RAPPORT*

- Evite a todo custo emitir julgamentos e críticas sobre o estado do paciente.
- Procure utilizar frases e perguntas como: "Você está bem?"; "Vou me apresentar para você: sou psicólogo e estou aqui para te ajudar. O que aconteceu?"; "Me conte um pouco da sua história"; "Você precisa de alguma coisa?"; "Poderia abrir a porta? Assim podemos conversar melhor. O que acha?"; "Estou aqui para lhe ouvir"; "Entendo que este é um momento difícil, que você deve estar sofrendo e com medo, então eu quero lhe ajudar a passar por esta fase"; "Vamos pensar juntos em uma solução".
- Para validar os sentimentos do paciente que está enfrentando uma crise, é importante que ele saiba que haverá uma resolução.

CASO ILUSTRATIVO

Paciente de 16 anos, sexo feminino, usuária de maconha com diagnóstico de transtorno por uso de substâncias (TUSs), transtorno da conduta e transtorno de oposição desafiante (TOD), está trancada em seu quarto ameaçando cometer suicídio. A família aciona a equipe de tratamento que acompanha a paciente e solicita a intervenção para uma possível internação involuntária, caso seja indicada por um médico. Após avaliação médica, é acionada uma equipe de remoção especializada, e um psicólogo acompanha o procedimento. A família é orientada a prestar atenção às condições do local e aos riscos que este pode oferecer para a segurança da paciente. Ao chegar ao local, o terapeuta solicita que os familiares saiam do campo visual da paciente, para evitar envolvimento emocional de ambas as partes, o que pode dificultar muito o manejo. O terapeuta se aproxima do quarto onde a paciente está trancada e inicia uma conversa amigável, com perguntas abertas e afetivas, dando espaço para que a paciente se expresse de maneira espontânea.

IDENTIFICAR O PROBLEMA MAIOR OU OS PRECIPITANTES DA CRISE

É importante identificar juntamente com o paciente o problema de maior relevância, preocupação ou incômodo, estabelecendo prioridades para garantir sua segurança e integridade física e emocional.

Quando há uma situação de crise, não é raro que diversos problemas estejam demandando atenção conjuntamente. Priorizar a resolução dos problemas é fundamental, pois, além de facilitar a abordagem, também permite delegar tarefas.

Em geral, o paciente encontra-se confuso e com aspectos cognitivos prejudicados, por isso, é necessário que o terapeuta ajude-o a perceber o sentido e a importância da intervenção. Sendo assim, é preciso esclarecer juntamente com o paciente os itens mais urgentes, como, por exemplo, dar prioridade à saúde, para depois resolver outras demandas.

A crise também pode ser um bom momento para o paciente "abrir o jogo" e relatar coisas desagradáveis que porventura não tenha revelado. Por exemplo, dívidas com traficantes ou exposição social inadequada que tenha vivido. Assim como no *rapport*, a postura confiante do terapeuta deve demonstrar que ele irá, de fato, ajudar o paciente a amenizar seu sofrimento, por isso faz-se necessário priorizar o que pode ser considerado um problema maior.

Nesta etapa, também é importante esclarecer ao paciente os primeiros passos da intervenção, podendo ajudar no engajamento e na adesão ao tratamento. Além disso, é fundamental salientar para o paciente que, para resolver os demais problemas e demandas, primeiro é necessário e urgente sair da crise que está vivenciando.

> Um paciente está usando cocaína por três dias consecutivos e não quer ser internado, alegando ter reuniões de trabalho agendadas. O terapeuta destaca que a saúde é mais importante do que qualquer reunião. "A saúde não pode ser adiada, uma reunião, sim."

TRATAMENTO DO USO DE SUBSTÂNCIAS QUÍMICAS

Consequências da crise também devem e precisam ser investigadas e analisadas com cautela, por exemplo:

- presença de sintomas psiquiátricos (psicose, quadros de depressão ou sintomas de pânico)
- respostas comportamentais (impulsividade, agressividade ou inatividade)
- aspectos sociais de isolamento
- relacionamentos familiares (brigas em família)
- problemas de saúde e necessidades médicas

No exemplo apresentado, o problema maior é o risco de suicídio, então o foco principal do terapeuta deve ser preservar a integridade física do paciente. Para isso, é necessário avaliar as reais possibilidades de que o suicídio aconteça. Nesse caso, avaliar o grau de impulsividade é fundamental para garantir a segurança, além de verificar com rapidez se há alguma ferramenta que possa servir para autoagressão (objetos cortantes, medicamentos, sacadas e janelas, etc.).

A partir do momento em que o terapeuta tem essas questões sob controle, deve focar na resolução da ideação suicida e, a seguir, avaliar outros aspectos psicológicos, sintomas psicóticos desconfortáveis e o uso de substâncias.

▼ LIDAR COM SENTIMENTOS E EMOÇÕES

Durante uma crise, além dos problemas concretos, é importante reconhecer as emoções presentes, considerando que cada paciente vivencia a situação de crise a sua maneira. Assim, os sentimentos, as emoções, os pensamentos e os comportamentos diferem de pessoa para pessoa, podendo se apresentar como irritabilidade, agressividade, apatia, depressão, culpa, alucinações e/ou delírios, entre outros.

O terapeuta deve acolher tais manifestações de sentimentos com bastante atenção a fim de discernir os sintomas da crise e o estado emocional que a antecede. Isso pode ajudar o paciente a entender o que está sentindo e que se trata de uma crise, ou seja, de um momento específico, que não representa a totalidade dos eventos da vida.

> No caso de um paciente que se encontra profundamente deprimido e relata ideação suicida, a intervenção requer que o terapeuta tenha habilidade suficiente para acolher seus sentimentos de forma adequada e relevante. Deve evitar menosprezar ou minimizar o que o paciente expressa e considerar que a crise é uma forma de "chamar a atenção" de alguém.

O profissional também deve estar atento aos sinais e sintomas verbais e não verbais, o que auxilia a elaborar um plano de ação adequado para o paciente.

O tratamento da dependência química é composto por vários elementos e estratégias. Uma ferramenta interessante é o contrato terapêutico, que deve ser feito no início do tratamento, sendo reajustado em cada uma das etapas, de acordo com a evolução do paciente (Fig. 10.1).

Nos casos de recaída no uso de substâncias, esse instrumento pode ser utilizado no momento da intervenção em crise, relembrando o paciente do que havia sido acordado anteriormente. Isso gera mais segurança para o terapeuta e os familiares do paciente, pois o contrato fornece informações claras sobre o desfecho da intervenção, no sentido de remover possíveis argumentos para evitar a internação.

> O conhecimento de estratégias para o manejo de períodos críticos permite uma abordagem mais segura, tanto para o paciente como para a equipe, além de melhores resultados.

CONTRATO TERAPÊUTICO

Dados de identificação do paciente
Nome: _____
Médico responsável: _____
Data de início: _____
Data de término: _____
Este contrato tem validade por 30 dias.

- abstinência total de substâncias psicoativas, incluindo álcool;
- ingesta de medicação monitorada por _____ , respeitando os horários prescritos com rigor;
- realizar psicoterapia duas vezes por semana;
- comparecer à consulta psiquiátrica mensal;
- cumprir o cronograma de atividades proposto pela equipe de tratamento;
- realizar exame de urina duas vezes por semana;
- ir à escola todos os dias, sem atraso no horário de início das aulas.

Em caso de descumprimento das regras deste contrato, a equipe fará uma avaliação para decidir quais serão as próximas diretrizes do tratamento.

Em caso de recaída no uso de substância(s), uma internação poderá ser indicada.

Figura 10.1 MODELO DE CONTRATO TERAPÊUTICO.

Muitas vezes, a própria família vivencia sentimentos de insegurança no momento da crise, que afeta emocionalmente todos os envolvidos. Por isso, é muito importante definir as ações, sendo o terapeuta, nesses casos, uma peça fundamental na sustentação das decisões.

EXPLORAR POSSÍVEIS ALTERNATIVAS

Sempre que possível, deve-se encorajar a participação dos pacientes e familiares no desenvolvimento do projeto terapêutico. Isso facilita muito a aliança e o manejo dos paciente, uma vez que eles fizeram parte da construção das linhas terapêuticas.

A avaliação de alternativas com o paciente e seus familiares em momento algum pode eximir a atuação do profissional na escolha da abordagem. O direcionamento do tratamento é uma escolha técnica, mas sempre há uma margem que possibilita adaptações. É nessa margem de flexibilização que os familiares e o paciente devem ter a participação estimulada.

O trabalho de explorar alternativas para o tratamento pode servir como uma função terapêutica, permitindo aos familiares uma melhor percepção do quadro e um maior engajamento no processo.

Em caso de recaída no uso de substâncias, o profissional deve avaliar qual a melhor opção de intervenção para o paciente. A avaliação médica é fundamental para verificar se o paciente preenche os critérios para internação e qual o tipo de instituição mais indicado. Vale ressaltar que a internação, voluntária ou involuntária, é um ato médico, devendo o profissional atender a todos os critérios e trâmites recomendados pelos conselhos da classe.

Em caso de necessidade de internação, o profissional deverá se informar junto à instituição sobre disponibilidade de vagas, custos, convênio com planos de saúde, localização, transporte e todos os demais itens operacionais para viabilizar o procedimento. Atualmente, diversos serviços estão disponíveis, como, por exemplo, hospital geral, hospital ou clínica psiquiátrica, comunidade terapêutica, internação domiciliar, tratamento ambulatorial, acompanhante terapêutico, entre outras possibilidades.

Existem várias formas de compor uma intervenção e, justamente por isso, o terapeuta deve se cercar de informações precisas sobre os elementos envolvidos: paciente, família, histórico clínico e psiquiátrico, instituições disponíveis, equipes parceiras, rede de apoio, etc.

IMPLEMENTAR UM PLANO DE AÇÃO

A execução das estratégias traçadas para a intervenção em crise é fundamental e faz parte da atuação dos profissionais que trabalham com dependência química. De acordo com o quadro do paciente, existem diversos caminhos que se podem seguir, como, por exemplo, intensificar a terapêutica ambulatorial, solicitar antecipação da consulta psiquiátrica com o objetivo de reavaliar a conduta farmacológica ou solicitar a internação do paciente devido à gravidade do quadro.

Independentemente da conduta escolhida, colocá-la em prática é um ato que cabe aos profissionais envolvidos no caso.

A partir do conhecimento de todas as opções disponíveis, o profissional deve acompanhar ou supervisionar cada etapa a ser realizada. No caso de internação psiquiátrica involuntária, deve-se ter conhecimento da equipe contratada para fazer a remoção, garantindo a integridade física do paciente e minimizando o estresse emocional, que pode impactar o tratamento. Vale lembrar que delegar a execução do plano de ação a terceiros pode comprometer a eficácia do tratamento.

Exemplo 1 – indicar uma instituição para internação na qual não se pode acompanhar o paciente durante o período em que estiver internado pode representar um enorme desgaste e prejuízo, o que, por sua vez, compromete a aderência ao tratamento proposto.

Exemplo 2 – em casos de tratamento ambulatorial, quando o paciente se encontra em crise é fundamental que a equipe técnica intensifique os cuidados de proteção, assegurando-se de que todas as instruções sejam realizadas, como:

- garantir que o paciente faça a ingesta adequada de todas as medicações prescritas;
- monitorar os riscos a sua integridade física e mental, o que significa proporcionar um ambiente adequado e seguro, evitando estímulos que possam comprometer a estabilidade do paciente.

Sendo assim, é responsabilidade da equipe técnica orientar familiares e demais pessoas que tenham relevância na vida do paciente quanto à gravidade situacional da crise, seja qual for o plano de tratamento escolhido. O envolvimento familiar é de suma importância para restabelecer o equilíbrio psíquico do paciente, o que contribui para uma evolução positiva do caso.

▼ REALIZAR *FOLLOW-UP*

O seguimento após a implementação do plano terapêutico é essencial para avaliar se a intervenção está correta. Observar a evolução do quadro do paciente deve ser um processo contínuo. Durante o tratamento de pacientes aditos, existem mudanças nas necessidades, e a abordagem inicial previamente escolhida pode se tornar inadequada.

O exemplo da internação é o mais fácil de ser compreendido. Alguns hospitais costumam determinar um tempo mínimo para a internação de um paciente dependente químico. O fato é que o tempo de internação deve ser avaliado pela evolução do quadro, e não apenas pelo diagnóstico. Se, após um mês de internação, o paciente já apresentar sinais de evolução no estágio motivacional, encontrando-se estável do ponto de vista farmacológico e psiquiátrico, talvez a internação já não se faça mais necessária, caso haja uma alternativa ambulatorial para dar continuidade aos cuidados.

O seguimento também é muito importante para que o paciente consiga manter a aderência ao tratamento, especialmente quando acabou de atravessar uma situação de crise. Como acabamos de descrever, existem muitos elementos envolvidos em uma intervenção, tanto para o profissional como para o paciente, o que certamente mobiliza vários aspectos relacionados ao vínculo terapêutico. Sendo assim, a aliança terapêutica é uma ferramenta importante para que a manutenção do tratamento aconteça de forma satisfatória.

CASO ILUSTRATIVO

Paciente de 32 anos, usuário de cocaína, esteve em tratamento e abstinente por um ano e agora apresentou uma recaída no uso da substância. A família busca intervenção para o filho, que se encontra intoxicado, trancado em seu quarto e ameaçando agredir a esposa. Após coleta de informações detalhadas, a equipe técnica multidisciplinar e o médico responsável decidem, juntamente com a família, pela internação involuntária em uma clínica psiquiátrica especializada em dependência química.

Verificada a disponibilidade de vaga, a equipe de remoção para internação involuntária é acionada e um psicólogo acompanha o processo. Antes de chegar à residência do paciente, o terapeuta faz contato com os familiares, que informam que a ambulância não passará pelo portão da casa devido à altura do veículo. Esse é um agravante importante, pois o paciente é uma figura pública na cidade. Portanto, quando chega à residência, o terapeuta pede aos familiares que se retirem do campo visual do paciente e segue diretamente para o quarto onde ele está, iniciando o *rapport*. Logo em seguida, entra a equipe de remoção.

O paciente apresenta desorganização psiquiátrica característica da intoxicação por cocaína, discurso prolixo e desconexo, ideias rígidas, sudorese intensa e confusão mental; opõe-se à internação e minimiza a quantidade de cocaína consumida, entre outros. Não há ideação suicida. Não há objetos cortantes nem qualquer tipo de arma, ou seja, há baixo risco de letalidade. Porém, não se sabe a quantidade de droga consumida e ainda existe o risco de *overdose* e outras complicações específicas do uso de cocaína.

O terapeuta analisa, juntamente com o paciente, a necessidade de uma avaliação médica, abrindo a possibilidade de internação para que o paciente interrompa imediatamente o consumo da droga e possa continuar com suas atividades e compromissos públicos, caso tenha evolução positiva nos próximos dias. O paciente concorda com a intervenção. O terapeuta pede à equipe de remoção para ajudar o paciente a se vestir apropriadamente, pois deverá entrar na ambulância de forma voluntária, sem utilização de maca nem de contenção física.

O paciente é levado para a clínica psiquiátrica onde estava prevista a internação, é avaliado clinicamente, medicado e segue internado por quatro dias. Durante esse período, a equipe multidisciplinar que o acompanha realiza atendimentos de psicoterapia voltados para o manejo de crise, como identificar as dimensões do problema atual e precipitantes da crise, trabalhar os sentimentos, as emoções e os pensamentos disfuncionais, explorar alternativas para um plano de tratamento atual, bem como para o contexto pós-crise, além de orientar a família e promover a avaliação médica psiquiátrica constante.

No caso desse paciente, o precipitante da crise foram dificuldades no trabalho e crise conjugal, que possivelmente desencadearam sintomas de fissura. Os pensamentos disfuncionais e as crenças distorcidas revelam um potencial de autoeficácia empobrecido, com muita insegurança, com crenças de desamor e desvalia bem presentes.

Possibilidade e sugestões: a alternativa proposta para dar continuidade ao tratamento é um acompanhante terapêutico em tempo integral, que se responsabilize pela ingesta correta da medicação e possa controlar os gastos e o uso do dinheiro pelo paciente por 30 dias. Após esse período, com base em nova avaliação da equipe, pode-se pensar em redução gradual do acompanhamento terapêutico, promover mais autonomia, mas manter o controle financeiro. Lembramos que o *follow up* é importante para a manutenção da abstinência e da estabilidade do paciente, melhorando o prognóstico.

CONSIDERAÇÕES FINAIS

O tratamento de um paciente com alterações cerebrais decorrentes da dependência química, que é uma doença complexa, de curso crônico, caracterizada por fissuras, lapsos, recaídas, com impacto no funcionamento social, é marcado por períodos de crise. Portanto, a crise não é um problema no quadro da dependência química; trata-se de um período que, quando bem manejado, conduz à progressão do tratamento e à manutenção da abstinência.

REFERÊNCIAS

1. Leshner AI. Addiction is a brain disease, and it matters. Science. 1997;278(5335):45-7.

2. Mews P, Walker DM, Nestler EJ. Epigenetic priming in drug addiction. Cold Spring Harb Symp Quant Biol. 2018;83:131-9.

3. World Health Organization. The World Health Report 2001: mental health: new understanding, new hope. Geneva: WHO; 2001.

4. Laranjeira R. Bases do tratamento da dependência de crack. In: Ribeiro M, Laranjeira R, organizadores. O tratamento do usuário de crack. 2. ed. Porto Alegre: Artmed; 2012. p. 23-9.

5. Zanelatto NA, Laranjeira R, organizadores. O tratamento da dependência química e as terapias cognitivo-comportamentais: um guia para terapeutas. 2. ed. Porto Alegre: Artmed; 2018.

6. Diehl A, Cordeiro DC, Laranjeira R. Tratamentos farmacológicos para dependência química: da evidência científica à prática clínica. Porto Alegre: Artmed; 2010.

7. Feltenstein MW, See RE. The neurocircuitry of addiction: an overview. Br J Pharmacol. 2008;154(2):261-74.

8. Evans C. The neurobiology of reward: understanding circuitry in the brain that shapes our behavior. In: Kelso JAS, editor. Learning to live together: promoting social harmony. New York: Springer; 2019. p. 97-105.

9. Gould TJ. Addiction and cognition. Addict Sci Clin Pract. 2010;5(2):4-14.

10. Goldstein RZ, Craig AD, Bechara A, Garavan H, Childress AR, Paulus MP, et al. The neurocircuitry of impaired insight in drug addiction. Trends Cogn Sci. 2009;13(9):372-80.

11. Dattilio FM, Freeman AS. Estratégias cognitivo-comportamentais de intervenção em situações de crise. 2. ed. Porto Alegre: Artmed; 2004.

12. Zanello A, Berthoud L, Bacchetta JP. Emotional crisis in a naturalistic context: characterizing outpatient profiles and treatment effectiveness. BMC Psychiatry. 2017;17(1):130.

13. Coulon N. La crise: stratégies d'intervention thérapeutique en psychiatrie. Montréal: Gaëtan Morin; 1999.

14. James RK, Gilliland BE. Crisis intervention strategies. 7th ed. Belmont: Brooks Cole; 2012.

15. Lecomte Y, Lefebvre Y. L'intervention en situation de crise. Sante Ment Que. 1986;11(2):122-42.

16. Roberts AR. Assessment, crisis intervention, and trauma treatment: the integrative ACT intervention model. Brief Treat Crisis Interv. 2002;2(1):1-21.

17. Roberts AR, Everly Junior GS. A meta-analysis of 36 crisis intervention studies. Brief Treat Crisis Interv. 2006;6(1):10-21.

18. Loughran H. Understanding crisis therapies: an integrative approach to crisis intervention and post traumatic stress. London: Jessica Kingsley; 2011.

19. Oenen FJ, Schipper S, Van R, Visch I, Peen J, Cornelis J, et al. Involving relatives in emergency psychiatry: an observational patient-control study in a crisis resolution and home treatment team. J Fam Ther. 2018;40(4):584-601.

20. Silva CJ. Manejo de situações de crise. In: Ribeiro M, Laranjeira R, organizadores. O tratamento do usuário de crack. 2. ed. Porto Alegre: Artmed; 2012. p. 404-11.

21. Oliveira E. Rapport.[Internet]. [S.l.]: Mais Persuasão; 2014 [capturado em 14 jan. 2020]. Disponível em: https://maispersuasao.com.br/rapport-e-confianca.

22. Merz F. United Nations Office on Drugs and Crime: world drug report 2017. Sirius. 2018;2(1):85-6.

LEITURA RECOMENDADA

Sakiyama HMT, Lima DJR, Pacheco SL. Terapia cognitivo-comportamental e intervenção em crise. In: Zanelatto NA, Laranjeira R, organizadores. O tratamento da dependência química e as terapias cognitivo-comportamentais: um guia para terapeutas. 2. ed. Porto Alegre: Artmed; 2018. p. 322-40.

REABILITAÇÃO COGNITIVA: INTERVENÇÕES NA DEPENDÊNCIA QUÍMICA – Parte 1

Claudia Regina Serapicos Salgado
Marcia Gomes Mifano
Rosana Severino

UMA BREVE INTRODUÇÃO À REABILITAÇÃO COGNITIVA

A palavra reabilitação provém de *rehabilitatio*, em latim, que significa restauração, recuperação. É um termo formado pela junção de duas palavras: *re* (de novo) e *habilitare* (adequar), esta, derivada de *habilis*, significa fácil adaptação. O termo cognitivo, por sua vez, deriva da palavra cognição, e sua origem é a palavra em latim *cognitum*, conhecer.

A reabilitação cognitiva é conhecida como um processo de intervenção clínica que reúne métodos que favorecem a adaptação física, psicológica e social de indivíduos que apresentam comprometimentos cognitivos e comportamentais.[1]

Esse processo de intervenção consiste, normalmente, em uma parte importante de um programa interdisciplinar fundamentado em construtos teóricos e científicos, envolvendo diferentes áreas, como neurociência, neuropsicologia, psicopedagogia, linguística, psicologia, terapia ocupacional, psiquiatria, entre outras.

A reabilitação cognitiva engloba mudanças funcionais e estruturais do indivíduo. Trata-se de um programa eclético,

> É importante que a intervenção seja interdisciplinar, uma vez que o indivíduo apresenta diferentes funções cognitivas e participa de diferentes domínios.

subsidiado por uma variedade de técnicas e estratégias para aumentar ou ensinar habilidades, facilitar regulação do comportamento e modificar pensamentos, sentimentos e emoções.[2]

Na prática, a reabilitação cognitiva é definida como o conjunto de intervenções que tem como objetivo proporcionar ao indivíduo com distúrbio neurológico e/ou transtorno psiquiátrico a evolução dos seus processos cognitivos, afetivos e sociais.

No trabalho de reabilitação, faz-se necessário destacar dois conceitos fundamentais: a plasticidade cerebral e o princípio da transferência.[3]

Plasticidade cerebral é a capacidade que o cérebro tem de refazer conexões de acordo com as necessidades do indivíduo e os desafios provenientes do meio ambiente. Modificações estruturais e/ou funcionais das conexões neurais permitem ao indivíduo a restauração e a adaptação da aprendizagem ao longo da vida.[4] Graças à plasticidade cerebral é possível, nos programas de reabilitação cognitiva, promover atividades por meio de exercícios práticos para tornar o indivíduo mais eficaz e eficiente.

O efeito de transferência, ou princípio da transferência, é um dos principais objetivos nas intervenções cognitivas.[5] Na prática, isso ocorre quando existe o treino de uma habilidade específica e obtém-se resultado positivo em outra habilidade que não foi treinada durante o programa de reabilitação. Portanto, a transferência acontece de forma espontânea.

Usuários de substâncias apresentam padrões cognitivos deficitários, especialmente quando outros transtornos psiquiátricos somam-se ao uso de substâncias. No tratamento da dependência química, a reabilitação cognitiva ocorre por intermédio do aproveitamento de funções preservadas, ou parcialmente preservadas, para obter melhor adaptação e compensar perdas.

O objetivo da reabilitação cognitiva é auxiliar no desenvolvimento de habilidades funcionais, por meio do resgate do sentimento de competência, de maior independência e melhor qualidade de vida individual, social e familiar.

O alcance dos objetivos do plano de reabilitação pode ocorrer a partir de dois princípios básicos. O primeiro princípio consiste no próprio indivíduo, como referência na definição dos seus objetivos. O segundo tange às escolhas de metas relevantes, desafiadoras, porém realistas, e alcançáveis na reabilitação.[6] A técnica SMART (do inglês, s*pecific, measurable, achievable, realistic e timely*)[7] é um exemplo de sistema utilizado como identificação dos objetivos propostos ao trabalho de reabilitação. Sugere-se realizar reavaliações periódicas das metas.

▶ ALTERAÇÕES NO SISTEMA NERVOSO DECORRENTES DO USO DE SUBSTÂNCIAS

O uso abusivo de substâncias pode estar diretamente associado a déficits neuropsicológicos relacionados com emoção, percepção, raciocínio, controle inibitório, atenção, memória e funções executivas. O comprometimento no desempenho cognitivo dos usuários de substâncias interfere em aspectos gerais, como qualidade de vida, condições de trabalho e vida acadêmica.[8]

Substâncias como álcool, maconha, cocaína/*crack*, entre outras, provocam prejuízos nas funções cognitivas, conforme será descrito a seguir.

ÁLCOOL

O uso abusivo e crônico de álcool afeta o sistema digestório e o sistema neurológico. Estudos de neuroimagem em dependentes de álcool têm mostrado danos estruturais e funcionais, sobretudo no hipocampo e nos lobos frontais, e até mesmo no córtex cerebelar, em quadros de intoxicação aguda por álcool.[9]

Efeitos agudos da exposição a álcool em adultos também incluem alterações na memória. Em fase de abstinência de álcool por 30 dias, foram observados prejuízos neuropsicológicos no desempenho cognitivo e no comportamento impulsivo.[8] Já na adolescência, entre os 12 e os 18 anos, o abuso de álcool está relacionado à diminuição da atenção e do funcionamento executivo.[10]

O consumo de álcool interfere no cérebro e em outras áreas do organismo, proporcionando uma sensação de bem-estar. No entanto, pode ter sérias consequências, como a síndrome de Korsakoff e a demência alcoólica, causando perda de memórias recentes, prejuízo para novas aprendizagens, perturbação em relação ao tempo, produção de falsas memórias, postura inflexível, fala repetitiva, prejuízo na atenção alternada, etc.[11]

MACONHA

Os efeitos agudos da maconha causam prejuízos à atenção, à memória e ao aprendizado,[11,12] assim como alterações de humor, isolamento social e falta de motivação para a realização das tarefas cotidianas e planos futuros, características evidentes da chamada síndrome amotivacional. Esses comportamentos podem implicar baixo desempenho acadêmico dos adolescentes e jovens.

As alterações neuropsicológicas mais consistentemente descritas nos usuários crônicos de maconha relacionam-se a tarefas psicomotoras, controle de impulsos, funções executivas, atenção e memória operacional.[13]

Tais alterações também causam diminuição no desempenho de tarefas que exigem atenção seletiva, sugerindo uma lentificação no processamento da informação e dificuldade em manter a atenção perante estímulos relevantes.[14]

Usuários crônicos de maconha apresentam déficits cognitivos significativos, que perduram após a abstinência. Estudos apontam que, devido ao uso excessivo, podem ocorrer alterações anatômicas do hipocampo (área de formação de novas memórias) e estruturas do sistema límbico (amígdala). Dessa forma, o uso na adolescência agrava funções importantes, sobretudo no que se refere à memória e à atenção.[15]

Avaliações da memória verbal em adultos usuários de maconha também indicam baixo desempenho na habilidade de recordar estímulos verbais associados à redução do fluxo sanguíneo encefálico nas regiões pré-frontal e cerebelar.[16]

COCAÍNA/*CRACK*

A cocaína tem enorme potencial de dependência. É capaz de estimular o funcionamento cerebral, causando déficit de atenção, de concentração, de memória visual e verbal, de aprendizagem, de fluência verbal, de integração visuomotora e de tomada de decisão. Quanto mais alterações o indivíduo apresentar, maior a complexidade do tratamento.[17]

Usuários crônicos de cocaína também apresentam outras disfunções, relacionadas a tempo de reação, flexibilidade cognitiva, controle da impulsividade e processamento seletivo.[18] Tais disfunções estão associadas com alterações neuronais e sinápticas em diferentes regiões cerebrais, incluindo o hipocampo.

Estudos sugerem que esses indivíduos apresentam problemas no armazenamento de novas informações verbais, possivelmente associados a alterações funcionais nos lobos frontais e temporais.[19]

▼ DESENVOLVIMENTO DE PROGRAMAS DE REABILITAÇÃO COGNITIVA

CONSTRUÇÃO DE VÍNCULO

Durante as primeiras sessões, faz-se necessária uma atenção especial à construção do vínculo profissional-paciente. A partir do fortalecimento do vínculo, constrói-se um espaço de confiabilidade e elaboram-se novas formas de relacionar-se com os objetos de conhecimento. Com sua escuta, o profissional de reabilitação atribui valor à palavra de quem fala, permitindo-lhe organizar-se e entender-se, dando sentido ao discurso.[20]

Em um ambiente novo e estruturado, o profissional possibilita ao sujeito ressignificar a dinâmica que o envolve em relação ao conhecimento e ao ato de aprender, aplicando conhecimentos atualizados, incorporando contribuições da psicopedagogia, da psicologia cognitiva e da neurociência.

Para aumentar a participação e o engajamento, recomenda-se que o programa seja individualizado, verdadeiramente direcionado às necessidades de cada indivíduo. As atividades devem ser adequadas à faixa etária e propor desafios que enfatizem a capacidade de autocontrole e autossuficiência.

DEZ PEQUENAS COISAS QUE DÃO MUITO PRAZER

Uma atividade que colabora bastante para o fortalecimento do vínculo terapêutico é um exercício que denominamos "Dez pequenas coisas que me dão muito prazer", conforme ilustrado na Figura 11.1.

Nessa proposta de atividade, solicita-se ao indivíduo que elabore uma lista contendo dez itens que indiquem pequenas ações que gosta de realizar e que lhe trazem bem-estar.

Chamamos de "pequenas coisas" porque não vale, por exemplo, escrever "passar o *réveillon* em Paris". Exemplos de pequenas coisas podem ser: cozinhar para os amigos; cortar a fatia de um bolo de chocolate que acabou de sair do forno; sentir o vento no rosto quando anda de *skate*.

A partir disso, o indivíduo é convidado a fazer sua lista. Ao terminar, inicia a leitura do primeiro item e, brevemente, conta o porquê de tal atividade lhe proporcionar prazer. Uma forma de intervenção, nesse caso, é o profissional primeiramente escutar com atenção e, por meio de perguntas dirigidas, explorar e ampliar as respostas apresentadas. Por exemplo: pedir que o indivíduo fale um pouco mais sobre os itens listados; perguntar com quem normalmente faz tal atividade; quando foi a última vez que a realizou; sugerir retomar esse prazer, se for saudável para ele. Isso deve ser feito à medida que cada novo item for apresentado pelo indivíduo.

O profissional pode, nesse momento, ajudar o indivíduo a ampliar seu repertório com coisas simples de fazer no dia a dia e inserir em sua rotina. Também pode utilizar esse momento de diálogo para conhecer mais os gostos do indivíduo e verificar a intensidade ou a ordem de prioridade que ele daria para as atividades que listou. É importante que o profissional intervenha caso o indivíduo coloque na lista itens relacionados ao uso de substâncias e analise com ele essa associação, para que possam ser explicitados os fatores de risco e proteção.

Ao final da sessão, é possível ter uma grande quantidade de dados sobre o que é significativo e interessante para o indivíduo, conhecer seus hábitos, seus desejos e até possíveis metas a serem traçadas.

Variação: após terminar, pode-se pedir que o indivíduo escreva uma palavra que represente cada prazer. Por último, desenvolve-se um texto com as palavras escritas, dando a ele um título e encerrando-o com uma frase que sintetize o conteúdo da sessão.

ATIVIDADE 11.1

"Dez pequenas coisas que me dão muito prazer"

1.	
2.	
3.	
4.	
5.	
6.	
7.	
8.	
9.	
10.	

Figura 11.1 ATIVIDADE DEZ PEQUENAS COISAS QUE ME DÃO MUITO PRAZER.

SONDAGEM

O processo interventivo baseia-se no resultado do desempenho cognitivo apresentado por ocasião da avaliação neuropsicológica, na qual são avaliados os aspectos cognitivos, sensoriais, sociais, motores e emocionais, fornecendo dados para uma análise qualitativa e quantitativa desse desempenho. Nessa avaliação, tem-se um mapeamento do desempenho neuropsicológico, com dados precisos, que permitem verificar que funções se encontram preservadas e quais apresentam prejuízos.

Quando não há uma avaliação neuropsicológica, o profissional pode utilizar-se de técnicas de avaliação psicopedagógicas, relacionadas às funções cognitivas de atenção, memória, funções executivas, raciocínio lógico, visuoconstrução e linguagem. Faz-se necessário considerar, nessa avaliação, o processo de amadurecimento, dependendo das condições genéticas e experiências vividas pelo indivíduo.[21]

A avaliação psicopedagógica aborda diferentes aspectos: anamnese/reconstrução da história vital, técnicas projetivas, textos para compreensão oral e escrita, textos de instruções oral e escrita, exercícios de raciocínio lógico-matemático, exercícios de organização de tarefas e ritmo, exercícios de atenção, exercícios de memória, exercícios de função executiva, exercícios de visuoconstrução, exercícios de execução autônoma.

No caso da dependência química, a anamnese, ou reconstrução da história vital, é de fundamental

> Deve-se considerar o desempenho do indivíduo em relação ao que é esperado para sua idade e adaptar as atividades conforme esse desempenho.[22]

importância, principalmente quanto aos tipos de substâncias usadas, padrão de consumo, data de início e frequência de uso relatadas pelo indivíduo e/ou familiares. Além dessas informações, é necessário fazer um levantamento dos medicamentos em uso, sob prescrição médica. Considera-se, neste momento, todos os fatores que interferiram ou não na aprendizagem do indivíduo. Busca-se obter dados relevantes sobre a história de vida e experiências do percurso acadêmico e/ou profissional.

A devolutiva da avaliação neuropsicológica ou da avaliação psicopedagógica deve ser feita ao indivíduo e aos pais/responsáveis. É uma análise da problemática seguida do planejamento das intervenções futuras para um bom prognóstico.

No início do trabalho de reabilitação cognitiva, a retomada dos resultados é feita individualmente pelo profissional responsável, por meio de uma linguagem acessível e compreensível. São indicados os déficits e enfatizadas as funções preservadas.

Além dos resultados apresentados na avaliação formal, convém oferecer ao indivíduo um espaço para que fale sobre alguma dificuldade que percebe em sua rotina e para a qual acredite que o trabalho de reabilitação possa colaborar. É importante que o indivíduo reflita sobre sua rotina e tente localizar exemplos de dificuldades que encontra nas tarefas cotidianas, no manejo dos diferentes tipos de relações pessoais ou mesmo profissionais. Dessa forma, ampliam-se as possibilidades de engajamento e de mudanças funcionais.

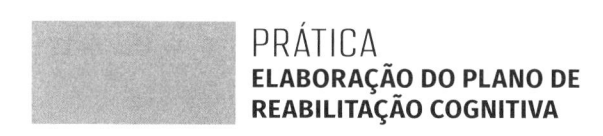

PRÁTICA
ELABORAÇÃO DO PLANO DE REABILITAÇÃO COGNITIVA

O resultado da avaliação neuropsicológica e/ou psicopedagógica conduzirá a prática do profissional responsável pelo programa de reabilitação cognitiva. A implementação desse programa deverá especificar os seguintes pontos:

1 Estabelecer o objetivo do trabalho, juntamente com o indivíduo, pensando em alvos que sejam realistas e centrados nele.
2 Adaptar o número de sessões à rotina do indivíduo, respeitando sua agenda pessoal.
3 Apresentar, brevemente, as atividades que permearão o trabalho.
4 Iniciar a intervenção por meio de atividades estruturadas, caracterizadas por uma intencionalidade clara e planejada por parte do profissional.
5 Definir um prazo para avaliar se o objetivo foi atingido e qual o impacto no cotidiano. Perguntas dirigidas:
   – Atingimos os alvos desejados?
   – Por que não estamos atingindo os alvos?

> Durante todo o processo de reabilitação cognitiva, caberá ao profissional motivar o indivíduo a manter-se abstinente e engajado no tratamento.

- Como está a prática?
- Há novos alvos a serem trabalhados?
- Quais os próximos passos?

6 Após a avaliação, se o objetivo foi alcançado, pode-se estabelecer um novo objetivo. Se não foi, é preciso identificar as falhas e limitações ou, até mesmo, reorganizar o contexto envolvido.

7 O profissional da reabilitação deve acompanhar o desempenho do indivíduo nas tarefas do dia a dia, na reinserção na escola, no trabalho, nas atividades de lazer, etc. A decisão sobre a reinserção deve ser avaliada juntamente com a equipe responsável e com os familiares.

Os objetivos mudam ao longo do tempo e em relação à avaliação inicial.

ATIVIDADE 11.2

MAPEAMENTO

Fazer junto com o indivíduo, por escrito, uma lista do que ele percebe que está preservado e do que gostaria de melhorar, conforme ilustrado na Figura 11.2. Essa lista ajudará o profissional a estabelecer, juntamente com o indivíduo, as metas da reabilitação e verificar se as queixas apresentadas condizem com a avaliação.

Esse momento é uma oportunidade para retomar os resultados da avaliação neuropsicológica e/ou psicopedagógica e explicar ao indivíduo o funcionamento cognitivo, em especial as alterações decorrentes do uso de substâncias. Também é uma ocasião adequada para a psicoeducação sobre a relação entre drogas e cognição. A compreensão dos aspectos abordados nesse mapeamento pode colaborar para a aceitação dos limites, o desenvolvimento da autocrítica e de perspectivas de recuperação.

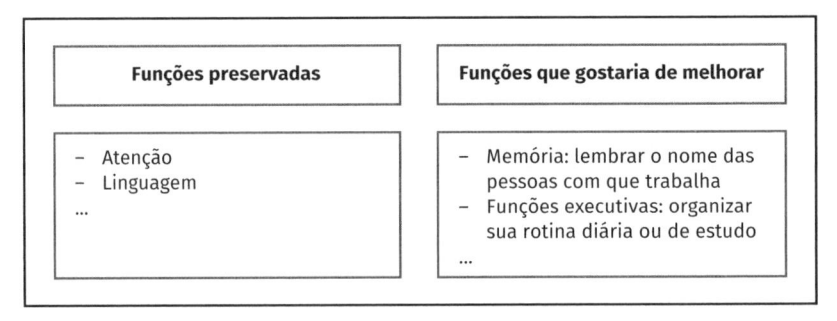

Funções preservadas	Funções que gostaria de melhorar
– Atenção – Linguagem ...	– Memória: lembrar o nome das pessoas com que trabalha – Funções executivas: organizar sua rotina diária ou de estudo ...

Figura 11.2 ATIVIDADE DE MAPEAMENTO.

Ainda no campo da sondagem, o conhecimento da rotina de cada indivíduo é essencial para a organização e o planejamento das tarefas diárias.

ORGANIZAÇÃO DA ROTINA DIÁRIA

Na atividade de organização da rotina, é importante detalhar os horários, conforme ilustrado na Figura 11.3, e especificar horários para acordar, para fazer as refeições e demais compromissos. Discriminar os períodos de descanso, de locomoção e sono auxilia na clareza e organização da rotina.

A Figura 11.3 apresenta um exemplo da organização diária de um estudante. Caso o indivíduo trabalhe ou tenha outras atividades, é necessário adequar o conteúdo conforme sua realidade cotidiana. A tabela impressa deve ser preenchida juntamente com o indivíduo, para que possa ser feita a análise da rotina, verificando-se os horários livres e os preenchidos. É também uma oportunidade para refletir se o tempo destinado para as atividades é suficiente.

O desenvolvimento de atividades de administração do tempo favorece a produtividade e o sentimento de competência, contribuindo para a manutenção do tratamento e o engajamento do indivíduo. Para pessoas com comprometimento cognitivo grave ou com dificuldade de aderir ao tratamento, recomenda-se acompanhamento personalizado das metas diárias.

Semanalmente, ou até diariamente, o profissional da reabilitação avaliará com o indivíduo o cumprimento do planejado, a funcionalidade e possíveis modificações das atividades.

ATIVIDADE 11.3

ROTINA SEMANAL							
	Segunda	Terça	Quarta	Quinta	Sexta	Sábado	Domingo
6h20min	Acordar	Acordar	Acordar	Acordar	Acordar		
6h30min	Banho	Banho	Banho	Banho	Banho		
6h50min	Café da manhã Medicação	Café da manhã Medicação	Café da manhã Medicação	Café da manhã Medicação	Café da manhã Medicação	Medicação	Medicação
7h	Locomoção	Locomoção	Locomoção	Locomoção	Locomoção		
7h20min	Escola	Escola	Escola	Escola	Escola		
8h	Escola	Escola	Escola	Escola	Escola	Acordar	Acordar
9h	Escola	Escola	Escola	Escola	Escola	Café da manhã	Café da manhã
10h	Escola	Escola	Escola	Escola	Escola	Passear com o cachorro	Passear com o cachorro
11h	Escola	Escola	Escola	Escola	Escola	Jogo de basquete	
12h	Escola	Escola	Escola	Escola	Escola	Almoço	
12h10min	Locomoção	Locomoção	Locomoção	Locomoção	Locomoção		
13h	Almoço	Almoço	Almoço	Almoço	Almoço		
13h30min	Descanso	Descanso	Descanso	Descanso	Descanso	Futebol	Almoço com a família
14h	Lição de casa	Lição de casa	Lição de casa	Lição de casa	Lição de casa	Futebol	
15h	Aula de inglês	Estudar matemática	Aula de inglês	Estudar matemática	Estudar física	Futebol	
16h	Lição de casa	Locomoção	Lição de casa	Locomoção	Aula de violão	Banho	Organizar agenda da semana
16h30min	Estudar geografia	Psicoterapia	Estudar química	Reabilitação cognitiva	Ler livro português	Ler livro português	Ler livro português
17h30min	Arrumar material	Locomoção	Arrumar material	Locomoção	Arrumar material	Ler livro português	Banho
18h	Academia	Arrumar material	Academia	Arrumar material	Academia	Descanso/TV	Cinema
19h30min	Banho	Banho	Banho	Banho	Banho	Lanche	Lanche
20h	Jantar Medicação	Jantar Medicação	Jantar Medicação	Jantar Medicação	Jantar Medicação	Medicação Jantar	Medicação Jantar
21h	Descanso/TV	Descanso/TV	Descanso/TV	Descanso/TV	Descanso/TV	Jantar com amigos	Medicação Jantar
22h	Dormir	Dormir	Dormir	Dormir	Dormir	Descanso/TV	Descanso/TV
23h						Dormir	Dormir

Figura 11.3 CRONOGRAMA: ORGANIZAÇÃO DA ROTINA.

RODA DA VIDA

ATIVIDADE 11.4

A Roda da Vida, ilustrada na Figura 11.4, tem por objetivo promover uma reflexão pessoal sobre o grau de satisfação e possíveis melhoras em diferentes domínios da vida.

A atividade é iniciada com a seguinte instrução: "De acordo com sua percepção atual de satisfação com cada uma das áreas da sua vida, preencha os espaços usando uma escala numérica de 1 a 10, sendo 1 completamente insatisfeito e 10, completamente satisfeito, nada a melhorar".

A imagem obtida após o preenchimento possibilita a percepção geral de como está a vida nos diferentes domínios. Ao final, analisa-se, junto com o indivíduo, as áreas em que este tem maior e menor satisfação.

Variação: pode-se fazer a roda da vida comparativa, por exemplo, entre satisfação atual e satisfação desejada, e depois estabelecer metas para uma área específica que tenha menor pontuação.

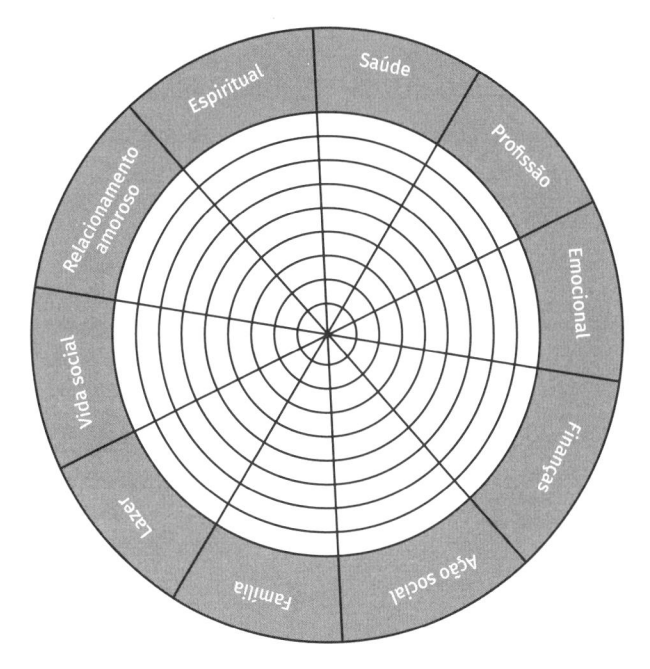

Figura 11.4 RODA DA VIDA.
Fonte: Adaptada da Roda da Percepção.[23]

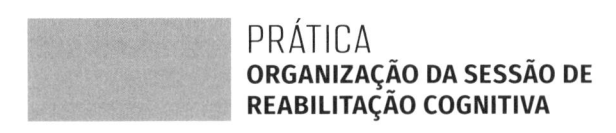

PRÁTICA
ORGANIZAÇÃO DA SESSÃO DE REABILITAÇÃO COGNITIVA

É comum que o tempo de duração das sessões varie em torno de 50 a 60 minutos, que podem ser distribuídos da seguinte maneira:

- 5 minutos para verificação da rotina (compromissos e uso da medicação) e das aprendizagens adquiridas anteriormente.
- 30 minutos para realização de exercícios direcionados ao objetivo pretendido.
- 10 minutos para aplicação e extração de princípios (generalização e transcendência).
- 5 minutos para revisão e lembretes comportamentais, como fatores de risco, de proteção, abstinência e demais combinados.

REFERÊNCIAS

1. Miotto EC. Reabilitação neuropsicológica e intervenções comportamentais. São Paulo: Roca; 2015.

2. Sohlberg MM, Mateer CA. Reabilitação cognitiva: uma abordagem neuropsicológica integrada. São Paulo: Santos; 2017.

3. Rodrigues CMP. Reabilitação neurológica: enquadramento histórico, abordagens metodológicas e técnicas de reabilitação neuropsicológica [monografia]. Coimbra: Instituto Superior Miguel Torga; 2013.

4. Lent R, coordenador. Neurociência da mente e do comportamento. Rio de Janeiro: Guanabara Koogan; 2008.

5. Dahlin E, Bäckman L, Neely AS, Nyberg L. Training of the executive component of working memory: subcortical areas mediate transfer effects. Restor Neurol Neurosci. 2009;27(5):405-19.

6. McMillan TM, Sparkes C. Goal planning and neurorehabilitation: the Wolfson Neurorehabilitation Centre approach. Neuropsychol Rehabil. 1999;9(3-4):241-51.

7. Wilson BA. Memory rehabilitation: integrating theory and practice. New York: Guilford; 2009.

8. Fernández-Serrano MJ, Pérez-García M, Verdejo-García A. What are the specific vs. generalized effects of drugs of abuse on neuropsychological performance?. Neurosci Biobehav Rev. 2011;35(3):377-406.

9. Etchebehere ECSC, Oliveira FM, Amorim BJ, Serrat SM, Camargo EE. Brain hypoperfusion in adolescents dependent of multiple drugs. Arq Neuropsiquiatr. 2010;68(2):161-7.

10. Thoma RJ, Monning MA, Lysne PA, Ruhl DA, Pommy JA, Bogenschutz M, et al. Adolescent substance abuse: the effects of alcohol and marijuana on neuropsychological performance. Alcohol Clin Exp Res. 2011;35(1):39-46.

11. Edwards G, Marshall EJ, Cook CCH. O álcool como causa de transtornos neuropsiquiátricos. In: Edwards G, Marshall EJ, Cook CCH. O tratamento do alcoolismo: um guia para profissionais da saúde. 4. ed. Porto Alegre: Artmed; 2005. p. 93-104.

12. Solowij N, Stephens RS, Roffman RA, Babor T, Kadden R, Miller M, et al. Cognitive functioning of long-term heavy cannabis users seeking treatment. JAMA. 2002;287(9):1123-31.

13. Pope Junior HG, Gruber AJ, Hudson JI, Huestis MA, Yurgelun-Todd D. Neuropsychological performance in long-term cannabis users. Arch Gen Psychiatry. 2001;58(10):909-15.

14. Schweinsburg AD, Schweinsburg BC, Cheung EH, Brown GG, Brown SA, Tapert SF. fMRI response to spatial working memory in adolescents with comorbid marijuana and alcohol use disorders. Drug Alcohol Depend. 2005;79(2):201-10.

15. Diehl A, Cordeiro DC, Laranjeira R, organizadores. Dependência química: prevenção, tratamento e políticas públicas. Porto Alegre: Artmed, 2011.

16. Schweinsburg AD, Brown SA, Tapert SF. The influence of marijuana use on neurocognitive functioning in adolescents. Curr Drug Abuse Rev. 2008;1(1):99-111.

17. Aharonovich E, Hasin DS, Brooks AC, Liu X, Bisaga A, Nunes EV. Cognitive deficits predict low treatment retention in cocaine dependent patients. Drug Alcohol Depend. 2006;81(3):313-22.

18. Angelucci F, Ricci V, Pomponi M, Conte G, Mathé AA, Tonali PA, et al. Chronic heroin and cocaine abuse is associated with decreased serum concentrations of the nerve growth factor and brain-derived neurotrophic factor. J Psychopharmacol. 2007;21(8):820-5.

19. Cunha PJ, Nicastri S, Gomes I.P, Moino RM, Peluso MA. Neuropsychological impairments in crack cocaine-dependent inpatients: preliminary findings. Braz J Psychiatry. 2004;26(2):103-6.

20. Fernández A. A inteligência aprisionada: abordagem psicopedagógica clínica da criança e sua familia. Porto Alegre: Artmed; 1991.

21. Oliveira VB, Bossa NA, organizadoras. Avaliação psicopedagógica do adolescente. 12. ed. Petrópolis: Vozes; 2010.

22. Weiss MLL. Psicopedagogia clínica: uma visão diagnóstica dos problemas de aprendizagem escolar. 9. ed. Rio de Janeiro: DP&A; 2002.

23. Dinsmore PC, Mourão CO, Pitorri F, Souza VS. Toolbox PBC: ferramentas para o processo de coaching usando o método PCB. Rio de Janeiro: Qualitymark; 2013.

REABILITAÇÃO COGNITIVA: INTERVENÇÕES NA DEPENDÊNCIA QUÍMICA – Parte 2

12

Claudia Regina Serapicos Salgado
Luciana Lopes S. Costa
Marcia Gomes Mifano

FUNÇÕES COGNITIVAS

Funções cognitivas referem-se a diversos processos de alta complexidade executados pelo cérebro, incluindo pensamento, raciocínio, resolução de problemas, aprendizado, memória, tomada de decisão, atenção e linguagem.[1]

MEMÓRIA

A memória é a função cognitiva responsável pelo armazenamento de informações e ideias que serão posteriormente recuperadas e utilizadas de acordo com determinada situação ou demanda do ambiente.[2] Não é uma função que atua isoladamente; trata-se de processos que envolvem a inter-relação com outros sistemas cognitivos. "Atenção, memória e consciência apoiam-se mutuamente para nos dar uma cognição de ordem superior e proporcionar o aprendizado."[3]

O aprendizado refere-se a uma mudança no comportamento que resulta da aquisição de conhecimento acerca do mundo, e a memória é o processo pelo qual esse conhecimento é codificado, armazenado e posteriormente evocado.[4]

A memória pode ser classificada com relação a dois critérios: tempo e conteúdo. No que tange ao curso temporal do armazenamento, temos memória de longa e de curta duração. Em relação ao quesito conteúdo, temos na memória de longa duração o aprendizado declarativo e o não declarativo.

Memória de curto prazo

O termo memória de curto prazo, ou curta duração (do inglês *short-term memory*), se refere ao desempenho do indivíduo em uma tarefa que envolve a retenção temporária de pequenas quantidades de informação, testado imediatamente ou após um breve intervalo de tempo. As informações são retidas e organizadas para que possam ser utilizadas ou, até mesmo, descartadas. A memória de curto prazo pode ser convertida, seletivamente, em memória de longo prazo.[4]

Os sistemas de memória responsáveis pela memória de curto prazo formam parte do sistema da memória de trabalho, ou memória operacional (do inglês *working memory*).[5]

A memória de trabalho, ou memória operacional, é também o que nos faz mais humanos, pois nos dá a "memória do futuro", ou seja, proporciona a capacidade exclusivamente humana de formular juízos, tomar decisões, prever consequências e assumir ou negar responsabilidades.[3] É responsável pela manutenção e a manipulação dos conhecimentos relevantes por meio de dois subsistemas: um para a informação verbal e outro para a informação visuoespacial. Ambos os sistemas da memória de trabalho são coordenados pelo funcionamento executivo do córtex pré-frontal.[4]

> Memória de curta duração = retenção de pequenas quantidades de informações por um tempo restrito.

> Memória de trabalho = sistema de memória responsável pela retenção e a manipulação de informações necessárias para a realização de tarefas complexas.

FUNDO DO MAR (MEMÓRIA DE CURTO PRAZO)

Material: duas ilustrações.

Número de participantes: um ou mais.

Descrição da atividade: apresente ao indivíduo a imagem A (Fig. 12.1). Dê a seguinte instrução: "Observe a cena durante um minuto e memorize o máximo de elementos que conseguir". Em seguida, guarde a imagem A e apresente somente a imagem B (Fig. 12.2). Dê a seguinte instrução: "Observe a imagem B com atenção e diga quais são as sete diferenças que você percebe entre ela e a imagem A".

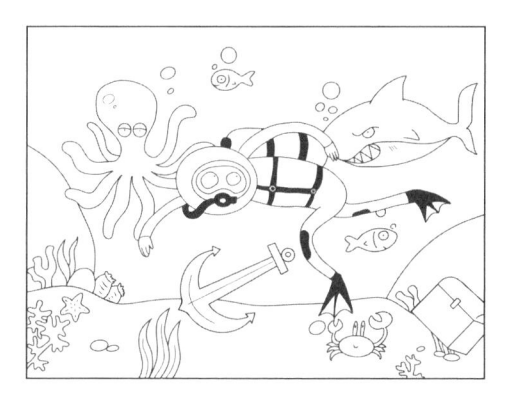

Figura 12.1 IMAGEM A.
Ilustrador: João Pedro Alves Noronha de Abreu.

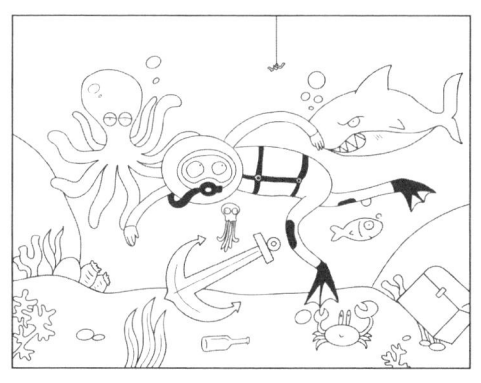

Figura 12.2 IMAGEM B.
Ilustrador: João Pedro Alves Noronha de Abreu.

Variação: apresente ao indivíduo a imagem A. Dê a seguinte instrução: "Observe a cena durante um minuto e memorize o máximo de elementos que conseguir". Guarde a imagem A e dê a seguinte orientação: "Agora, liste todos os elementos de que você lembrar".

ATIVIDADE 12.1

ATIVIDADE 12.2

ORDEM DIRETA (MEMÓRIA DE CURTO PRAZO)

Material: uma ficha impressa contendo palavras.

Número de participantes: um ou mais.

Descrição da atividade: de posse da ficha impressa (Fig. 12.3), dê a seguinte instrução: "Vou lhe dizer uma sequência de palavras e você deverá repeti-las na mesma ordem".

Exemplo:

- "dado – cama – bola"
- "dado – cama – bola"

CINCO – SEIS – SETE – OITO
QUARENTA – CINQUENTA – SESSENTA – SETENTA

VACA – GATO – GALO – SAPO
ROMA – PARIS – BERLIM – TÓQUIO

ABELHA – BALEIA – COELHO – DONINHA – ELEFANTE
ANGOLA – BRASIL – CHINA – DINAMARCA – EGITO

MACACO – MENINO – MINHOCA – MORCEGO
PORTUGAL – PANAMÁ – MÉXICO – JAMAICA – BÉLGICA

GOLFINHO – PAPAGAIO – ANDORINHA – BORBOLETA – ELEFANTE
INDONÉSIA – GUATEMALA – DINAMARCA – ESLOVÁQUIA – ARGENTINA

Figura 12.3 EXEMPLO DA FICHA IMPRESSA PARA A ATIVIDADE ORDEM DIRETA.

Variação – ordem inversa: utilize a mesma ficha impressa e dê a seguinte instrução: "Vou lhe dizer uma sequência de palavras e você deverá repeti-las na ordem inversa".

Exemplo:

- "dado – cama – bola"
- "bola – cama – dado"

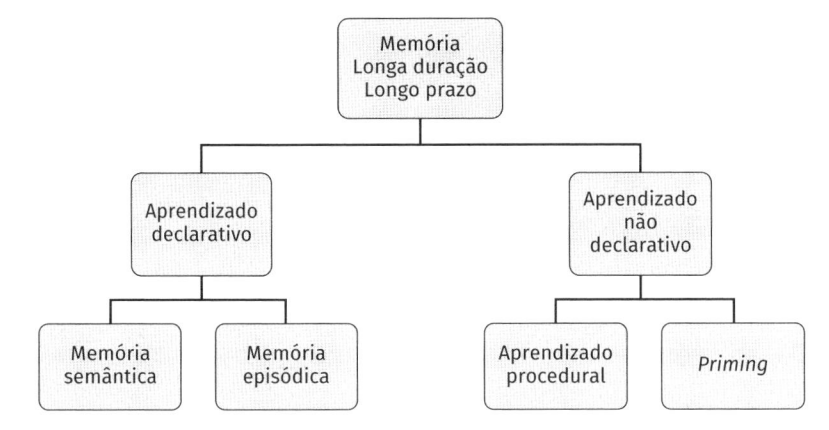

Figura 12.4 TIPOS DE MEMÓRIA.

Memória de longo prazo

Como o próprio nome indica, a memória de longo prazo, ou de longa duração, é aquela que guarda informações por longo período (meses, anos ou até mesmo décadas). Uma característica importante é a capacidade de reter informações por tempo indeterminado, desde que a memória continue sendo reforçada com o passar dos anos. A memória de longo prazo envolve:

a. **Aprendizado declarativo:** também conhecido como memória explícita, corresponde ao conhecimento adquirido que está prontamente acessível à consciência e pode ser evocado por meio de palavras. Neste grupo estão a memória semântica e a memória episódica. A memória semântica refere-se às informações aprendidas, sem que haja recordação de quando ou onde foram adquiridas. A memória episódica armazena experiências vivenciadas em determinado tempo e lugar, constituindo eventos específicos.
b. **Aprendizado não declarativo:** também conhecido como memória implícita ou memória não declarativa, corresponde às aprendizagens não conscientes, que não precisam ser descritas com palavras, mas permitem ao indivíduo adquirir habilidades para realizar determinadas tarefas.[6] Neste grupo ainda temos o aprendizado procedural e o *priming*. O aprendizado procedural refere-se ao armazenamento de conhecimentos e destrezas que se tornaram automatizados. O *priming* refere-se ao processo no qual determinados sinais podem acionar recordações sem que o indivíduo tenha uma percepção consciente.

ATIVIDADE 12.3

RECORDANDO OBJETOS (MEMÓRIA DE LONGO PRAZO)

Material: quadro com sete objetos comuns, cronômetro, folha de papel, lápis ou caneta e lápis de cor.

Número de participantes: um ou mais.

Descrição da atividade: apresente ao indivíduo uma folha impressa com um quadro (Fig. 12.5) contendo a representação de objetos comuns do dia a dia. Dê a seguinte instrução: "Nomeie em voz alta cada objeto. Você terá um minuto para tentar memorizar o maior número possível desses objetos". Cronometre o tempo e retire o quadro da vista do indivíduo.

Apresente ao indivíduo uma tarefa distratora com duração de 30 minutos, como, por exemplo, fazer um desenho de labirinto ou pintar uma mandala com lápis de cor. Ao final da pintura, entregue uma folha em branco ao indivíduo e peça que liste os sete objetos que foram apresentados anteriormente.

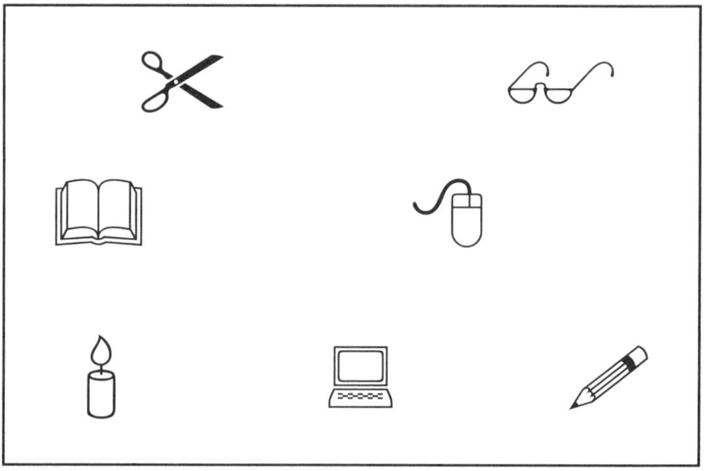

Figura 12.5 QUADRO COM FIGURAS PARA ATIVIDADE DE MEMÓRIA DE LONGO PRAZO.

VIAGEM PARA A MONTANHA (MEMÓRIA DE LONGO PRAZO)

ATIVIDADE 12.4

Material: folha impressa com um problema escrito a ser resolvido.

Número de participantes: um ou mais.

Descrição da atividade: apresente ao indivíduo a folha impressa com a tarefa (Fig. 12.6) e dê a seguinte instrução: "Leia em voz alta o texto e as palavras apresentadas nas formas geométricas. Tente memorizar o nome de cada objeto. Você terá dois minutos". Cronometre o tempo e retire a folha da vista do indivíduo.

Apresente ao indivíduo uma tarefa distratora, como, por exemplo, a criação de uma *playlist*. Dê a seguinte instrução: "Escreva o nome de cinco músicas, cantores ou grupos musicais que poderão ser ouvidos na viagem". Terminada a lista, solicite a recuperação dos nomes dos objetos, escrevendo-os em uma nova folha em branco.

Ao término, sugira que o indivíduo escreva outros possíveis objetos que poderia levar para essa viagem, resgatando experiências anteriores. P. ex.: saco de lixo, lanterna, protetor solar, papel higiênico, canivete, fogareiro, etc.

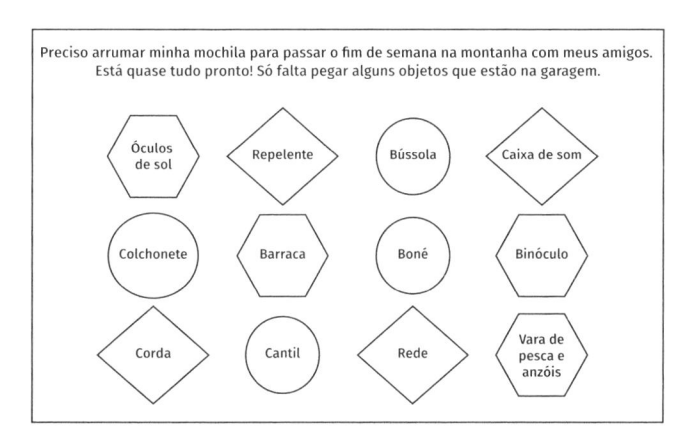

> Preciso arrumar minha mochila para passar o fim de semana na montanha com meus amigos. Está quase tudo pronto! Só falta pegar alguns objetos que estão na garagem.
>
> Óculos de sol — Repelente — Bússola — Caixa de som
> Colchonete — Barraca — Boné — Binóculo
> Corda — Cantil — Rede — Vara de pesca e anzóis

Figura 12.6 QUADRO COM PALAVRAS PARA ATIVIDADE DE MEMÓRIA DE LONGO PRAZO.

Variação: estratégia de memorização:

- Quantas palavras começam com a letra B?
- Quantas começam com a letra C? E com a letra R?
- Quantas começam com outras letras?

Na sessão seguinte, solicite ao indivíduo que relembre e escreva o nome dos objetos apresentados nesta atividade.

FUNÇÕES EXECUTIVAS

Funções executivas é um termo que representa vários processos cognitivos complexos recrutados quando o indivíduo necessita se concentrar em uma tarefa e manter um objetivo específico até concluí-la.[7]

Uma analogia seria considerar o termo funções executivas como um enorme guarda-chuva, que, em vez de abrigar diversas pessoas, abrange diferentes processos mentais complexos envolvidos no controle e na regulação de comportamentos, emoções e pensamentos diante de situações novas e desafiadoras.

As funções executivas exercem papel essencial na dependência química e têm como base três domínios: a memória operacional, ou memória de trabalho; o controle inibitório, ou controle de impulso; e a flexibilidade cognitiva.[8] Com a maturação cerebral, o indivíduo desenvolve domínios de maior complexidade cognitiva, como a tomada de decisão, a resolução de situações-problema, o planejamento, a organização, entre outros.[7]

Do ponto de vista neuroanatômico, podemos dizer que as funções executivas estão concentradas no córtex pré-frontal. Como essa é a última parte do cérebro a ficar madura, será, muito provavelmente, a área mais vulnerável a sofrer comprometimento cognitivo com o uso e o abuso de substâncias.

Memória operacional (ou de trabalho)

A memória operacional, também denominada memória de trabalho, se diferencia da memória de curto prazo, pois não só armazena as informações, como também permite sua manipulação, integrando ações.

A memória operacional refere-se à capacidade dos seres humanos de sustentar e manipular as informações em mente por um tempo limitado para gerar uma ação em um futuro próximo.[5] Exemplo disso seria a seguinte situação: ao atender um telefonema e ouvir um recado para um colega do trabalho, o indivíduo necessita lembrar de todas as informações até o momento em que encontrará esse colega e, finalmente, lhe transmitirá o recado.

Prejuízos na memória operacional comprometem a percepção dos dados de realidade, pois dificultam o julgamento sobre a sequência temporal dos acontecimentos e noções de causalidade.

FUI AO JOGO DE FUTEBOL E ME DEPAREI COM... (FUNÇÕES EXECUTIVAS/MEMÓRIA OPERACIONAL VERBAL)

ATIVIDADE 12.5

Material: folha impressa com a atividade.

Número de participantes: um ou mais.

Descrição da atividade: inicie a tarefa com a seguinte frase: "Fui ao jogo de futebol e me deparei com...", em seguida, finalize a frase com o nome de um objeto ou algo que pode ser encontrado no estádio de futebol. O próximo indivíduo do grupo deverá repetir a frase do primeiro, acrescentando um novo item, e assim por diante. Quando se tratar de sessões individuais, a atividade deve ser realizada entre o indivíduo e o terapeuta. O objetivo principal é reter o maior número de informações possíveis.

Variações: fui ao clube; fui ao aeroporto; fui ao cinema, etc.

Controle inibitório

O controle inibitório refere-se à capacidade de pensar antes de agir, de resistir ao impulso de dizer ou fazer algo que pode ser inadequado e dar tempo suficiente para avaliar o impacto do próprio comportamento diante de uma situação.[10] Ele diz respeito à habilidade de controlar comportamentos e processos de atenção, emoção e pensamento.

É necessário salientar que o controle nem sempre se refere a fatores externos, podendo ser exercido também sobre as interferências ou estímulos que são distratores internos, como, por exemplo, uma dor de cabeça que impede a concentração na leitura de um livro.

ATIVIDADE 12.6 — SOL E LUA (FUNÇÕES EXECUTIVAS/CONTROLE INIBITÓRIO)

Material: dois cartões quadrados de 15 cm de lado, um com uma imagem do sol e outro, da lua (Fig. 12.7).

Número de participantes: um ou mais.

Descrição da atividade: dê a seguinte instrução: "Toda vez em que vir a figura do sol, você deve dizer em voz alta a palavra lua. Toda vez que aparecer a figura da lua, deve dizer em voz alta a palavra sol". Apresente um cartão de cada vez, de forma aleatória, provocando o indivíduo para que siga a instrução dada no início.

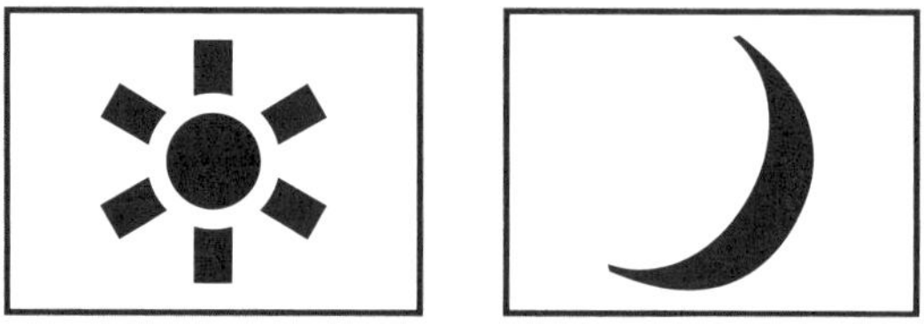

Figura 12.7 MODELO DE CARTÕES PARA ATIVIDADE DE FUNÇÕES EXECUTIVAS.

Flexibilidade cognitiva

A flexibilidade cognitiva refere-se à habilidade de ajuste às mudanças na demanda ou na prioridade de algo, permitindo que uma determinada situação seja vista sob diferentes perspectivas.[9] Dessa forma, pode ser entendida como a possibilidade de rever os planos diante de um obstáculo, de um erro ou de uma nova informação, estando diretamente relacionada à adaptação ante novas situações ou escolhas.

Prejuízos na flexibilidade cognitiva levam a rigidez de pensamento, inabilidade de adaptar-se a novos contextos e diminuição de repertório.

O Quadro 12.1 ilustra os domínios executivos que impactam fortemente o desempenho acadêmico, comportamental e social,[10] além da memória operacional, do controle inibitório e da flexibilidade cognitiva.

CORAÇÃO E CRUZ (FUNÇÕES EXECUTIVAS/FLEXIBILIDADE COGNITIVA)

Material: dois cartões quadrados de 15 cm de lado, contendo cada um uma imagem de um coração ou de uma cruz.

Número de participantes: um ou mais.

Descrição da atividade: dê a seguinte instrução: "Toda vez em que vir uma figura de coração, deverá colocar uma das mãos sobre o peito. Toda vez que aparecer uma cruz, deverá levantar a mão direita". Após a orientação, apresente os cartões aleatoriamente, provocando o indivíduo para que siga a instrução dada no início. Dessa forma, espera-se que ele preste atenção, mantenha a informação em mente e realize o movimento seguindo uma ordem complexa, além de inibir respostas automáticas.

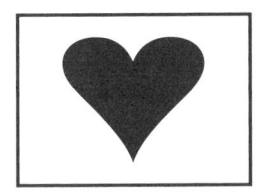

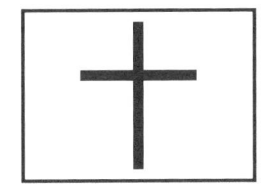

Figura 12.8 MODELO DE CARTÕES PARA ATIVIDADE DE FUNÇÕES EXECUTIVAS.

Variações: podem ser usados cartões com duas cores diferentes (azul/amarelo) ou figuras diferentes (verão/inverno). As instruções também podem ser variadas: piscar o olho esquerdo, colocar a língua para fora, bater palmas, etc.

ATIVIDADE 12.8

ENTREGA DA CORRESPONDÊNCIA (FUNÇÕES EXECUTIVAS/PLANEJAMENTO)

Material: folha impressa com figuras de casas e prédios de uma vizinhança (Fig. 12.9).

Número de participantes: um ou mais.

Descrição da atividade: entregue ao indivíduo a folha impressa e leia em voz alta as instruções: "Você foi contratado pelo serviço de correios da sua cidade e será responsável por entregar a correspondência do bairro. Inicie pela casa localizada no canto inferior direito e siga a direção de uma das setas, passando por todas as residências (casas e prédios) uma única vez até finalizar a entrega".

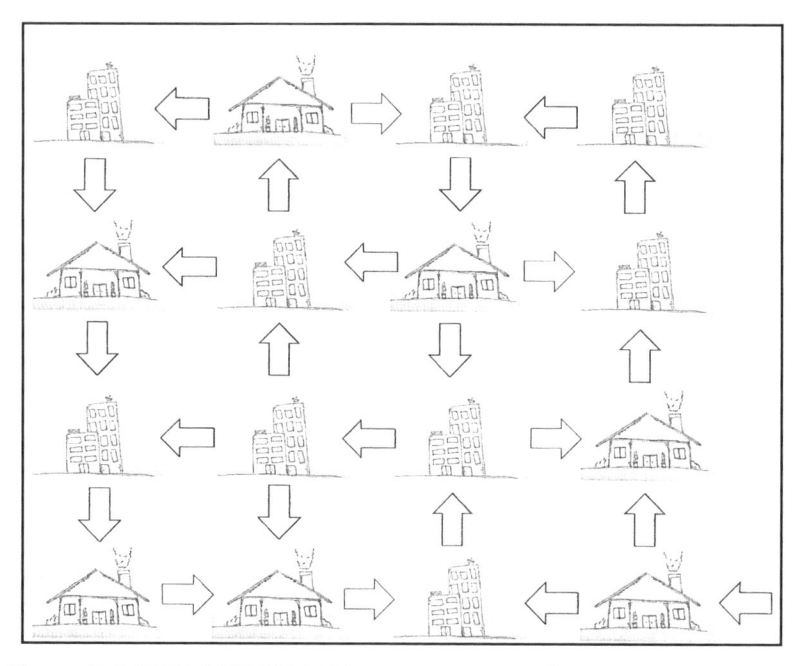

Figura 12.9 FOLHA IMPRESSA PARA ATIVIDADE DE FUNÇÕES EXECUTIVAS "ENTREGA DA CORRESPONDÊNCIA".

Quadro 12.1 DOMÍNIOS DAS FUNÇÕES EXECUTIVAS DE ALTA COMPLEXIDADE

1. Organização refere-se à habilidade de criar e seguir uma maneira de manter informações, objetos ou materiais em ordem. Pode-se organizar o espaço físico ou as informações aprendidas e novas.

2. Planejamento refere-se às habilidades de antecipar prazos ou futuros eventos, dividir objetivos em etapas. É a habilidade de criar um roteiro para alcançar um objetivo ou completar uma tarefa.

3. Priorização refere-se à escolha das tarefas de acordo com sua importância e à capacidade de escolher no que focar, ignorando estímulos menos relevantes. Envolve ser capaz de tomar decisões sobre o que é mais ou menos importante em uma determinada situação.

4. Estruturação de metas refere-se à capacidade de determinar um objetivo e seguir passo a passo, sem desistir ou se distrair durante o percurso.

5. Regulação emocional refere-se à capacidade de controlar e gerenciar as emoções, finalizar tarefas ou direcionar comportamentos em relação a um propósito.

6. Tomada de decisão refere-se às escolhas realizadas em situações de incerteza, risco e/ou proteção.

7. Manejo de tempo refere-se à capacidade de fazer estimativas de quanto tempo é necessário para a realização de uma ou mais tarefas.

8. Metacognição refere-se à tomada de consciência dos pensamentos automáticos e reflexão sobre o próprio pensar.

9. Atenção é um sistema complexo que pode ser considerado como consequência do desenvolvimento do controle inibitório eficaz, uma vez que é preciso inibir estímulos distratores para focar a atenção em algo específico.

ATENÇÃO

Atenção é a capacidade de selecionar e manter o controle sobre a entrada de informações necessárias em um dado momento. Essa função cognitiva auxilia a organização dos processos mentais e é direcionada a concentrar uma atividade em um determinado objetivo, conforme o interesse ou intenção do indivíduo.[11]

Adultos com diagnóstico de transtorno de déficit de atenção/hiperatividade (TDAH) apresentam maior prevalência de abuso de substâncias[12] e costumam ser mais vulneráveis às fraquezas nos domínios das funções executivas. Comprometimentos nos sistemas atencionais e executivos impactam negativamente a manutenção da motivação, os processos de memorização e organização geral no cotidiano.

Dependendo da forma como o indivíduo seleciona e manipula as informações do ambiente, podemos observar diferentes subsistemas da atenção voluntária: atenção dividida, sustentada, seletiva e alternada.

Há também a atenção involuntária, proveniente de estímulos sensoriais, e que não é passível de treinamento. Um exemplo seria virar a cabeça automaticamente em resposta a um sinal sonoro intenso, como a sirene de uma ambulância, uma batida de porta pelo vento ou um tiro de arma de fogo.

Atenção dividida. É a habilidade de responder a mais de uma tarefa ao mesmo tempo, desde que uma delas seja realizada de modo automático, como, por exemplo, estar em um almoço de negócios e discutir os assuntos da reunião enquanto se alimenta (modo automático). Outro exemplo seria dirigir um automóvel e cantar a música que toca no rádio. Neste caso, dirigir seria a tarefa realizada de forma automática.

Atenção sustentada. É a habilidade de manter-se vigilante durante períodos mais longos de tempo. Verifica-se esse tipo de atenção quando o indivíduo está atento a uma mesma tarefa e resistente à distração por um longo período.

Atenção seletiva. É a capacidade de escolher uma informação diante de diferentes estímulos, direcionando o foco atencional.

Atenção alternada. É a condição de mudar o foco de atenção ou alternar entre tarefas com diferentes níveis de exigência.

ATIVIDADE 12.9

MÚSICA (ATENÇÃO SUSTENTADA)

Material: dispositivo para tocar música, papel e lápis.

Número de participantes: um ou mais.

Descrição da atividade: coloque para tocar uma música longa e lenta e dê a seguinte instrução: "Você irá ouvir uma música e deverá ficar atento às palavras que começam com a letra V. Anote no papel todas as vezes que você ouvir uma palavra iniciada por V".

Sugestão: *Aonde quer que eu vá* (Paralamas do Sucesso).

Variação: pedir para anotar as palavras que começam com as letras V, T e/ou S, para aumentar a dificuldade.

LABIRINTO (ATENÇÃO SUSTENTADA)

Material: papel e lápis (não é permitido usar borracha).

Número de participantes: um ou mais.

Descrição da atividade: dê a seguinte instrução: "Observe atentamente o desenho que farei agora, para que possa reproduzi-lo em tamanho maior, ocupando todo o espaço da folha, de forma que fique centralizado". Faça o desenho do labirinto 1 completo (3 círculos + 1) em tamanho pequeno, sem numerá-lo, conforme a sequência apresentada na Figura 12.10. Em seguida, guarde a folha desenhada e entregue uma folha em branco ao indivíduo para que reproduza a figura.

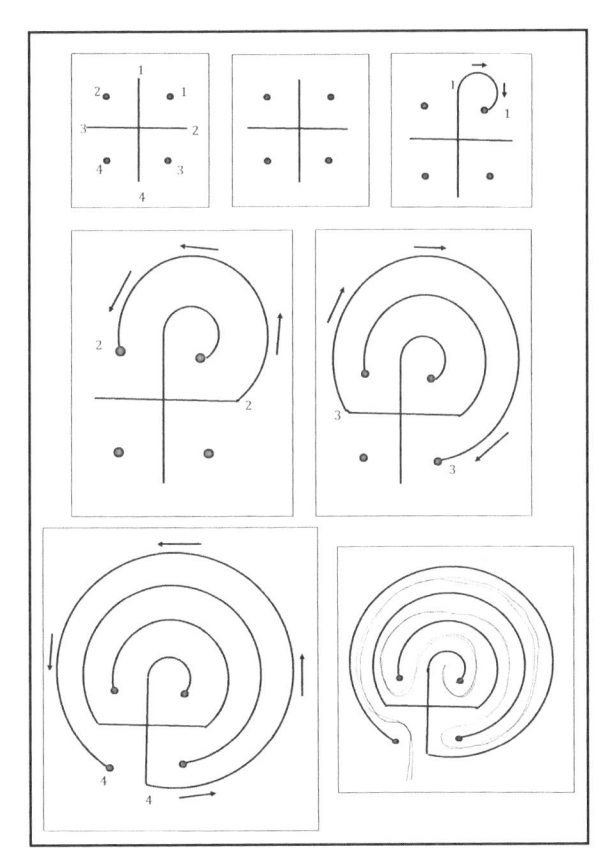

Figura 12.10 LABIRINTO 1 PARA ATIVIDADE DE ATENÇÃO SUSTENTADA E FUNÇÕES EXECUTIVAS COMPLEXAS.

Se o indivíduo não obtiver sucesso na cópia inicial, dê as seguintes dicas, enquanto ele desenha novamente: "Os pontos são ligados sempre com um arco por cima. Alternando entre sentido horário e anti-horário, começando do ponto para a cruz no número correspondente, conforme o primeiro quadro da Figura 12.10. O ponto seguinte é o mais próximo da reta onde terminou o arco anterior".

Dependendo do grau de dificuldade apresentado pelo indivíduo, desenhe a cruz e os pontos com a numeração, conforme a Figura 12.10.

Após o término do desenho, dê a seguinte instrução: "Percorra o caminho dentro do labirinto devagar, de fora para o centro da figura, sem tirar o lápis do papel ou encostar nas linhas que limitam o labirinto".

A seguir, dê a instrução: "Percorra o caminho de volta lentamente, partindo do centro do labirinto, sem tirar o lápis do papel, dirigindo-se para fora da figura".

Após a realização da atividade, faça perguntas dirigidas, como:

- O que você percebeu?
- Foi fácil ou foi difícil? Foi mais fácil fazer o labirinto ou percorrer o caminho?
- O espaço foi suficiente para percorrer o caminho até o centro do labirinto?
- Teve diferença percorrer o caminho entrando ou saindo do caminho?

Sugere-se que tal atividade seja retomada na sessão seguinte, a fim de fortalecer os processos mnemônicos e executivos.

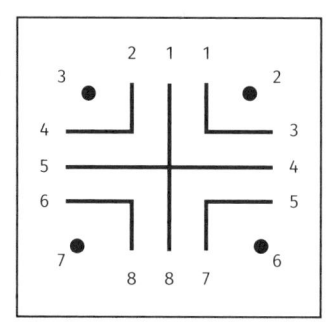

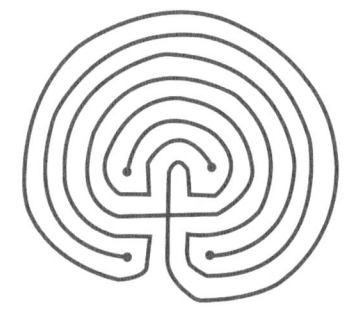

Figura 12.11 LABIRINTO 2 PARA A ATIVIDADE DE ATENÇÃO SUSTENTADA E FUNÇÕES EXECUTIVAS COMPLEXAS.

Variação: o labirinto 2 pode ser desenhado com mais passos, seguindo as mesmas instruções do labirinto 1, aumentando assim a complexidade, conforme ilustrado na Figura 12.11 (labirinto 7 círculos + 1).

CAFETERIA (ATENÇÃO SUSTENTADA)

Material: ruído de cafeteria em dispositivo móvel (celular, *tablet*, etc.), texto impresso, papel e lápis.

Número de participantes: um ou mais.

Descrição da atividade: elabore previamente um texto curto e reproduza o ruído ambiente de uma cafeteria. Dê a seguinte instrução: "Você irá ouvir um ruído ao mesmo tempo em que lerei em voz alta um texto. Mantenha sua atenção somente em minha voz e depois responda a algumas perguntas sobre o texto".

ATIVIDADE 12.11

BUSCA DE FIGURA (ATENÇÃO SELETIVA)

Material: folha impressa e lápis.

Número de participantes: um.

Descrição da atividade: apresente a folha impressa (Fig. 12.12) e dê a seguinte instrução: "Procure e marque com um X todas as figuras com a carinha feliz (☺)".

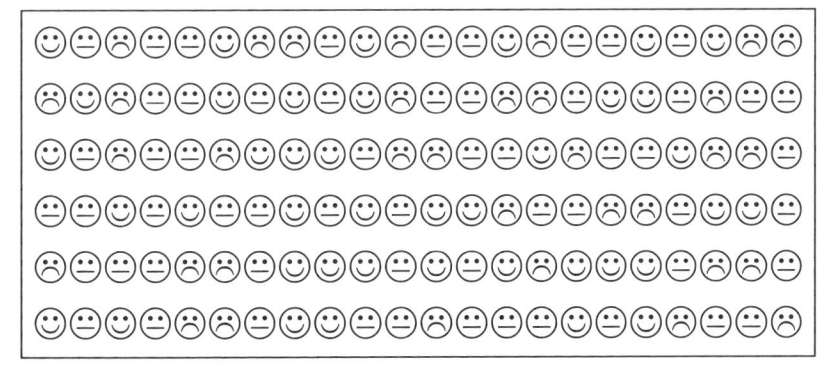

☺☺☹☺☹☺☹☹☺☹☺☹☺☹☹☺☹☺☹☺☹☺☹☹
☹☺☹☹☺☺☹☺☹☺☹☺☹☹☺☹☺☹☺☹☺☹☹☺
☺☺☹☹☺☹☺☺☹☺☹☹☺☹☺☺☹☺☹☺☹☺☹☹
☹☹☺☺☹☺☺☹☺☹☺☹☺☹☹☺☹☺☹☹☺☺☹☹
☹☹☺☹☹☺☹☺☹☺☹☺☹☺☹☹☺☹☺☹☺☹☹☹
☺☺☹☹☹☺☺☹☺☹☹☺☹☺☹☺☹☺☹☹☺☹☺☹

Figura 12.12 FOLHA PARA A ATIVIDADE "BUSCA DE FIGURA".

ATIVIDADE 12.12

ONDE ESTÁ? (ATENÇÃO SELETIVA)

ATIVIDADE 12.13

Material: cronômetro, folha impressa e lápis.

Número de participantes: um.

Descrição da atividade: elabore previamente uma folha impressa com a foto de um cenário formado por no mínimo 20 objetos diferentes e dê a seguinte instrução: "Observe as imagens da folha e encontre o objeto (cite um dos objetos escolhidos) em 30 segundos".

BUSCA DE NÚMEROS (ATENÇÃO SELETIVA)

ATIVIDADE 12.14

Material: folha impressa e lápis.

Número de participantes: um.

Descrição da atividade: apresente a folha impressa (Fig. 12.13) e dê a seguinte instrução: "Procure e marque com um x todos os números 3".

1	5	8	2	7	3	5	7	9	3	7	4	7	2	5
0	7	6	9	1	8	1	7	5	3	4	0	3	8	1
2	7	6	9	8	5	0	3	1	4	7	3	9	2	1
7	8	4	8	7	3	5	0	3	8	3	4	1	8	7
3	2	6	0	4	5	3	8	0	8	9	2	4	1	4
0	1	7	7	0	8	5	8	8	4	1	0	5	3	3
7	4	5	0	1	5	6	7	4	5	6	4	2	7	6
0	6	6	3	6	7	2	1	0	4	6	2	9	3	2
1	5	2	6	6	2	5	7	8	0	9	0	3	8	7
5	7	7	1	4	9	1	2	5	1	2	9	0	9	7
0	4	1	1	3	0	8	4	6	6	3	3	1	0	7
0	1	8	7	0	9	4	3	8	4	5	0	8	3	6

Figura 12.13 FOLHA PARA ATIVIDADE "BUSCA DE NÚMEROS".

TRATAMENTO DO USO DE SUBSTÂNCIAS QUÍMICAS

BUSCA SINISTRA (ATENÇÃO SELETIVA)

ATIVIDADE 12.15

Material: folha impressa e lápis.

Número de participantes: um.

Descrição da atividade: apresente a folha impressa (Fig. 12.14) e dê a seguinte instrução: "Encontre e marque com um x todos os números pares colocados à esquerda do número 3".

8	7	8	4	3	7	0	5	8	3	4	3	7	1	8
5	1	2	8	3	7	7	5	3	9	4	7	5	7	2
7	2	9	6	5	8	3	0	4	1	3	7	1	9	2
7	0	9	6	8	1	7	1	3	5	0	4	1	3	8
6	0	3	6	7	6	1	2	4	0	2	6	2	9	3
5	1	6	2	2	6	7	5	0	8	0	9	7	3	8
2	3	0	6	5	4	8	3	8	0	2	9	4	4	1
4	0	1	1	0	3	4	8	6	6	3	3	7	1	0
1	0	7	7	8	0	8	5	4	8	0	1	3	5	3
4	7	0	5	5	1	7	6	5	4	4	6	6	2	7
1	0	7	8	9	0	3	4	4	8	0	5	6	8	4
7	5	1	7	9	4	2	1	1	5	9	2	7	0	9

Figura 12.14 FOLHA PARA ATIVIDADE "BUSCA SINISTRA".

ATIVIDADE 12.16

BUSCA SINISTRA DUPLA (ATENÇÃO ALTERNADA)

Material: folha impressa e lápis.

Número de participantes: um.

Descrição da atividade: apresente a folha impressa (Fig. 12.15) e dê a seguinte instrução: "Encontre nas linhas horizontais e marque com um x todos os números 7 à esquerda de qualquer número 3".

5	1	2	8	7	3	2	7	5	3	5	7	9	4	7
8	7	8	4	7	3	8	0	5	8	7	1	3	4	3
7	2	9	6	8	5	2	3	0	4	1	9	1	3	7
5	1	6	2	6	2	8	7	5	0	7	3	8	0	9
7	0	9	6	1	8	8	7	1	3	1	3	5	0	4
4	0	1	1	3	0	0	4	8	6	7	1	6	3	3
6	0	3	6	6	7	3	1	2	4	2	9	0	2	6
2	3	0	6	4	5	1	8	3	8	4	4	0	2	9
1	0	7	8	0	9	3	3	4	4	6	8	8	0	5
7	5	1	7	4	9	9	2	1	1	7	0	5	9	2
1	0	1	7	0	8	3	8	5	4	3	5	8	0	1
4	2	0	5	1	5	7	7	6	5	6	2	3	4	6

Figura 12.15 FOLHA PARA A ATIVIDADE "BUSCA SINISTRA DUPLA".

TRATAMENTO DO USO DE SUBSTÂNCIAS QUÍMICAS

BUSCA DOS PARES (ATENÇÃO ALTERNADA)

Material: folha impressa e lápis.

Número de participantes: um.

Descrição da atividade: apresente a folha impressa (Fig. 12.16) e dê a seguinte instrução: "Encontre nas linhas horizontais e marque com um x todos os números pares colocados entre um número 3 e um número 7".

ATIVIDADE 12.17

5	1	3	8	7	3	2	7	5	3	5	7	9	4	7
8	7	8	4	7	3	8	0	5	8	7	1	3	4	3
7	2	9	6	8	5	2	3	0	4	1	9	1	3	7
5	1	6	2	3	2	8	7	5	0	7	3	8	0	9
7	0	9	6	1	8	8	7	1	3	1	7	5	0	4
4	0	1	1	3	0	0	4	8	6	7	1	6	3	3
6	0	3	6	5	7	3	1	2	4	2	9	0	2	6
2	3	0	7	4	5	1	8	3	8	4	4	0	2	9
1	0	7	8	0	9	3	2	4	3	6	8	7	0	5
7	5	1	7	4	3	9	2	1	1	7	0	5	9	2
1	0	7	7	0	8	3	8	5	4	3	5	8	0	1
4	7	0	5	1	5	7	3	6	5	6	2	7	4	6

Figura 12.16 FOLHA PARA ATIVIDADE "BUSCA DOS PARES".

ATIVIDADE 12.18

BUSCA DUPLA (ATENÇÃO ALTERNADA)

Material: folha impressa e lápis.

Número de participantes: um.

Descrição da atividade: entregue a folha impressa (Fig. 12.17) e dê a seguinte instrução: "Circule todos os números 9 e marque com um x todos os números 6".

6	1	7	3	0	7	5	0	4	9	8	0	7
6	8	9	5	4	2	0	4	9	0	3	2	1
7	5	2	7	4	5	8	4	3	5	7	3	7
5	2	8	4	8	6	6	8	5	1	4	5	1
0	2	3	0	9	5	9	9	2	8	1	7	3
4	6	9	9	9	8	2	9	7	4	6	4	3
0	3	9	2	5	9	8	9	2	3	7	6	3
6	0	2	8	7	2	1	8	7	6	2	3	7
6	9	1	1	4	8	1	9	8	3	5	2	1
5	8	2	7	6	3	4	9	4	5	6	0	1

Figura 12.17 FOLHA PARA ATIVIDADE "BUSCA DUPLA".

TRATAMENTO DO USO DE SUBSTÂNCIAS QUÍMICAS

BIS (ATENÇÃO ALTERNADA)

Material: folha impressa e lápis.

Número de participantes: um.

Descrição da atividade: entregue a folha impressa (Fig. 12.18) e dê a seguinte instrução: "Marque as letras que se repetem em cada linha".

a	g	v	n	m	h	v	x
t	j	s	x	j	c	l	p
x	s	z	m	t	x	p	g
e	a	s	a	u	o	i	d
p	q	g	b	d	q	p	e
f	d	n	s	n	c	p	o

Figura 12.18 FOLHA PARA ATIVIDADE "BIS".

ATIVIDADE 12.19

LINGUAGEM

A linguagem é um meio de comunicação que permite ao homem estruturar o mundo (interno e externo) em conceitos e reduzir a complexidade de ideias abstratas.[13] À vista disso, por meio de um código estruturado e regrado, é possível aos seres humanos representar o contexto simbolicamente a fim de interagir no ambiente social.

A linguagem é uma função cognitiva complexa constituída pela intersecção entre diferentes circuitos do sistema nervoso, envolvendo a entrada da informação sensorial, processos atencionais, mnemônicos, de funções executivas e motores.

Déficits nessa função cerebral implicam comprometimentos significativos à socialização e à comunicação humana. As alterações adquiridas de linguagem mais comuns são as afasias, definidas como perdas ou prejuízos da linguagem expressiva e/ou receptiva causados por danos ou lesões cerebrais em áreas específicas do sistema nervoso central.

ATIVIDADE 12.20

QUATRO FOTOS, UMA PALAVRA (LINGUAGEM)

Material: *tablet* ou celular (com o aplicativo "4 fotos 1 palavra" instalado, gratuito para Android e iOS).

Número de participantes: um ou mais.

Descrição da atividade: o aplicativo apresenta uma charada por meio de quatro imagens para o indivíduo resolver (Fig. 12.19). É preciso descobrir o que há em comum nas quatro imagens e formar a palavra com a quantidade de letras indicadas. Pode-se escolher ligar ou desligar o som. O profissional orientará o indivíduo durante a atividade para identificar as estratégias utilizadas e ampliar seu vocabulário diante do problema sugerido.

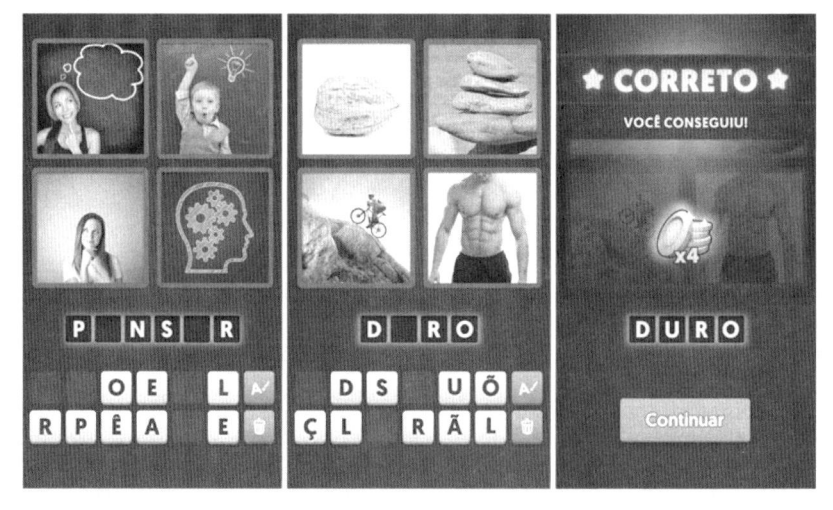

Figura 12.19 APLICATIVO "4 FOTOS 1 PALAVRA".
Fonte: Cardoso.[14]

O acompanhamento do desempenho e a mediação nos jogos eletrônicos são importantes para a aprendizagem do indivíduo. A vantagem dos jogos digitais é a possibilidade de reforçar em casa o que foi desenvolvido na sessão de reabilitação, com o aumento progressivo do nível de dificuldade aplicado, automaticamente, à medida que o exercício avança.

DECALQUE (LINGUAGEM)

ATIVIDADE 12.21

Material: uma folha com a letra completa de uma música e outra com a mesma letra faltando algumas palavras, com lacunas.

Número de participantes: um ou mais.

Descrição da atividade: apresente ao indivíduo a folha impressa com a letra da música (Fig. 12.20) e convide-o a escutar a canção e acompanhá-la com a letra impressa. Após ouvir a música até o final, explorar o conteúdo com perguntas dirigidas:

- Você conhece essa música?
- Reconhece a voz de quem canta?
- Já ouviu falar sobre esse cantor/compositor?
- Conhece alguma outra música desse cantor/compositor?
- Algo lhe chamou atenção nessa canção?

Terminada essa conversa exploratória, peça que leia novamente a letra da música. Apresente a segunda folha e dê as seguintes instruções: "Preencha as lacunas do texto, utilizando palavras e expressões pessoais. Tente adaptar essa canção a sua realidade. Se necessário, você poderá fazer novas adaptações ao texto, mudando alguns detalhes. Lembre-se de que o texto deve apresentar coerência e coesão entre as ideias. Ao terminar, crie um novo título".

1ª folha:	2ª folha:
O x do problema	**O x do problema**
Noel Rosa (domínio público)	Noel Rosa (domínio público)
Nasci no Estácio Eu fui educada na roda de bamba Eu fui diplomada na escola de samba Sou independente, conforme se vê	Nasci _____ Eu fui educada(o) _____ Eu fui _____ Sou _____, conforme se vê
Nasci no Estácio O samba é a corda e eu sou a caçamba E não acredito que haja muamba Que possa fazer gostar de você	Nasci _____ O _____ é _____ e eu sou _____ E não acredito _____ Que possa fazer _____
Eu sou diretora da escola do Estácio de Sá E felicidade maior neste mundo não há Já fui convidada para ser estrela do nosso cinema Ser estrela é bem fácil Sair do Estácio é que é o x do problema	Eu sou _____ E felicidade maior neste mundo não há Já fui _____ Ser _____ é bem fácil _____ é que é o x do problema
Você tem vontade Que eu abandone o largo de Estácio Pra ser a rainha de um grande palácio E dar um banquete uma vez por semana Nasci no Estácio	Você tem vontade _____ Que eu _____ Pra ser _____ E _____ Nasci _____
Não posso mudar minha massa de sangue Você pode ver que palmeira do mangue Não vive na areia de Copacabana.	_____ posso mudar _____ Você pode ver que _____ _____

Figura 12.20 FOLHAS 1 E 2 PARA ATIVIDADE "DECALQUE".

Variação: a mesma técnica pode ser aplicada com poemas ou outros gêneros textuais.

VAMOS ÀS COMPRAS? (LINGUAGEM)

Material: folha impressa.

Número de participantes: um ou mais.

Descrição da atividade: apresente ao indivíduo a folha impressa (Fig. 12.21) e dê a seguinte instrução: "Imagine que você deve ir ao supermercado para fazer compras". Preencha as colunas a seguir escrevendo o nome de pelo menos 15 produtos encontrados em cada um dos departamentos citados:

	Higiene & limpeza	Açougue & peixaria	Papelaria	Frios & laticínios	Alimento não perecíveis
1					
2					
3					
4					
5					
6					
7					
8					
9					
10					
11					
12					
13					
14					
15					
16					
17					
18					
19					
20					

Figura 12.21 FOLHA PARA ATIVIDADE "VAMOS ÀS COMPRAS?".

ATIVIDADE 12.22

ATIVIDADE 12.23 CONSTRUÇÃO DE HISTÓRIA (LINGUAGEM)

Material: uma caixa contendo pelo menos 40 figuras recortadas de revistas ou catálogos, uma folha para registro da história e lápis ou caneta.

Dica: utilize figuras grandes e que tenham uma intenção, significado claro e preciso, como: animais, pessoas de diferentes idades, paisagens, objetos, diferentes expressões faciais, etc. Cole as figuras em cartolina ou algum material que esconda o verso e as deixe mais rígidas, facilitando o manuseio.

Número de participantes: um ou mais.

Descrição da atividade: apresente ao indivíduo a caixa de figuras e dê a seguinte instrução: "Escolha 12 figuras que lhe pareçam interessantes e que chamem a sua atenção". A quantidade de figuras pode variar em função da idade ou do comprometimento cognitivo do indivíduo.

Aguarde. Assim que o indivíduo tiver feito a seleção, dê a próxima instrução: "Nomeie e descreva cada uma das figuras. Em seguida, organize-as de modo a estabelecer uma relação entre todas e construir uma história".

Terminada a elaboração da história, solicite que o indivíduo conte-a oralmente, com o apoio visual das figuras. A seguir, solicite que conte a história novamente, mas sem o apoio visual das figuras. Por fim, dê a última instrução: "Agora, você escreverá essa história em uma folha de papel, sem o apoio visual das figuras. Ao final, crie um título para a sua história".

ALTERANDO LETRAS (LINGUAGEM)

Material: folha impressa com palavras.

Número de participantes: um ou mais.

Descrição da atividade: entregue a folha impressa (Fig. 12.22) e dê a seguinte instrução: "A partir de uma palavra original você deverá alterar uma letra por vez, trocando o significado da palavra anterior, até voltar à palavra de origem".

Exemplo: porta – po**n**ta – **c**onta – c**a**nta – can**s**a – **m**ansa – ma**s**sa – m**i**ssa – mis**t**a – mi**n**ta – **p**inta – pi**s**ta – p**o**sta – **porta**.

1. RATO – _____
2. CASA – _____
3. CANO – _____
4. LEITE – _____

Figura 12.22 FOLHA PARA ATIVIDADE "ALTERANDO LETRAS".

REINSERÇÃO ACADÊMICA E OCUPACIONAL

A reinserção acadêmica e ocupacional é um processo que necessita de acompanhamento especializado para avaliar os fatores de proteção e de risco do dependente químico.[15] Esse processo auxilia na manutenção do tratamento e orienta o indivíduo para um novo modo de vida. É importante avaliar como foi sua aprendizagem, sua história acadêmica e o que pretende mudar na sua carreira profissional ou como deseja direcioná-la.

Para indivíduos que tiveram seus estudos interrompidos em razão de algum imprevisto decorrente do uso de substâncias, sobretudo quando se trata da educação básica (até o ensino médio), recomendamos que a reinserção às atividades escolares seja priorizada.

Existem opções de centros de estudos preparatórios destinados a acompanhamento escolar e assessoria para conclusão dos estudos e/ou preparação para o ingresso na universidade. Por meio de tutoria personalizada, gradativamente, o indivíduo retoma as atividades acadêmicas, estabelecendo uma rotina ajustada a suas necessidades e seu projeto de vida.

O diálogo construído para a tomada de decisão ao iniciar a vida acadêmica ou a busca por um trabalho depende das oportunidades e necessidades de cada pessoa. Conhecer, entender e ampliar as oportunidades diante das diferentes alternativas acadêmicas e/ou do mercado de trabalho permite ao indivíduo uma reflexão sobre a sua realidade e as expectativas que é possível alcançar.

A confecção do *curriculum vitae* é uma parte importante para o processo de autoconhecimento, pois ajuda na construção da trajetória profissional, expressando as habilidades desenvolvidas e a experiência ocupacional comprovada do indivíduo. Testes padronizados podem ser usados para explorar a preferência ocupacional associada às habilidades e áreas de interesse.

A alta complexidade dos casos exige do profissional da reabilitação constante acompanhamento, atualização sobre os diferentes cursos oferecidos nas instituições de ensino superior e/ou sobre os processos de reinserção acadêmica. Em relação ao mercado de trabalho, cabe ao profissional da reabilitação desenvolver estratégias de interação social do indivíduo, que favoreçam a abstinência, o engajamento e a manutenção no tratamento.

REABILITAÇÃO PSICOSSOCIAL

A reabilitação psicossocial tem como objetivo o desenvolvimento da autonomia do indivíduo, bem como o apoio profissional diante das dificuldades cotidianas. Essa prática auxilia na melhoria da qualidade de vida e na conquista do respeito na sociedade diante de um novo modo de viver, em abstinência.[12]

Habilidades desenvolvidas sobre o autocuidado, busca do prazer em outras atividades (esportivas, acadêmicas, de lazer), aprendizagem de normas, ordens e grupos de convívio são fundamentais.

Para que haja maior êxito na reabilitação social, é necessário monitoramento da medicação, bem como participação em grupos de prevenção de recaída, treinamento das habilidades sociais e busca por satisfação pessoal e no trabalho.

CONSIDERAÇÕES FINAIS

A experiência do trabalho com dependentes químicos tem nos mostrado que as diversas atividades propostas nas sessões de reabilitação funcionam como disparadores na tomada de consciência e na estimulação de habilidades cognitivas.

Uma importante interface desse tipo de intervenção é a metacognição, que promove a percepção do próprio processo de aprendizagem. Metacognição refere-se ao ato de pensar sobre o pensar, ou seja, envolve a habilidade de monitorar o pensamento com a finalidade de auxiliar na resolução de problemas e no alcance dos objetivos.

À medida que ocorre a autorreflexão sobre o que e como o indivíduo pensa, faz-se possível também o aprimoramento de outras duas importantes funções executivas: o automonitoramento e a autorregulação emocional. Então, a partir desse arcabouço cognitivo, a visão ampla de determinada situação propicia que o indivíduo tome decisões de forma assertiva no futuro próximo.[16]

Reflexos positivos do trabalho de reabilitação cognitiva em dependentes químicos podem ser observados, como diminuição na frequência de comportamentos impulsivos e melhor controle inibitório, êxito no treinamento de habilidades sociais, fortalecimento do vínculo e engajamento no tratamento, além de benefícios na comunicação interpessoal.[13] Amplia-se o campo de alternativas para fortalecimento dos fatores de proteção e prevenção de recaída e os processos de reinserção social e acadêmica são favorecidos.

REFERÊNCIAS

1. Fisher GG, Chaffee DS, Tetrick LE, Davalos DB, Potter GG. Cognitive functioning, aging, and work: a review and recommendations for research and practice. J Occup Health Psychol. 2017;22(3):314-36.

2. Lent R. Cem bilhões de neurônios: conceitos fundamentais de neurociência. São Paulo: Atheneu; 2004.

3. Ratey JJ. O cérebro: um guia para o usuário : como aumentar a saúde, agilidade e longevidade de nossos cérebros através das mais recentes descobertas científicas. Rio de Janeiro: Objetiva; 2002.

4. Kandel ER, Schwartz JH, Jessell TM, Siegelbaum SA, Hudspeth AJ. Princípios de neurociências. 5. ed. Porto Alegre: AMGH; 2014.

5. Baddeley AD, Hitch GJ, Allen RJ. Working memory and binding in sentence recall. J Mem Lang. 2009;61(3):438-56.

6. Izquierdo IA. Memória. 2. ed. Porto Alegre: Artmed; 2011.

7. Diamond A, Ling DS. Conclusions about interventions, programs and approaches for improving executive functions that appear justified and those that, despite much hype, do not. Dev Cogn Neurosci. 2016;18:34-48.

8. Miyake A, Friedman NP. The nature and organization of individual differences in executive functions: four general conclusions. Curr Dir Psychol Sci. 2012;21(1):8-14.

9. Kiesel A, Steinhauser M, Wendt M, Falkenstein M, Jost K, Philipp AM, et al. Control and interference in task switching: a review. Psychol Bull. 2010;136(5):849-74.

10. Dawson P, Guare R. Coaching students with executive skills deficits. New York: Guilford; 2012.

11. Luria AR. Fundamentos de neuropsicologia. São Paulo: Universidade de São Paulo; 1981.

12. Diehl A, Cordeiro DC, Laranjeira R, organizadores. Dependência química: prevenção, tratamento e políticas públicas. Porto Alegre: Artmed; 2011.

13. Damásio AR. O erro de Descartes: emoção, razão e o cérebro humano. São Paulo: Companhia das Letras; 1996.

14. Cardoso P. 4 fotos 1 palavra: consegue resolver o enigma? [Internet]. Video game +; 2017 [capturado em 20 ago. 2020]. Disponível em: https://videogamemais.com.br/4-fotos-1-palavra-resolver-enigma/

15. Bonadio AN, Duailibi LB. Reabilitação vocacional. In: Ribeiro M, Laranjeira R, organizadores. O tratamento do usuário de crack. 2. ed. Porto Alegre: Artmed; 2012. p. 447-58.

16. Tieppo C. A surpreendente viagem sem volta: dos circuitos cerebrais às funções executivas. In: Tieppo C. Uma viagem pelo cérebro, a via rápida para entender neurociência. São Paulo: Conectomus; 2019. p. 205-26.

AVALIAÇÃO DE ESTRESSE E IMPACTO DA DEPENDÊNCIA QUÍMICA NA FAMÍLIA

13

Vanessa Sola
Maria de Fátima Rato Padin

Pesquisas[1] apontam que mais de 28 milhões de brasileiros vivem ao lado de uma pessoa que sofre de alguma forma de dependência de substância. Estudos[2-8] mostram que, entre os familiares de pessoas com transtornos psiquiátricos, aqueles que têm parentes dependentes químicos apresentam as maiores taxas de sobrecarga e impacto negativo na saúde. Isso repercute tanto na redução da qualidade de vida como no desenvolvimento de transtornos psicológicos, como depressão e ansiedade.

É comum familiares de dependentes de álcool e drogas priorizarem as necessidades do parente usuário em detrimento das suas próprias, assumindo uma rotina de responsabilidades, cuidados e monitoramento que acarreta mudanças significativas em sua vida social, profissional e financeira, o que resulta na sobrecarga desses familiares.[2,9-11] Isso é agravado, muitas vezes, pela falta de informação sobre os processos envolvendo a doença da dependência química e pelas dificuldades em manejar situações de crise e lidar com os comportamentos problemáticos do usuário.

Além disso, estudos apontam que determinados processos e padrões familiares disfuncionais preexistentes ao problema da

> Os instrumentos de avaliação são importantes ferramentas para identificar os membros da família mais afetados pela dependência química e que necessitam de algum acompanhamento, tratamento ou intervenção específica.

adição não apenas exercem complementariedade para a manutenção do uso de álcool e drogas por parte do dependente, mas agravam as repercussões da dependência química na família.[12]

Por essas razões, é consenso a necessidade de uma abordagem familiar no tratamento da dependência química. A avaliação da dinâmica familiar e da sobrecarga nos membros da família que convivem diretamente com um dependente de álcool/drogas, como cônjuges, pais e filhos, contribui para o desenvolvimento de intervenções terapêuticas, psicossociais e/ou educativas capazes de ajudar efetivamente aqueles familiares mais afetados e envolver a família no plano de cuidados.

Dessa forma, apresentamos a seguir alguns instrumentos de medida padronizada e multidimensional que permitem avaliar a sobrecarga e identificar os domínios mais afetados da vida de membros da família impactados pela dependência química, bem como os padrões relacionais familiares.

▼ INSTRUMENTOS PARA AVALIAÇÃO DO IMPACTO DA DEPENDÊNCIA QUÍMICA NA FAMÍLIA

As quatro escalas apresentadas a seguir foram validadas para o contexto brasileiro por Sola e colaboradores.[4] São quatro questionários estruturados, que, em conjunto, avaliam o impacto da dependência química na família. Os instrumentos estão baseados na premissa de que a família experimenta estressores envolvendo o problema de álcool e drogas, e a tensão resultante se apresentará na forma de angústia ou perda de saúde, sendo os meios pelos quais o familiar lida com essa situação e os tipos de apoio que recebe ou não os fatores que moderam (neutralizam) a relação estresse-tensão.[4,13]

Separadamente, cada instrumento avalia o estresse, a tensão, o estilo de enfrentamento (*coping*) do problema e a esperança, e sua aplicação deve ser realizada pelo terapeuta em uma entrevista e contexto individualizados.

O terapeuta lê em voz alta cada item de cada uma das escalas consecutivamente e pede ao entrevistado que aponte a resposta correta. Podem ser confeccionados e entregues para o respondente cartões com as respostas de cada escala a fim de facilitar o processo de pergunta e resposta.

FAMILY MEMBER IMPACT SCALE (ESCALA FMI)

Consiste em um questionário composto por 16 itens que avaliam a extensão e o tipo de impacto negativo percebido pelo membro da família em relação ao comportamento do parente usuário. Os itens estão divididos em três dimensões: perturbação (p. ex., "O seu parente já incomodou eventos da família?"), angústia (p. ex., "O uso de álcool/drogas de seu parente atrapalha ou incomoda sua vida social?") e preocupação (p. ex., "Você está preocupado que a habilidade do seu parente em trabalhar ou estudar tenha sido afetada pelo uso de álcool/drogas?"). As opções de resposta para cada item são: nunca, uma ou duas vezes, algumas vezes e frequentemente, com as respectivas pontuações valendo 0, 1, 2 e 3. As respostas devem se basear nos últimos três meses.

APLICAÇÃO DA ESCALA FMI

ATIVIDADE 13.1

Para o seu conhecimento, alguns desses fatos ocorreram nos últimos 3 meses em decorrência do uso de álcool ou drogas do seu parente?

1. O seu parente tem muitas mudanças de humor	Nunca	1 ou 2 vezes	Algumas vezes	Sempre	Não sei
2. O seu parente não se comunica bem?	Nunca	1 ou 2 vezes	Algumas vezes	Sempre	Não sei
3. O seu parente rouba ou empresta dinheiro e não paga de volta?	Nunca	1 ou 2 vezes	Algumas vezes	Sempre	Não sei
4. A parte financeira da família tem sido afetada?	Nunca	1 ou 2 vezes	Algumas vezes	Sempre	Não sei
5. O seu parente briga com você?	Nunca	1 ou 2 vezes	Algumas vezes	Sempre	Não sei
6. O seu parente já o ameaçou?	Nunca	1 ou 2 vezes	Algumas vezes	Sempre	Não sei
7. Pessoas de fora da sua família já tiveram que se envolver?	Nunca	1 ou 2 vezes	Algumas vezes	Sempre	Não sei
8. O seu parente entra e sai de casa em horários irregulares ou estranhos?	Nunca	1 ou 2 vezes	Algumas vezes	Sempre	Não sei
9. O uso de álcool/drogas de seu parente atrapalha ou incomoda sua vida social?	Nunca	1 ou 2 vezes	Algumas vezes	Sempre	Não sei
10. O seu parente já incomodou eventos da família?	Nunca	1 ou 2 vezes	Algumas vezes	Sempre	Não sei
11. O seu parente negou ou se recusou a participar das atividades familiares?	Nunca	1 ou 2 vezes	Algumas vezes	Sempre	Não sei
12. O seu parente se atrasa ou não é confiável?	Nunca	1 ou 2 vezes	Algumas vezes	Sempre	Não sei

13. Você está preocupado que a habilidade do seu parente em trabalhar ou estudar tenha sido afetada pelo uso de álcool/drogas?	Nunca	1 ou 2 vezes	Algumas vezes	Sempre	Não sei
14. Você está preocupado(a) que a saúde física de seu parente tenha sido afetada pelo uso de álcool/drogas?	Nunca	1 ou 2 vezes	Algumas vezes	Sempre	Não sei
15. Você está preocupado(a) que o seu parente tenha negligenciado sua aparência e o cuidado de si próprio?	Nunca	1 ou 2 vezes	Algumas vezes	Sempre	Não sei
16. Você está preocupado(a) que a saúde mental de seu parente está sendo afetada pelo uso de álcool/drogas?	Nunca	1 ou 2 vezes	Algumas vezes	Sempre	Não sei

Fonte: Sola e colaboradores.[4]

SYMPTOM RATING TEST (ESCALA SRT)

Avalia a extensão da má condição física e psicológica. Breve e de fácil aplicação, é composta por 30 itens, divididos em dois fatores: sintomas psicológicos e sintomas físicos. Os respondentes indicam se experimentaram cada um dos 30 sintomas nos últimos três meses conforme três opções de resposta: nunca (0), algumas vezes (1) e frequentemente (2).

TRATAMENTO DO USO DE SUBSTÂNCIAS QUÍMICAS

APLICAÇÃO DA ESCALA SRT

ATIVIDADE 13.2

Quão frequente você tem experimentado cada um dos sintomas nos últimos 3 meses?

1. Tontura ou desmaio	Nunca	Às vezes	Sempre
2. Cansaço ou falta de energia	Nunca	Às vezes	Sempre
3. Nervosismo	Nunca	Às vezes	Sempre
4. Pressão ou peso na cabeça	Nunca	Às vezes	Sempre
5. Medo ou susto	Nunca	Às vezes	Sempre
6. Pouco apetite	Nunca	Às vezes	Sempre
7. Coração bater forte ou rapidamente sem motivo (latejando ou pulsando)	Nunca	Às vezes	Sempre
8. Sentir que não há esperança	Nunca	Às vezes	Sempre
9. Agitada ou nervosa	Nunca	Às vezes	Sempre
10. Memória fraca	Nunca	Às vezes	Sempre
11. Dores no peito ou dificuldade para respirar ou sentir falta de ar	Nunca	Às vezes	Sempre
12. Culpa	Nunca	Às vezes	Sempre
13. Preocupação	Nunca	Às vezes	Sempre
14. Dores musculares, dores ou reumatismo	Nunca	Às vezes	Sempre
15. Sentir que as pessoas têm pena de você ou pensem mal de você	Nunca	Às vezes	Sempre
16. Tremores ou agitações	Nunca	Às vezes	Sempre
17. Dificuldade em pensar claramente ou dificuldade em tomar decisões	Nunca	Às vezes	Sempre
18. Sentir-se sem valor ou fracassado	Nunca	Às vezes	Sempre
19. Tensa ou machucada	Nunca	Às vezes	Sempre
20. Inferioridade em relação as outras pessoas	Nunca	Às vezes	Sempre
21. Partes de seu corpo parecem anestesiadas ou formigando	Nunca	Às vezes	Sempre
22. Irritada	Nunca	Às vezes	Sempre

23. Pensamentos que você não consegue tirar da cabeça	Nunca	Às vezes	Sempre
24. Perda de interesse em muitas coisas	Nunca	Às vezes	Sempre
25. Infeliz ou deprimida	Nunca	Às vezes	Sempre
26. Ataques de pânico	Nunca	Às vezes	Sempre
27. Fraqueza em partes do corpo	Nunca	Às vezes	Sempre
28. Não consegue concentrar-se	Nunca	Às vezes	Sempre
29. Leva muito tempo para dormir, ou sono inquieto, ou pesadelos	Nunca	Às vezes	Sempre

Fonte: Sola e colaboradores.[4]

COPING QUESTIONNAIRE (CQ)

Este questionário tem como objetivo obter informações sobre como o familiar lidou com o problema nos últimos três meses. Os respondentes têm quatro opções de resposta para cada item: nunca, uma ou duas vezes, algumas vezes e frequentemente, com as pontuações 0, 1, 2 e 3, respectivamente.

São quatro as possibilidades de enfrentamento averiguadas por esse questionário: engajamento, tolerância, afastamento e assertividade. Os quatro fatores refletem, respectivamente, (1) engajar-se para tentar mudar o uso abusivo de substâncias por parte do parente de diversas maneiras: emocional, de controle e/ou de apoio (p. ex., "Ficava de olho em cada passo dele(a) ou o(a) checava o tempo todo ou ficava sempre atento?"); (2) tolerar o uso de substância, seja aceitando, fazendo sacrifícios ou encorajando o comportamento (p. ex., "Fez ameaças dizendo que não queria continuar assim?"); (3) afastar-se do parente ou envolver-se em atividades independentemente da situação (p. ex., "Priorizado os interesses de outros membros da família antes do parente dependente químico?"); e (4) defender direitos pessoais colocando limites ante os comportamentos do dependente químico (p. ex., "Recusado ou negado a emprestá-lo dinheiro ou ajudá-lo financeiramente de outras maneiras?").

APLICAÇÃO DO CQ

ATIVIDADE 13.3

Você tem recentemente (nos últimos 3 meses):

1. Recusado ou negado a emprestá-lo dinheiro ou ajudá-lo financeiramente de outras maneiras?	Não	1 ou 2 vezes	Às vezes	Sempre
2. Priorizado os interesses de outros membros da família antes do parente dependente químico?	Não	1 ou 2 vezes	Às vezes	Sempre
3. Ajudado sempre, por exemplo, colocado ele(a) na cama ou limpado a bagunça deixada por ele(a) depois de ter bebido ou usado drogas?	Não	1 ou 2 vezes	Às vezes	Sempre
4. Dado dinheiro, mesmo sabendo que seria gasto com bebida ou drogas?	Não	1 ou 2 vezes	Às vezes	Sempre
5. Sentado com ele(a) para conversar sobre o que poderia ser feito quanto ao seu hábito de beber ou se drogar?	Não	1 ou 2 vezes	Às vezes	Sempre
6. Começado uma discussão sobre o fato de ele(a) beber ou se drogar?	Não	1 ou 2 vezes	Às vezes	Sempre
7. Deixou claro que a bebedeira ou o efeito das drogas dele(a) estava te deixando preocupado e isso tinha que mudar?	Não	1 ou 2 vezes	Às vezes	Sempre
8. Teve medo de fazer alguma coisa?	Não	1 ou 2 vezes	Às vezes	Sempre
9. Tentou colocar regras para limitar seu consumo da bebida ou das drogas, como, esconder a bebida em algum lugar ou proibi-lo(la) de trazer amigos para casa que bebiam ou faziam uso de drogas?	Não	1 ou 2 vezes	Às vezes	Sempre
10. Tido seus próprios interesses ou procurado por novos, ou alguma ocupação para você, ou se envolveu em política, igreja, esportes ou outra organização?	Não	1 ou 2 vezes	Às vezes	Sempre
11. Você o(a) incentivou a jurar ou prometer nunca mais beber ou a se drogar?	Não	1 ou 2 vezes	Às vezes	Sempre
12. Sentiu-se sem esperança para fazer alguma coisa?	Não	1 ou 2 vezes	Às vezes	Sempre
13. Ficava temperamental, ou tinha mudanças de humor, ou emocional com ele(a)?	Não	1 ou 2 vezes	Às vezes	Sempre

14. Ficava de olho em cada passo dele(a) ou o(a) checava o tempo todo ou ficava sempre atento?	Não	1 ou 2 vezes	Às vezes	Sempre
15. Você deixou claro que não aceitaria seus motivos por beber ou usar drogas ou tentou encobri-lo(la)?	Não	1 ou 2 vezes	Às vezes	Sempre
16. Fez ameaças dizendo que não queria continuar assim?	Não	1 ou 2 vezes	Às vezes	Sempre
17. Deixou claro para ele(a) suas expectativas de como ele(a) deveria agir para contribuir com a família?	Não	1 ou 2 vezes	Às vezes	Sempre
18. Ficou num estado onde você não podia e nem conseguia tomar qualquer decisão?	Não	1 ou 2 vezes	Às vezes	Sempre
19. Acusado, ou culpado(a) ele(a) de não te amar ou de tê-lo(la) decepcionado(a)?	Não	1 ou 2 vezes	Às vezes	Sempre
20. Sentado com ele(a) e o (a) ajudado a resolver a situação financeira?	Não	1 ou 2 vezes	Às vezes	Sempre
21. Quando coisas aconteceram como resultados da bebida ou das drogas, você justificou por ele(a), ou o(a) defendeu e o(a) encobriu, ou tomou a culpa para si?	Não	1 ou 2 vezes	Às vezes	Sempre
22. Procurou pela bebida ou droga, escondeu ou você mesmo jogou fora?	Não	1 ou 2 vezes	Às vezes	Sempre
23. Algumas vezes se colocou em 1 lugar, se cuidando ou lhe dando alguns prazeres?	Não	1 ou 2 vezes	Às vezes	Sempre
24. Tentou manter as coisas parecerem normais, fez de conta que tudo estava bem quando não estava ou escondia o grau do quanto ele bebia?	Não	1 ou 2 vezes	Às vezes	Sempre

Fonte: Sola e colaboradores.[4]

HOPEFULNESS – HOPELESSNESS SCALE (ESCALA HOPE)

Esta escala contém dez itens projetados para avaliar a esperança sentida pelo membro da família acerca do problema. São dois os fatores interpretados pela escala: um concentrado nos próprios sentimentos do membro da família (p. ex., "Eu me sinto mais positiva sobre as coisas agora"; "As coisas estão começando a melhorar") e outro mais concentrado nas percepções acerca do parente afetado (p. ex., "Temo que meu parente vá beber e se drogar até o fim"). Os respondentes têm cinco opções de resposta para cada item: concordo totalmente; concordo; não sei; discordo; discordo totalmente, devendo se ater aos últimos três meses.

APLICAÇÃO DA ESCALA HOPE

ATIVIDADE 13.4

Como você se sente em relação ao futuro? Por favor, marque uma resposta para cada pergunta.

1. Estou agora começando antecipar um novo futuro.	Concordo totalmente	Concordo	Não sei	Discordo	Discordo totalmente
2. Estou temoroso(a) sobre como meu parente vai prosseguir.	Concordo totalmente	Concordo	Não sei	Discordo	Discordo totalmente
3. Meu parente não está encarando as coisas com suficiente seriedade.	Concordo totalmente	Concordo	Não sei	Discordo	Discordo totalmente
4. Estou pessimista em relação ao futuro imediato.	Concordo totalmente	Concordo	Não sei	Discordo	Discordo totalmente
5. Eu acredito que alguma coisa realmente boa virá para ele(a).	Concordo totalmente	Concordo	Não sei	Discordo	Discordo totalmente
6. Nunca haverá nenhuma mudança; meu parente está no mesmo lugar.	Concordo totalmente	Concordo	Não sei	Discordo	Discordo totalmente
7. Temo que meu parente vá beber e se drogar até o fim.	Concordo totalmente	Concordo	Não sei	Discordo	Discordo totalmente
8. As coisas estão começando a melhorar.	Concordo totalmente	Concordo	Não sei	Discordo	Discordo totalmente
9. Estou começando a ter de volta a pessoa que conheci.	Concordo totalmente	Concordo	Não sei	Discordo	Discordo totalmente
10. Eu me sinto mais positiva sobre as coisas agora.	Concordo totalmente	Concordo	Não sei	Discordo	Discordo totalmente
Fonte: Sola e colaboradores.[4]					

As respostas aos itens de cada uma das escalas sinalizam os níveis de estresse e tensão do familiar respondente, bem como seu perfil de enfrentamento do problema e suas perspectivas futuras. A avaliação conjunta das escalas apontará o impacto da dependência química nesse familiar e, para isso, o terapeuta deverá avaliar as respostas de cada escala correlacionando-as com as demais. O resultado obtido permitirá o encaminhamento do familiar respondente para o tratamento e suporte mais adequados às necessidades por ele apresentadas.

> No curso do trabalho com as famílias poderão surgir problemas e/ou adversidades que exigirão do terapeuta a busca dos seus próprios conhecimentos, motivação interna, habilidades empáticas e, acima de tudo, disponibilidade para colocar suas experiências a serviço do familiar assistido, a fim de acolhê-lo e ajudá-lo a fazer um trabalho de sucesso.

Exemplo 1

Um respondente apresentou níveis elevados nas escalas FMI e SRT. Isso indica que o estresse vivenciado por esse familiar já tem se configurado em sintomas físicos e/ou psicológicos importantes, com possível comprometimento da sua qualidade de vida. Vamos supor que esse mesmo respondente se mostre pessimista e sem perspectivas em relação ao futuro (escala HOPE) e apresente um perfil de enfrentamento tolerante (escala COPE) ante o problema. Essa configuração de respostas aponta um impacto importante da dependência química nesse familiar e se faz necessário encaminhá-lo e engajá-lo em propostas de tratamento médico e psicoterapêutico individualizado.

Exemplo 2

Um respondente com perfil de enfrentamento por afastamento (escala COPE) que mantém sua rotina de compromissos pessoais e atividades diárias, com poucas queixas em relação à presença de sintomas físicos ou psicológicos (escala SRT), moderado nível de estresse (escala FMI) e algum otimismo e esperança quanto ao seu futuro e/ou o do dependente químico (escala HOPE) sinaliza um familiar que, até o momento, sofre um baixo impacto da dependência química. Ainda assim, como estratégia de prevenção e fortalecimento dos recursos individuais, seria indicado orientá-lo quanto à necessidade de sua participação em programas de suporte e orientação familiar individual ou grupal, e/ou em grupos de ajuda mútua.

OUTRAS ESCALAS

Os dois instrumentos apresentados a seguir, apesar de não terem sido desenvolvidos para a avaliação de familiares de dependentes químicos como as escalas apresentadas anteriormente, podem facilmente ser adaptados para o uso nesse contexto, uma vez que as dimensões avaliadas por eles dizem respeito a fatores de sobrecarga comuns a diversos contextos nos quais a família se encontra ao conviver com uma pessoa com necessidades de monitoramento e/ou cuidados.

ESCALA BURDEN INTERVIEW (BI)

Desenvolvida para avaliar a sobrecarga de cuidadores de pacientes idosos com demência e seus familiares, a BI pode ser utilizada para avaliar a sobrecarga de cuidadores e familiares de pacientes com as mais diversas doenças mentais e físicas, entre elas a dependência química, já que seus itens são abrangentes e tratam de dimensões comuns a diversas doenças mentais.

Validada para o contexto brasileiro por Taub e colaboradores,[14] a BI é composta por 22 itens que avaliam saúde, vida social e pessoal, situação financeira, bem-estar emocional e relacionamento interpessoal. Os itens medem tanto a sobrecarga objetiva (tarefas de assistência ao paciente, supervisão de comportamentos problemáticos, restrições à vida social e ocupacional e impacto financeiro) como a sobrecarga subjetiva (percepções e sentimentos, preocupações com o paciente, sensação de peso ou incômodo devido à necessidade de cuidado do paciente). O último item da escala é geral e avalia o quanto a pessoa se considera sobrecarregada devido a seu papel de cuidador.

Pode ser autoaplicada ou aplicada por um entrevistador. Neste caso, o entrevistador lê em voz alta cada item e pede ao entrevistado que aponte a resposta correta. Podem ser confeccionados cartões de respostas a fim de ajudar o entrevistado.

Cada item da escala é pontuado de 0 a 4 (0 = nunca, 1 = raramente, 2 = às vezes, 3 = com bastante frequência, 4 = quase sempre). O último item da escala também é pontuado de 0 a 4, mas as respostas possíveis indicam quanto o entrevistado está se sentindo sobrecarregado devido a seu papel como cuidador (0 = nada, 1 = pouco, 2 = razoavelmente, 3 = bastante, 4 = muito). A pontuação total da escala é obtida somando-se todos os itens e pode variar de 0 a 88. Quanto maior a pontuação total, maior a carga.

FAMILY BURDEN INTERVIEW SCALE (FBIS–BR)[15]

Validada para o contexto brasileiro por Bandeira e colaboradores,[5] esta escala avalia a sobrecarga dos familiares de pacientes psiquiátricos. A escala mede tanto à sobrecarga objetiva (frequência da assistência e supervisões, frequência de alterações na rotina de vida) quanto à sobrecarga subjetiva (grau de incômodo sentido pelo familiar e preocupações com o paciente) em cinco dimensões: 1) assistência na vida cotidiana do paciente;

2) supervisão aos comportamentos problemáticos do paciente; 3) gastos financeiros do familiar com o paciente; 4) impacto na rotina diária da família; 5) preocupações do familiar com o paciente. As questões da escala se referem aos últimos 30 dias.

▼ INSTRUMENTOS PARA AVALIAÇÃO DA DINÂMICA FAMILIAR

Instrumentos para a avaliação da dinâmica familiar também são de grande utilidade no campo da dependência química, por ajudarem a elucidar os padrões comportamentais e de interação dos membros da família no que se refere ao enfrentamento de problemas e desafios impostos por eles. As relações entre familiares de dependentes químicos comumente se encontram prejudicadas e disfuncionais. O próprio impacto que a doença acarreta para os membros usuários e não usuários tende a afetar a qualidade dos vínculos afetivos e interacionais. Tais instrumentos, além de elucidarem a dinâmica atual, também podem ajudar a (re)estabelecer um padrão mais funcional.

FAMILY ASSESSMENT MEASURE (FAM–III)*

Instrumento usado para avaliação familiar no contexto da dependência química, a FAM-III está embasada no modelo de processo do funcionamento familiar e tem como objetivo a avaliação da dinâmica familiar nas suas dimensões básicas de inter-relacionamento sistêmico.[16,17]

Ela é composta por 134 afirmativas divididas em três subescalas: geral, de autoavaliação e diádica. As três subescalas avaliam sete áreas do funcionamento familiar: realização de tarefas; desempenho de papéis; comunicação e expressão afetiva, envolvimento emocional, controle, valores e normas. A escala geral inclui, além dessas, mais duas áreas de avaliação: adaptação social e defesas.

A FAM-III pode ser autoaplicada e podem ser aplicadas as três versões (geral, diádica e autoavaliação) juntas ou separadamente, dependendo dos objetivos e contextos de investigação clínica.

ENTREVISTA FAMILIAR ESTRUTURADA (EFE)**

Utilizado com a finalidade de obter uma avaliação da dinâmica familiar, o instrumento[18] é composto por tarefas individuais e grupais, verbais e não verbais, que permitem elucidar a natureza e a dinâmica das relações familiares a partir de componentes como comunicação, papéis desempenhados, regras, interação e integração, entre outros.

---

* O material pode ser adquirido pelo *e-mail* permissions@mhs.com.
** O material é disponibilizado pela Casa do Psicólogo, e, ao adquiri-lo, o terapeuta tem acesso ao manual de aplicação e ao protocolo de registro e correção.

O uso do material possibilita ao terapeuta, após a avaliação da dinâmica familiar, trabalhar os aspectos que se apresentam mais comprometidos e disfuncionais no grupo, a partir de atividades que visam, por exemplo, desenvolver habilidades de comunicação e assertividade. Dessa maneira, é possível otimizar a funcionalidade do grupo familiar no contexto de apoio e/ou tratamento do membro da família que se encontra mais afetado ou do próprio dependente químico, além de ajudar no enfrentamento do problema.

A EFE é aplicada em uma única sessão, que pode variar de 60 a 90 minutos, mas não se limita a esse tempo. O terapeuta deve fazer um levantamento da queixa apresentada pela família ou por um de seus membros, propondo e explicitando a importância da avaliação clínica das relações familiares com o uso do instrumento.

Outros métodos de trabalho com famílias consideram o familiar não usuário como uma força positiva e ativa no processo de mudança no núcleo familiar, bem como no processo de recuperação do dependente. A exemplo desses modelos de abordagem familiar temos o Método Five Steps e o Community Reinforcement and Family Training (CRAFT), que será abordado no Capítulo 15 deste livro.

REFERÊNCIAS

1. Laranjeira R, Madruga CS, Pinsky I, Caetano R, Mitsuhiro SS, organizadores. Segundo levantamento nacional de álcool e drogas: relatório 2012 [Internet]. São Paulo: INPAD, UNIFESP; 2014 [capturado em 30 jul. 2019]. Disponível em: https://inpad.org.br/wp-content/uploads/2014/03/Lenad-II-Relat%C3%B3rio.pdf.

2. Tabeleão VP, Tomasi E, Quevedo LA. Sobrecarga de familiares de pessoas com transtorno psíquico: níveis e fatores associados. Rev Psiq Clin. 2014;41(3):63-6.

3. Marcon SR, Rubira EA, Espinosa MM, Barbosa DA. Quality of life and depressive symptoms among caregivers and drug dependent people. Rev Lat Am Enfermagem. 2012;20(1):167-74.

4. Sola V, Sakiyama HMT, Padin MFR, Canfield M, Bortolon CB, Laranjeira R, et al. Measuring stress, coping, strain and hopefulness of Brazilian family members of substance misusers: factor structure of a set of measures. J Subst Use. 2018;24(2):130-9.

5. Bandeira M, Calzavara MGP, Castro I. Estudo de validade da escala de sobrecarga de familiares cuidadores de pacientes psiquiátricos. J Bras Psiquiatr. 2008;57(2):98-104.

6. Velleman RD, Templeton LJ. Alcohol, drugs and the family: results from a long-running research programme within the UK. Eur Addict Res. 2003;9(3):103-12.

7. Hohman MM, Butt RL. How soon is too soon?: addiction recovery and family reunification. Child Welfare. 2001;80(1):53-67.

8. Rose LE. Families of psychiatric patients: a critical review and future research directions. Arch Psychiatr Nurs. 1996;10(2):67-76.

9. Bandeira M, Calzavara MGP, Varella AAB. Escala de sobrecarga dos familiares de pacientes psiquiátricos: adaptação transcultural para o Brasil (FBIS-BR). J Bras Psiquiatr. 2005;54(3):206-14.

10. Sakiyama HMT, Padin MFR, Canfield M, Laranjeira R, Mitsuhiro SS. Family members affected by a relative's substance misuse looking for social support: who are they?. Drug Alcohol Depend. 2015;147:276-9.

11. Copello AG, Velleman RD, Templeton LJ. Family interventions in the treatment of alcohol and drug problems. Drug Alcohol Rev. 2005;24(4):369-85.

12. Stanton MD, Todd TC. The family therapy of drug abuse and addiction. New York: Guilford; 1982.

13. Orford J, Templeton LJ, Velleman RD, Copello AG. Family members of relatives with alcohol, drug and gambling problems: a set of standardized questionnaires for assessing stress, coping and strain. Addiction. 2005;100(11):1611-24.

14. Taub A, Andreoli SB, Bertolucci PH. Dementia caregiver burden: reliability of the Brazilian version of the Zarit caregiver burden interview. Cad Saúde Pública. 2004;20(2):372-6.

15. Bandeira M, Calzavara MGP. Escala de avaliação da sobrecarga dos familiares (FBIS-BR) [Internet]. In: LAPSAM. São João Del-Rei: UFSJ, 2008 [capturado em 16 dez. 2019]. Disponível em: https://ufsj.edu.br/lapsam/sobrecarga_familiar.php.

16. Silva EA, Formigoni MLOS. Avaliação do funcionamento familiar em farmacodependências. Rev Psiquiatr Clín. 1999;26(1):38-40.

17. Silva EA. Avaliação do funcionamento de famílias com dependentes de drogas por meio da Family Assessment Measure-III (FAM-III) [tese]. São Paulo: Universidade Federal de São Paulo; 2011.

18. Féres-Carneiro T. EFE: entrevista familiar estruturada: um método clínico de avaliação das relações familiares. São Paulo: Casa do Psicólogo; 2005.

14

TÉCNICA DE ORIENTAÇÃO E AUXÍLIO FAMILIAR PARA DIMINUIR TENSÃO E ESTRESSE: MÉTODO DOS CINCO PASSOS (5-STEPS METHOD)

Helena M. Takeyama Sakiyama
Maria de Fátima Rato Padin

O consumo abusivo de substâncias que geram dependência, além de causar sérios prejuízos ao próprio usuário, afeta o equilíbrio emocional da família. Todo tratamento e atenção eram voltados para o dependente químico, com a família se mantendo isolada devido à vergonha e ao estigma social. Gradativamente, surgem pesquisas e estudos que revelam a face até então pouco explorada da experiência de conviver com um parente com problemas de adição. Estudos indicam que o impacto se assemelha a viver com familiares incapacitados ou com doença terminal.[1-3]

São muitas as dificuldades enfrentadas pelas famílias: desconhecimento sobre drogas em geral, vergonha, culpa, tristeza, impotência, crença de que o problema poderia ser resolvido por si só.[4] Pesquisa realizada pelo Levantamento Nacional de Álcool e Drogas (Lenad)[5] revela que as famílias levam em média três anos para conduzir seu familiar dependente para buscar ajuda ou tratamento, sendo que alguns dos fatores que justificam a demora são a resistência do familiar ao tratamento e, ao mesmo tempo, o desconhecimento de que a dependência química é uma doença cerebral, com graves consequências.[4,6]

Adiciona-se, assim, ao já grave problema da dependência, a desassistência às famílias, que, desorientadas, não sabem que atitudes tomar, além de experienciarem circunstâncias de tensão e estresse no cotidiano com o problema da adição do familiar.[4,7]

Segundo Orford e colaboradores,[8] no campo das terapias para os problemas do consumo abusivo de substâncias, havia um poderoso mito de que a família de dependentes químicos não podia influenciá-los a operar mudanças. De fato, isso é uma realidade: a família não consegue fazer que o dependente pare de beber ou de usar drogas. Entretanto, o paradigma é que a família pode mudar seu próprio comportamento, no sentido de ajudá-lo a reconhecer que o uso de drogas e de álcool é um problema. A mudança é algo desejável e possível com tratamento. Dessa forma, variadas técnicas e intervenções de auxílio à família foram desenvolvidas, sobretudo nos Estados Unidos, sendo que uma delas é o Community Reinforcement and Family Training (CRAFT), abordado no próximo capítulo deste livro, outra é o Método dos Cinco Passos (5-Steps Method) reconhecido no Reino Unido.[5]

> Embora o Método dos Cinco Passos seja uma técnica compreensível e de simples aplicação, é sugerido ao profissional passar por um treinamento e obter o *Acredited Practioner* para usá-lo corretamente.

O objetivo deste capítulo é contemplar os aspectos que impactam a saúde e o bem-estar físico e mental das famílias de dependentes.[3] Abordaremos o Método dos Cinco Passos como alternativa para oferecer orientação técnica a fim de que as famílias possam lidar com a adição de seus familiares e diminuir o estado de tensão e estresse em seu cotidiano. Além disso, discutiremos os grupos de ajuda mútua e suporte social como recurso para que as famílias sejam acolhidas e assistidas, esteja o familiar no caminho do tratamento e recuperação ou não.

▶ TÉCNICAS DE SUPORTE E AUXÍLIO PARA AS FAMÍLIAS: O MÉTODO DOS CINCO PASSOS

Desenvolvido em quase três décadas de estudos por pesquisadores do Alcohol, Drug and Family Research Group (ADF Research Group UK) e da Addiction and Family International Network (AFINet), do Reino Unido, o Método dos Cinco Passos tornou-se uma ferramenta de ajuda e suporte às famílias de dependentes químicos, sendo aplicado em vários países com efetividade cientificamente comprovada. Difere de outros métodos ou técnicas que veem a família como causadora ou colaboradora nas adições.[3,9]

O Método dos Cinco Passos apresenta uma perspectiva da família como um grupo de pessoas comuns que tentam responder às experiências estressantes e desafiadoras do convívio cotidiano com um dependente de substâncias. Ele parte de três pressupostos:

1. A vivência do cotidiano com um dependente químico constitui uma experiência altamente estressante e impactante, podendo levar os familiares a apresentar problemas físicos, psicológicos e ao uso de substâncias.[5]
2. A família tenta lidar com a situação utilizando-se de uma série de estratégias comportamentais e emocionais denominadas *coping*, ou enfrentamento.
3. As famílias não são consideradas as principais causadoras do problema aditivo, mas acabam sendo vistas como pessoas comuns que vivem situações desafiadoras de elevado nível de estresse.[10]

TRATAMENTO DO USO DE SUBSTÂNCIAS QUÍMICAS

Dessa forma, o método considera que a família, se for dotada de conhecimento, esclarecimento e suporte apropriados, estará capacitada a responder e enfrentar o problema da adição de forma a amenizar a tensão e o estresse e, assim, melhorar sua própria saúde física e mental.[10]

O modelo é flexível, adaptável e pode ser usado em uma variedade de configurações e *settings*, em uma única sessão ou em sessões combinadas. Apesar da simplicidade da técnica, aconselha-se que ela seja utilizada por profissionais treinados.

> A intervenção deve ser orientada por atitude não julgadora e postura de cuidadoso ouvinte, preparado para investigar em profundidade como o uso de drogas impacta a família do dependente, usando para tanto a técnica de resolução de problemas.

▼ CINCO PASSOS PARA OFERECER SUPORTE AOS MEMBROS DE FAMÍLIAS AFETADAS PELOS PROBLEMAS DA ADIÇÃO

Os cinco passos nos quais o método se baseia são os seguintes:[3,11]

- Passo 1 – Ouvir, reassegurar e explorar preocupações.
- Passo 2 – Oferecer informações relevantes.
- Passo 3 – Aconselhar sobre enfrentamento.
- Passo 4 – Aconselhar sobre suporte e apoio social.
- Passo 5 – Discutir a necessidade de outras fontes de suporte especializado.

A ênfase inicial é sobre informações coletadas e exploração do estresse e das preocupações. À medida que a intervenção se desenvolve, a ênfase segue para as formas de enfrentamento e do suporte demandado pela família.[10]

A seguir abordaremos cada um dos passos, com base em Copello e colaboradores[3] e AFINet.[11]

PASSO 1 – OUVIR, REASSEGURAR E EXPLORAR PREOCUPAÇÕES

Objetivos: conhecer o familiar e o problema, identificando estresses e tensões relevantes para a família; criar as condições para o engajamento do familiar.

Como proceder:

1 Permitir que a família descreva a situação em que se encontra, com perguntas abertas e reflexivas, sem julgamento.
2 Explorar o impacto em si: como o comportamento de uso e abuso de substâncias do seu familiar está afetando você e outros membros da família? Como tem sido viver essa situação? Conte-me mais sobre isso. Parece-me que realmente você está bastante preocupado com o impacto dessa situação sobre outros membros da família.
3 Desenvolver empatia: encorajar a expressão de emoções, colocar-se no lugar do familiar e imaginar como seria estar na situação dele; fazer com que o familiar se sinta ouvido e compreendido.
4 Lidar com emoções: permitir a expressão de emoções, conhecer os sentimentos do familiar, ser interessado e respeitoso.
5 Explorar o impacto em outros membros da família (filhos, marido).
6 Explorar preocupações e medos: insônia; ansiedade enquanto espera o adito voltar para casa; pânico de que algo aconteça com ele e de que ele dirija sob o efeito de substâncias; violência, roubo, etc.
7 Normalizar a experiência: a importância de ajudar o familiar a pensar como tem sido a sua vida e a dos demais membros. Isso o ajuda a compreender como o comportamento de uso de drogas está afetando toda a família. Informar também que não é só a sua família que vive essa experiência, muitas outras estão na mesma situação.
8 Promover otimismo realista: transmitir a ideia de que mudanças e melhorias são possíveis; transmitir o sentimento de que o familiar tem poder de começar mudanças, mesmo se o usuário problemático não mudar.
9 Finalizar o passo 1: verificar se a intervenção fez a pessoa pensar mais sobre a sua situação e os problemas que está enfrentando, se conseguiu identificar tensões e estresse relacionados à situação e identificar problemas de saúde pelos quais esteja passando. Reassegurar que é normal se sentir desconfortável com esse assunto. É importante identificar as necessidades do familiar, para que estas sejam discutidas no encontro seguinte, e solicitar uma forma de entrar em contato com ele em caso de necessidade.
10 Solicitar ao familiar que se concentre em si e nas suas emoções e que realize as atividades 14.1 e 14.2.

TRATAMENTO DO USO DE SUBSTÂNCIAS QUÍMICAS

Peça para o familiar pensar na situação que está enfrentando e no impacto que ela tem sobre ele e sua família e responder às questões apresentadas na Figura 14.1.

ATIVIDADE 14.1

O que me estressa em relação ao familiar adito	Como me sinto	Como minha família se sente em relação a isso
Exemplos:	**Exemplos:**	**Exemplos:**
1. Meu marido sai à noite e eu fico sozinha. 2. Meu filho rouba dinheiro para usar drogas.	1. Irritada e chateada. 2. Sinto que preciso dar dinheiro para que ele não roube de outras pessoas.	1. Negligenciada e abandonada. 2. Brava com ele por me colocar nessa posição e comigo por dar-lhe dinheiro.
1.		
2.		
3.		

Figura 14.1 AVALIAÇÃO DO IMPACTO DA ADIÇÃO SOBRE A FAMÍLIA DO DEPENDENTE QUÍMICO.
Fonte: Elaborada com base em Copello e colaboradores[3] e AFINet.[11]

ATIVIDADE 14.2

Peça que o familiar responda às questões da Figura 14.2 pensando em como o comportamento do adito afeta a sua saúde e a de sua família.

Problemas de saúde que eu e minha família temos	Como me sinto em relação a isso	Como eu acho que minha família sente em relação a isso
Exemplos:	**Exemplos:**	**Exemplos:**
1. Não consigo dormir à noite. 2. Tenho muitas dores e não sei por quê.	1. Sinto-me esgotada e tenho mudança de humor. 2. Sinto-me confusa e perdida, com dificuldades para realizar minhas tarefas cotidianas.	1. Meus filhos não entendem por que perco a paciência. 2. Não consigo fazer o máximo que posso pelos meus netos ou filhos.
1.		
2.		
3.		

Figura 14.2 AVALIAÇÃO DE COMO O COMPORTAMENTO DO ADITO AFETA A SAÚDE DE SUA FAMÍLIA.
Fonte: Elaborada com base em Copello e colaboradores[3] e AFINet.[11]

PASSO 2 – OFERECER INFORMAÇÕES RELEVANTES

Objetivos: equipar a família com conhecimentos e informações sobre álcool e drogas, uso, abuso e dependência, seus efeitos no cérebro e consequências; drogas que seu familiar deve estar consumindo; padrões de riscos do uso; motivações para mudar e procurar tratamento.

Como proceder:

1 Fornecer informações e conhecimentos para a família com empatia, sem julgamento sobre a falta de informações. Não obstante o consumo pelo familiar, a família habitualmente desconhece o assunto.

2. Identificar que necessidades, informações ou dúvidas a família tem e o que deseja saber. Por exemplo, se a família disser que o familiar está bastante irritadiço, o profissional pode explicar que a irritabilidade pode ser efeito de drogas, como a cocaína, no cérebro.
3. Ter cuidado para fornecer informações que sejam relevantes para sanar as dúvidas da família.
4. Ter em mãos contatos de grupos de ajuda para indicar para a família (ver Quadro 14.1), como Amor-Exigente, Grupos Familiares Al-Anon e Nar-Anon, Pastorais da Sobriedade e instituições como hospitais e prontos-socorros, Centro de Atenção Psicossocial Álcool e Drogas (CAPS-AD), Centro de Referência de Álcool, Tabaco e Outras Drogas (Cratod), Unidade de Pesquisa em Álcool e Drogas (Uniad), etc.

Quadro 14.1 SUPORTE SOCIAL PARA FAMÍLIAS

Federação de Amor-Exigente – Grupo de ajuda mútua, que oferece orientação, suporte e apoio aos familiares que sofrem com os problemas da dependência química. Possui 12 Princípios Básicos e 12 Princípios Éticos Institucionais, bem como programas contemplando a espiritualidade, a pluralidade e a responsabilidade social.[12]

Grupos Familiares Al-Anon – São grupos de ajuda mútua, compostos de familiares e amigos de dependentes de álcool, que se ajudam trocando experiências, com o objetivo de amenizar os problemas e sofrimentos em comum. São grupos independentes e autônomos, sem ligação com qualquer entidade política, religiosa ou instituições particulares ou governamentais. Seguem os 3 Legados: Princípio dos 12 Passos, as 12 Tradições e os 12 Conceitos dos Serviços Al-Anon.[13]

Grupos Familiares Nar-Anon – É uma irmandade mundial que tem como objetivo prestar ajuda e acolhimento a familiares e amigos afetados pela dependência química de alguém. É regida por um programa baseado na filosofia dos 12 passos e 12 tradições do Nar-Anon. É formada por grupos autônomos, sem vinculação com organizações políticas, religiosas, empresariais ou governamentais.[14]

Pastoral da Sobriedade – É formada por grupos de ajuda mútua localizados nas paróquias ou comunidades, ligados à Conferência Nacional dos Bispos do Brasil (CNBB) e registrados na Coordenação Nacional da Pastoral da Sobriedade. Tem como proposta de trabalho um programa de vida nova, com o compartilhamento de sofrimento e dificuldades decorrentes da dependência química de um dos membros da família, e cada participante tem responsabilidade no processo de mudança. Sua metodologia está baseada na reflexão e vivência dos 12 Passos da Sobriedade Cristã: admitir, confiar, entregar, arrepender-se, confessar, renascer, professar a fé, orar, vigiar, servir, celebrar e festejar.[15]

Ministério da Saúde – www.saude.gov.br – Informações gerais sobre SUS e Programas de Saúde.

Disque Saúde – Telefone 136 – Serviço de telefone gratuito.

Unidade de Estudos em Álcool e outras Drogas (Uniad) – www.uniad.org.br

ATIVIDADE 14.3

Peça ao familiar para responder às perguntas da Figura 14.3, resumindo as informações que obteve e dizendo como elas foram úteis.

1. O que você aprendeu?
2. Existe alguma informação de que ainda precisa? Sabe como obtê-la?
3. Seu conhecimento e compreensão sobre o tema aumentaram?
4. Como você se sente sobre isso?
5. O que, na sua opinião, é útil e inútil?
6. Você ainda tem perguntas?

Figura 14.3 AVALIAÇÃO DAS INFORMAÇÕES OBTIDAS E SUA UTILIDADE.
Fonte: Elaborada com base em Copello e colaboradores[3] e AFINet.[11]

PASSO 3 - ACONSELHAR SOBRE ENFRENTAMENTO

Objetivos: avaliar a efetividade da forma como a família enfrenta a situação; capacitar a família, permitindo a seus membros compreender que existem formas alternativas de responder ou enfrentar as circunstâncias; explorar as formas de enfrentamento da família.

Estilos de enfrentamento, ou *coping*, são estratégias, na forma de ações, sentimentos e comportamentos, adotadas pela família em resposta aos problemas gerados pela mudança de comportamento do familiar usuário de substâncias.

Existem três estilos de enfrentamento ou resposta adotados pelas famílias: engajamento, tolerância e afastamento. Todos eles podem estar relacionados a sentimento de culpa, preocupações e sensação de impotência perante a situação do familiar usuário. Algumas formas de enfrentamento podem ter consequências físicas e psicológicas para o familiar.

As principais estratégias utilizadas em cada estilo de enfrentamento são:

1 Estilo de enfrentamento de engajamento:
   – tentativas de mudar o comportamento do familiar usuário;

- tentativas de controlar o uso de substâncias, ao fiscalizar ou não dar dinheiro para o adito;
- discutir sobre o uso de álcool e drogas, expressando fortes emoções e sentimentos.

Sentimentos envolvidos: raiva, sofrimento e responsabilidade.

2 Estilo de enfrentamento de tolerância:
- comportamentos de proteção do usuário em relação às consequências negativas do abuso de drogas;
- autossacrifício, ao fazer a limpeza das desordens e sujeiras deixadas pelo usuário após o uso de drogas.

Sentimentos envolvidos: culpa e impotência.

Este estilo de enfrentamento tende a estar associado aos piores sintomas físicos e psicológicos da família.[3,11]

3 Estilo de enfrentamento de afastamento:
- distanciar-se física e emocionalmente do adito e evitar passar tempo com ele;
- ser independente e fazer coisas, cuidando de si e de seus interesses.

Sentimentos envolvidos: autoconfiança e sofrimento.

Como proceder:

1 Discutir as atuais formas de enfrentamento do familiar.
2 Discutir as vantagens e desvantagens da forma atual de enfrentamento.
3 Discutir formas alternativas de enfrentamento da situação.
4 Discutir as vantagens e desvantagens da nova forma de enfrentamento da situação.

No início do contato, o profissional não deve discutir detalhadamente as formas de responder às situações estressantes, pois a família pode perceber isso como uma indicação de que ela não está enfrentando a situação de maneira adequada.

PASSO 4 – ACONSELHAR SOBRE SUPORTE E APOIO SOCIAL

Objetivos: explorar a atual rede de apoio da família; explorar as fontes de apoio positivo ou negativo da família; examinar se as fontes de apoio negativo podem se tornar fontes de apoio positivo; explorar novas redes de apoio para a família; construir um forte sistema de apoio para a família.

O nível de apoio social disponível para as famílias pode ter um significativo impacto em sua habilidade para o enfrentamento da experiência de estresse. A pesquisa Lenad Família[5] revela dificuldades no seio da própria família em relação a comunicação e discordância quanto à forma de enfrentamento da situação.

ATIVIDADE 14.4

Peça ao familiar que pense e escreva sobre algumas situações difíceis que ele viveu nos últimos tempos, descreva como reagiu e como se sentiu, usando o roteiro apresentado na Figura 14.4. Na sequência, peça para ele responder às perguntas de 1 a 3.

Situação difícil vivida	Como reagi	Como me senti

Responda às seguintes perguntas de acordo com sua maneira de agir em relação ao seu familiar dependente químico.

1. Você tende a agir da mesma maneira em todos os momentos ou age de maneiras diferentes em momentos diferentes?
2. Você se acha inseguro sobre como agir? Você já tentou formas diferentes de agir ao longo dos últimos meses ou anos, mas sentiu-se inseguro sobre qual a melhor forma?
3. Como você se sente ao não saber reagir?

Figura 14.4 AVALIAÇÃO DOS ESTILOS DE ENFRENTAMENTO FAMILIARES.
Fonte: Elaborada com base em Copello e colaboradores[3] e AFINet.[11]

ATIVIDADE 14.5

Peça ao familiar que pense e escreva sobre uma situação difícil que vivenciou, como reagiu, se a sua reação foi útil ou inútil e qual atitude poderia adotar para agir ou reagir em outra situação semelhante à que aconteceu (Fig. 14.5).

Situação vivida	Como eu reagi	Vantagem	Desvantagem	O que eu poderia fazer na próxima vez
Ex.:				
Ex.:				

Figura 14.5 ANÁLISE DE AÇÕES E REAÇÕES EM SITUAÇÕES DIFÍCEIS.
Fonte: Elaborada com base em Copello e colaboradores[3] e AFINet.[11]

Como proceder:

1. Discutir e rever apoio e suporte disponíveis para a família.
2. Aumentar as fontes de apoio e suporte positivos.
3. Neutralizar ou reduzir fontes de apoio e suporte negativo.
4. Se apropriado, aumentar a rede de suporte.
5. Encorajar a abertura de diálogo com a família com o objetivo de desenvolver uma abordagem coerente para o problema.
6. Lembrar que apoio e suporte podem vir de variadas fontes: família, amigos, fontes externas, como CAPS, Al-Anon, Nar-Anon, Amor-Exigente e instituições de serviço social.

O suporte à família pode ser de natureza emocional ou prática. O suporte emocional pode vir de alguém que se mostre cuidadoso e preocupado com a família, esteja disposto a ouvir sem julgar ou possa ajudar a família a pensar em outras opções de enfrentamento. O suporte prático envolve alguém que ofereça apoio solidário, auxiliando a família a encontrar informações úteis e locais para buscar ajuda, ou que possa acompanhar a família em busca de tratamento, oferecer transporte, alojamento ou cuidar das crianças enquanto um familiar busca ajuda ou precisa se ausentar.

PASSO 5 – EXPLORAR DEMANDAS ADICIONAIS E FUTURAS FONTES DE AJUDA

Objetivos: usuários de substâncias que entram em tratamento são um fator positivo para toda a família; facilitar o engajamento do usuário de drogas no tratamento; continuar o trabalho com a família.

Procedimentos:

1. Não perder a oportunidade de facilitar mudanças positivas para os problemas do usuário.
2. Incentivar o familiar a praticar os passos do método.
3. Estar atento às fontes disponíveis de ajuda para os problemas do usuário.
4. Se possível, encorajar o diálogo entre o usuário e a família.
5. Se apropriado, organizar uma reunião entre os demais membros e o usuário de drogas.
6. Verificar que tipo de ajuda suplementar é necessária, tanto para o familiar que procurou ajuda quanto para outros membros da família.
7. Verificar como a família poderá agir para conseguir ajuda suplementar.

Neste estágio é importante que os profissionais da saúde que trabalham com a família estejam a par dos locais que oferecem tratamento para o usuário de substâncias e/ou aconselhamento para famílias, pois há evidências de que usuários procuram tratamento após intervenções com suas famílias.

ATIVIDADE 14.6

Uma maneira útil de pensar sobre apoio e suporte social é utilizar o diagrama apresentado na Figura 14.6, escrevendo o nome do familiar no círculo do centro e pedindo que ele acrescente nos demais círculos nomes de pessoas que possam lhe oferecer suporte. Discutir com o familiar até que ponto cada pessoa identificada é percebida como suporte, outras como tendo potencial para se tornar suporte ou não (muitas vezes, pode não ser um momento adequado para esta ou aquela pessoa indicada). Inserir tantos círculos quantos forem possíveis e acrescentar outros círculos ao lado deste, caso a pessoa tenha ligação com alguém que possa oferecer ajuda e informação (p. ex., ligação com alguma instituição, etc.).

A Figura 14.7 apresenta uma planilha para que o familiar possa detalhar as pessoas com quem pode contar e o tipo de apoio que pode receber delas.

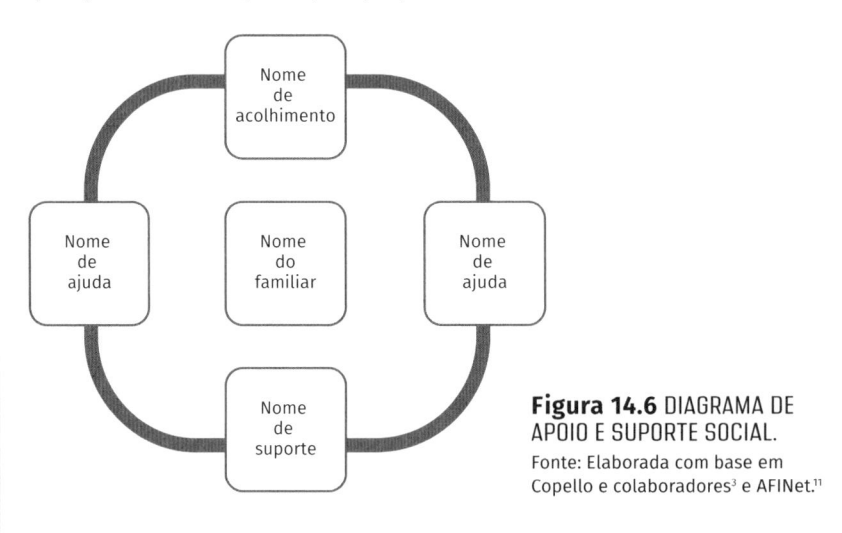

Figura 14.6 DIAGRAMA DE APOIO E SUPORTE SOCIAL.
Fonte: Elaborada com base em Copello e colaboradores[3] e AFINet.[11]

Nome da pessoa	O que ela faz	O que pode ser útil	Como poderia aumentar minha rede de apoio
1.			
2.			
3.			
3.			

Figura 14.7 PLANILHA DE DETALHAMENTO DE PESSOAS COM QUEM CONTAR E O TIPO DE SUPORTE QUE PODEM OFERECER.
Fonte: Elaborada com base em Copello e colaboradores[3] e AFINet.[11]

O familiar com quem o profissional tem trabalhado é o seu cliente, portanto, qualquer ajuda dada ao usuário não deve comprometer a relação com o familiar. Caso não possa ajudar o usuário, este deve ser encaminhado a outro terapeuta ou especialista.

REFERÊNCIAS

1. Copello AG, Templeton LJ, Powell J. The impact of addiction on the family: estimates of prevalence and costs. Drugs (Abingdon Engl). 2010;17(Suppl 1):63-74.

2. Velleman RD, Templeton LJ, Copello AG. The role of the family in preventing and intervening with substance use and misuse: a comprehensive review of family interventions, with a focus on young people. Drug Alcohol Rev. 2005;24(2):93-109.

3. Copello AG, Templeton LJ, Orford J, Velleman RD. The 5-Step Method: principles and practice. Drugs (Abingdon Engl). 2010;17(Suppl 1):88-99.

4. Copello AG, Velleman RD, Templeton LJ. Family interventions in the treatment of alcohol and drug problems. Drug Alcohol Rev. 2005;24(4):369-85.

5. Laranjeira R, Sakiyama HMT, Padin MFR, Madruga CS, Mitsuhiro SS, coordenadores. LENAD Família: levantamento nacional de famílias dos dependentes químicos [Apresentação]. São Paulo: INPAD; 2013 [capturado em 5 jun. 2019]. Disponível em: http://inpad.org.br/wp-content/uploads/2013/11/Familia_Apresentacao.pdf.

6. Copello AG, Orford J, Velleman RD, Templeton LJ, Krishnan MS. Methods for reducing alcohol and drug related family harm in non-specialist settings. J Ment Health. 2000;9(3):329-43.

7. Copello AG, Templeton LJ, Orford J, Velleman RD. The 5-Step Method: evidence of gains for affected family members. Drugs (Abingdon Engl). 2010;17(Suppl 1):100-12.

8. Orford J, Velleman RD, Natera G, Templeton LJ, Copello AG. Addiction in the family is a major but neglected contributor to the global burden of adult ill-health. Soc Sci Med. 2013;78:70-7.

9. Sakiyama HMT, Padin MFR, Canfield M, Laranjeira R, Mitsuhiro SS. Family members affected by a relative's substance misuse looking for social support: who are they?. Drug Alcohol Depend. 2015;147:276-9.

10. Kalivas PW, Volkow ND. The neural basis of addiction: a pathology of motivation and choice. Am J Psychiatry. 2005;162(8):1403-13.

11. Addiction and the Family International Network. Alcohol, drugs, the family and you: a self-help handbook for family members [Internet]. 3rd ed. Birmingham: AFINet; 2017 [capturado em 14 jan. 2020]. Disponível em: https://www.afinetwork.info/docs/5-step/5-Step%20Self-help%20Handbook%203rd%20edition%20v1.1%20%205Feb17.pdf.

12. Amor-Exigente [Internet]. Campinas: Federação de Amor-Exigente; c2019 [capturado em 14 jan. 2020]. Disponível em: https://amorexigente.org.br.

13. Grupos Familiares Al-Anon do Brasil: para familiares e amigos de alcoólicos [Internet]. São Paulo: Grupos Familiares Al-Anon para familiares e amigos de alcoólicos; [c2020] [capturado em 14 jan. 2020]. Disponível em: www.al-anon.org.br.

14. Grupos Familiares Nar-Anon do Brasil [Internet]. Rio de Janeiro: Grupos Familiares Nar-Anon do Brasil; c2019 [capturado em 14 jan. 2020]. Disponível em: https://www.naranon.org.br.

15. Pastoral da Sobriedade [Internet]. Curitiba: Conferencia Nacional dos Bispos do Brasil; c2020 [capturado em 14 jan. 2020]. Disponível em: www.sobriedade.org.br.

LEITURA RECOMENDADA

Ray GT, Mertens JR, Weisner C. The excess medical cost and health problems of family members of persons diagnosed with alcohol or drug problems. Med Care. 2007;45(2):116-22.

PROGRAMA CRAFT: COMO ENGAJAR DEPENDENTES QUÍMICOS RESISTENTES AO TRATAMENTO

15

Helena M. Takeyama Sakiyama
Maria de Fátima Rato Padin

O Community Reinforcement Approach and Family Training (CRAFT) foi desenvolvido por Robert Meyers durante os anos 1980 e, desde então, sua eficácia tem sido comprovada em sucessivos estudos e pesquisas. Baseado nos princípios comportamentais, nas técnicas cognitivo-comportamentais e na entrevista motivacional, o CRAFT usa as estratégias de reforço e encorajamento, em oposição às técnicas confrontativas.[1] Seu objetivo é oferecer assistência e treinamento às famílias, sobretudo prepará-las para engajar o seu familiar adito no tratamento. Além disso, visa promover mudanças de vida positivas, com o intuito de melhorar o funcionamento dinâmico, independentemente de o familiar entrar ou não para um programa de tratamento.[1-3]

O terapeuta, ou facilitador, não precisa ser especialista em dependência química, mas deve participar de treinamento e supervisão. É vantajoso ser um profissional capacitado em terapia cognitivo-comportamental ou em terapia comportamental.[1]

> O programa CRAFT visa ensinar o familiar a mudar seu comportamento e encaminhar o adito resistente para tratamento.

▞ O PROGRAMA CRAFT[2]

No programa, em um ambiente de apoio, o familiar do dependente pode abordar seus problemas com outras pessoas em situações semelhantes e discutir as formas como vem tentando mudar o comportamento de beber ou usar drogas de seu familiar, mas com pouco resultado. Pode compreender como seu comportamento também impacta outros membros da família e, dessa forma, aprender a se comunicar efetivamente e desenvolver maneiras eficazes de incentivar o familiar a buscar um programa de tratamento ou a voltar ao tratamento, em caso de recaída.

> O CRAFT promove mudanças positivas na dinâmica da família, independentemente de o familiar dependente químico engajar-se no tratamento.

O programa, que foi desenvolvido para habilitar o familiar a novas formas de lidar e enfrentar a situação de tensão e estresse do cotidiano de adição,[2,3] oferece atividades e exercícios que o ajudam a compreender a importância dos cuidados para consigo e para com outros membros não aditos da família. Caso o adito tenha propensão à violência quando está sob o efeito de substâncias, o programa pode incluir um plano de segurança.

O CRAFT foi adaptado do original de Scruggs e colaboradores[2] e traduzido pelas autoras deste capítulo. Será apresentado aqui em sua versão reduzida, de seis encontros semanais, com duração de 1 hora e 30 minutos, destinados a grupos de famílias de dependentes químicos resistentes ao tratamento. Cada encontro tem objetivos específicos e planejados, por isso, faltas podem prejudicar os benefícios que o programa pode trazer.

A seguir apresentamos o detalhamento de cada uma das sessões do programa.[2]

SESSÃO 1 – ENGAJAR O FAMILIAR USUÁRIO NO TRATAMENTO

OBJETIVOS

1 **Explicar o que é o CRAFT.**

- Apresentar o documento sobre confidencialidade e diretrizes de trabalho (Anexo 15.1A). Discutir brevemente sobre a duração do trabalho, horários, faltas, confidencialidade, respeito mútuo à privacidade e no grupo; desenvolver *rapport*; e estabelecer um grupo construtivo, seguro e benéfico para todos.

2 **Engajar o familiar participante no tratamento, oferecendo oportunidade de discutir problemas associados às drogas.**

- Apresentar o Anexo 15.1B. A família terá oportunidade de discutir e conversar sobre o problema que vem enfrentando, uma vez que o programa é elaborado para influenciar o comportamento de sobriedade do dependente, e os benefícios que virão a partir disso. Deve-se deixar claro para a família que o programa não sugere que o familiar seja o res-

ponsável pela adição do parente, e sim que os esforços emocionais e a proximidade da relação podem ter papel importante para promover a mudança positiva do usuário de substâncias.
- Apresentar o Anexo 15.1C, "Problemas devidos ao uso de álcool/drogas". A identificação e discussão dos problemas é o início do processo terapêutico da família. Compartilhar situações e experiências vividas pode desencadear angústia, raiva, desapontamento, etc. As famílias poderão perceber que não estão sozinhas e se sentirão amparadas. O trabalho de grupo diminuirá a percepção de desesperança e isolamento.

> Ninguém é obrigado a compartilhar algo privado, mas, quando o problema é compartilhado, surgem oportunidades de aprender com fracassos e sucessos de outras famílias. Cada família, cada problema é único e singular, portanto, é função do terapeuta salientar a importância do respeito que cada família deve ter com as experiências das outras.

- Reconhecer os esforços da família para ajudar o usuário e seu desejo de mudança. Facilitadores devem evitar dar conselhos específicos sobre como manejar as situações difíceis. É necessário ter clareza e compreender o cenário vivido pela família para poder dar sugestões úteis, isto é, não indicar soluções para problemas complexos antes que o grupo tenha discutido as vantagens e desvantagens de diferentes abordagens.

3 Mostrar ao familiar a forma inefetiva da sua comunicação com o adito.

- Destacar que a comunicação com qualquer pessoa é difícil, e com alguém adito é mais ainda. Nesse caso, o diálogo é sempre prejudicado por problemas do passado, e assim se estabelece um padrão negativo de comunicação. Esse problema costuma continuar mesmo depois de alcançada a sobriedade, pois é quase inevitável cair no velho e infeliz padrão de comunicação que não funciona e envolver-se em um conflito maior ainda. E isso poderá ser mudado.
- A reação natural que contribui para os problemas de comunicação é a ideia de que toda a responsabilidade pela mudança deve ser jogada nas costas do usuário, e este precisa parar com o uso de álcool e drogas. O pensamento comum é: "Por que eu tenho que mudar se ele poderia simplesmente parar com o uso de drogas e o problema acabaria?". Há duas razões principais para isso não funcionar:
    a. Primeiramente, terapeutas e famílias de usuários em recuperação têm percebido que todos os problemas entre as pessoas não se resolvem apenas com a suspensão do uso de drogas e álcool. Raiva e frustrações guardadas podem vir à tona quando o usuário está sóbrio. O fato de uma pessoa estar sóbria não significa que todas as

razões pelas quais bebe ou se droga desapareceram. O parente adito pode piorar para depois melhorar.
- **b.** Em segundo lugar, ninguém é capaz de fazer alguém mudar ou fazer as coisas de forma diferente. Só podemos mudar a nós mesmos. Se queremos uma comunicação diferente, a melhor forma é mudar o que fazemos, encontrar novas formas para o familiar conversar.

4 Ensinar o familiar a se comunicar positivamente com o adito.

- Apresentar o Anexo 15.1D, "Típica discussão de família", que mostra um diálogo comum em famílias de dependentes químicos e o rumo que a conversa pode tomar. Para muitas famílias essa discussão pode ser conhecida, para outras, não, mas em geral os familiares conseguem se identificar com algo.

Depois de lido o diálogo, o terapeuta pergunta o que aconteceu com as duas pessoas na dramatização e aguarda para verificar se o grupo compreendeu o que houve com as personagens. Em geral as respostas são:

- **a.** Não pararam para ouvir o que o outro estava dizendo.
- **b.** Não tentaram compreender o significado do que o outro estava dizendo.
- **c.** As duas personagens se acusavam e se colocavam na defensiva.
- **d.** Foi o início da luta pelo poder, com uma briga iminente. Em briga um ganha, o outro terá que perder.

O terapeuta pergunta: "Esse tipo de comunicação é familiar para alguém? Alguém vê algum padrão similar na sua própria comunicação com o seu familiar usuário?".

É importante que o terapeuta ajude o familiar a pensar que ambos (o familiar e o adito) ficam presos quando conversam. Assim, podem perceber o que está e o que não está funcionando na comunicação. Dessa forma, a mudança torna-se mais fácil.

- Apresentar o Anexo 15.1E, "Comunicação positiva", que foca na identificação e na comunicação de sentimentos de forma construtiva. Promover a leitura de cada item do folheto por vários participantes voluntários e depois desenvolver a discussão em grupo e incentivar o trabalho também em grupo para a prática efetiva da comunicação positiva. O terapeuta deve se movimentar pela sala, responder às questões, oferecer *feedback*, esclarecer conceitos e dar suporte aos esforços da família para aprender a comunicar positivamente. Terminada a sessão, o terapeuta deve fazer uma breve revisão das informações discutidas, elogiar os esforços do grupo e expressar suas expectativas positivas.

SESSÃO 2 – DESENVOLVER MOTIVAÇÃO E EXPLORAR PADRÕES ANTERIORES

OBJETIVOS

1 Desenvolver a motivação do familiar para o tratamento.

- Apresentar o Anexo 15.2A, sobre como os familiares podem se beneficiar das mudanças (p. ex., diminuição de conflitos, de tensão, ansiedade e tristeza, melhora no relacionamento, aumento da autoestima).
- Antes das discussões sobre os benefícios da mudança, advertir o grupo de que haverá três direções que os relacionamentos podem tomar com o trabalho do programa CRAFT:
  – O problema pode aumentar. P. ex.: pode haver aumento da violência.
  – O problema pode se manter igual. P. ex.: o familiar adito pode não ser sensível às mudanças da família.
  – Pode haver mudanças positivas. P. ex.: o usuário pode reduzir ou parar o uso de bebida ou de drogas.
- Perguntar: "O que poderia ser melhor se o seu familiar usuário de substâncias parasse de usá-las?". Essa questão gera uma lista de mudanças que o grupo gostaria de ver acontecer consigo e com o familiar usuário. As mudanças positivas são diferentes para cada um. Deve-se encorajar os participantes a explorar benefícios não somente para o familiar usuário, mas também para si, e aprender a utilizar as ferramentas do CRAFT-SP.
- Explorar os tipos de mudanças que os participantes desejam para sua vida e para a vida do seu familiar usuário, verificando o que os motiva a participar do grupo e assistir ao treinamento, bem como o que esperam alcançar.
- Revisar tópicos que ainda não foram mencionados pelos participantes e pedir que apontem o que gostariam de obter além disso. Muitos podem estar céticos, por ter tentado sucessivos tratamentos ou ter "tentado de tudo", e os resultados não terem sido satisfatórios, por isso podem estar descrentes com "mais um" que poderia ajudá-los.

2 Explorar intervenções ou estratégias de tratamento que foram infrutíferas no passado.

- Revisar o Anexo 15.2B, "Reações do passado ao uso de álcool/drogas", e ajudar o familiar a olhar para as estratégias utilizadas no passado na tentativa de influenciar o comportamento do usuário. Rever suas ações e as consequências delas possibilita ao familiar aprender como usar a análise funcional do comportamento. A análise funcional é empregada para perceber (analisar) que propósito (função) está por trás do comportamento do usuário: para que serve beber ou se drogar?
- Constatando-se os antecedentes e as consequências do comportamento, é possível identificar os gatilhos para o uso e os reforçadores ou as punições depois da ocorrência

do comportamento. É importante respeitar o desespero da família em situações vividas com o adito e reconhecer os esforços que ela tem feito para ajudá-lo.
- O CRAFT é uma abordagem baseada em habilidades a serem desenvolvidas, que aposta na família como uma ativa e positiva força para operar mudanças. Para tanto, é importante o reconhecimento de padrões específicos de comportamento, permitindo perceber se a partir da prática de atitudes diferentes por parte dos familiares o adito também pode fazer mudanças positivas no seu comportamento.

> Haverá famílias que descreverão medidas extremas adotadas, que temporariamente foram bem-sucedidas, mas com alto grau de risco de provocar problemas como suicídio, ameaças, ficar alcoolizado e "surtar". Os facilitadores devem alertar as famílias sobre o uso de medidas extremas e suas graves consequências.

- Depois do anexo preenchido, compartilhar e discutir as respostas dadas pelos familiares. Reforçar que o objetivo não é fazer críticas, mas ajudar as famílias envolvidas na tentativa de lidar com graves e difíceis problemas de adição.
- Questionar quais são as reações habituais dos familiares ao uso de drogas e álcool pelo adito. Como ele responde?
- Reforçar constantemente os esforços das famílias e incentivá-las a aprender novas estratégias para que alcancem resultados eficazes.
- Revisar as informações discutidas na sessão, reconhecer os esforços das famílias, expressar expectativas positivas e acolhê-las.

SESSÃO 3 – LIDAR COM A INTOXICAÇÃO: IDENTIFICAÇÃO DE SINAIS DE INTOXICAÇÃO, MANEJO DE CONTINGÊNCIA E RECOMPENSA SELETIVA

OBJETIVOS

1 **Ensinar o familiar a reconhecer sinais de intoxicação.**

- Apresentar o Anexo 15.3A, "Reconhecendo gatilhos e sinais de intoxicação". O familiar deve aprender a reconhecer quando o usuário está sob o efeito de álcool ou de outras drogas. Para muitos que convivem com o adito, parece ser bastante familiar um comportamento típico de uso de substâncias. Há grande tensão quando a família sugere que o familiar está em uso ou usou, quando não.

- Para desenvolver novas formas de lidar com ou responder a tais situações, é necessário ter razoável certeza de que o familiar adito de fato está usando, ou não, para poder utilizar as ferramentas a seguir.
- O familiar deve iniciar um processo de entendimento dos sinais de intoxicação e identificação do que acontece antes (antecedentes) do comportamento de uso do parente, conhecido como **gatilhos**. Os gatilhos podem ser pessoas, lugares, situações ou coisas que estão associados ao uso de drogas e podem precipitar uma intensa fissura ou urgência de usar drogas.
- Questionar o familiar sobre gatilhos ou padrões que levam o dependente ao uso de substâncias: há pessoas específicas com quem o adito tem mais probabilidade de beber ou usar drogas? Onde ele costuma beber ou se drogar? Há determinadas situações ou circunstâncias em que é mais provável que ele beba ou se drogue (brigas, volta do trabalho, etc.)? Ele apresenta determinados estados de humor característicos antes de beber e se drogar? Há determinados dias da semana ou momentos do dia em que ele bebe ou se droga? Há eventos específicos como gatilhos (dia de pagamento, jogo de futebol, feriados, celebrações) para ele se drogar ou beber?
- Questionar o familiar sobre sinais de intoxicação: que mudanças percebe na fala do adito? Que mudanças percebe em seu comportamento e ações? O que ele faz de diferente quando está sob influência das drogas? Fica passivo, ativo, agressivo, dorme, come, não sai? Que mudanças percebe no seu humor? Que mudanças percebe na sua aparência (rosto vermelho, fala arrastada, pupilas dilatadas, roupas desajeitadas ou sujas, barba por fazer, etc.)?

2 Desenvolver habilidades de manejo de contingência (influenciar a sobriedade de maneira positiva).

- Transição: aprender como influenciar comportamento (manejo de contingência).
- Auxiliar os familiares a usar todas as informações (ferramentas) para ajudar o dependente a parar de usar drogas. Explicar: "Examinamos como reagimos ao familiar adito e como reconhecemos quando ele está intoxicado. Ambos os tópicos ajudam a compreender como fazer mudanças na nossa vida".
- Lembrar que o comportamento que queremos mudar é o de beber e/ou de usar drogas, que é reforçado e mantido por algumas razões, e que a família tem feito o melhor que pode com os recursos e as informações de que dispõe. Embora as razões que levaram a família a agir desta ou daquela maneira no passado fossem boas, o *método* pode não ter sido o mais efetivo.
- Relembrar o que não funciona para fazer o adito parar de beber ou de se drogar: fazer súplicas racionais ou discurso; jogar bebida ou drogas no ralo; perturbá-lo para parar de se drogar; ameaçá-lo; fazer chantagem emocional, chorar; gritar e brigar por causa das drogas ou do álcool; consumir drogas ou álcool para mostrar ao adito como é ficar bêbado ou drogado; agir como "louca" para mostrar ao adito o que ele está fazendo com os familiares.

- Reconhecer as tentativas das famílias que trabalham no problema, mesmo que não consigam solucionar o que desejam.
- Começar a transição com esta analogia:
    a. Para fazer um bolo, é necessário ter todos os ingredientes, mas devem ser na proporção correta e a mistura no tempo certo para que cresça.
    b. Combinando os ingredientes certos para obter resultados (i. e., não usar substâncias, bebida ou drogas, melhora do estado físico e mental, melhorar finanças, ter trabalho, etc.).
    c. Novas formas de agir quando o parente está sóbrio ou intoxicado. Estas ferramentas são como os ingredientes. Não é necessário enormes esforços, mas usar a inteligência.

3 Mostrar como ajudar o familiar adito a parar de usar substâncias.

Os princípios comportamentais expostos nesta sessão apresentam certas dificuldades, por isso a comunicação deve ser clara e o tema, bem explanado.

Apresentar o Anexo 15.3B e abordar os seguintes tópicos com o grupo:

- Por que os esforços anteriores não funcionaram? Reagimos automaticamente a comportamentos que não queremos pela punição. Pode parecer estranho, mas a punição na realidade pode reforçar o comportamento de beber e se drogar e pode não estar ajudando o adito a parar de usar drogas, gerando um círculo vicioso. É necessário fazer justamente o oposto se queremos que o adito deixe de usar substâncias, recompensando-o com algo de que goste toda vez que ele estiver sóbrio.
- Puni-lo jogando a bebida no ralo ou reclamando e lamentando a falta de dinheiro porque ele bebe ou usa drogas quando ele está intoxicado não funciona. A punição ocorre porque a família, com razão, está com raiva da situação, mas não funciona.
- Recompensar o adito é dar atenção positiva, da forma que ele gosta, quando está sóbrio: fazer a comida de que ele gosta, assistir à televisão juntos, conversar sobre assuntos diversos, ir ao cinema, etc. Em outras palavras, a família não estará dando ao adito a chance de ele "dar uma desculpa" para sair e usar drogas.

Dicas para recompensar mudanças positivas:

a. Recompensar frequentemente: comportamentos são mais rapidamente aprendidos se recompensados todas as vezes que ocorrem.
b. Mudar as recompensas para não se tornarem monótonas.
c. Conectar-se ao adito: é importante ter certeza de que ele sabe que as recompensas são devido à sobriedade, caso contrário, a mudança de comportamento pode não acontecer. O adito tem dificuldade para fazer essa associação (sobriedade = recompensa).
d. Saber que se está lutando contra outras pessoas: o familiar começou um processo de mudar para melhor sua forma de reagir ao adito, mas há outras pessoas ou coisas contribuindo para mantê-lo em uso. É importante manter-se focado.

TRATAMENTO DO USO DE SUBSTÂNCIAS QUÍMICAS

e. Atenção negativa sendo recompensada: se um comportamento for recompensado ou se é uma experiência agradável, é provável que se repita. Entretanto, qualquer tipo de atenção pode estar sendo recompensado, até mesmo as negativas. Por que isso? Para muitas pessoas, atenção negativa parece melhor do que nenhuma atenção. Isso explica por que suplicar, insistir "Pare de beber", "Não faça mais isso", "Pare de jogar vídeogame" (atenção negativa) raramente funciona. Dessa forma, você pode estar reforçando o comportamento indesejado do seu parente.

> Recompensar sempre: comportamentos são aprendidos mais rapidamente se recompensados todas as vezes que ocorrerem.

f. Ignorar pode ser bom: outra forma de mudar o comportamento de alguém é ignorá-lo. Se isso for feito por tempo suficiente, esse comportamento pode eventualmente desaparecer. Não há ganhadores quando se discute com alguém que está bêbado, alto ou de ressaca. O melhor é ignorar ou não dar atenção e seguir com as suas atividades. Evitar lutas de poder significa se tornar mais focado na própria vida, *hobbies*, amigos, etc.

Finalizar a sessão com um breve resumo das informações discutidas, reconhecer os esforços da família e expressar expectativas positivas.

ESQUEMINHA

Identificar quando o adito está em uso e quando não está em uso. Independentemente de o parente estar ou não em uso, as reclamações do familiar costumam ser sempre as mesmas: lamentações, súplicas, falta de dinheiro, chegar atrasado, não ir às aulas, não acordar para trabalhar, não ligar para nada, etc. Essas reclamações dos familiares acabam sendo as justificativas dadas pelos aditos para o uso. Se o familiar reclama estando ele em uso ou sóbrio, o adito percebe que não importa se usa ou não. Esse é o esquema a ser mudado pelo familiar participante.

SESSÃO 4 – ENSINAR A RECOMPENSAR SELETIVAMENTE E A LIDAR COM A INTOXICAÇÃO

Esta sessão complementa a transição da compreensão dos problemas enfrentados pela família, com explanações racionais de mudanças de comportamentos para mudanças de comportamentos específicos. Serão ensinados técnicas e encorajamentos para praticar os comportamentos aprendidos.

OBJETIVOS

1 Ensinar o familiar a recompensar seletivamente (manejo de contingência) quando o adito está sóbrio.

- Relembrar o que foi aprendido na sessão anterior. Verificar se os familiares reconhecem quando o familiar adito está intoxicado e se recordam por que isso é importante.
- Questionar se relembram como recompensar comportamento sóbrio com atenção positiva (recompensa seletiva) quando o familiar está sóbrio e engajando-se em atividades positivas e ignorar (retirar o reforço) quando ele está usando drogas.
- Verificar se estão prontos para recompensar o familiar adito quando sóbrio e então iniciar e preparar para praticar:
  - Se decidir não recompensar o parente quando está em uso, o familiar deve ter certeza de que ele está intoxicado.
  - Destacar que a atenção positiva é especialmente poderosa. Muitos de nós gostamos de ter alguém que mostre interesse naquilo que fazemos. Ter pessoas que dão suporte e se importam com o que fazemos ou fazem questionamentos sobre nossos pensamentos, ideias, sentimentos e conhecimentos é sempre um reforçamento positivo.
  - Lembrar que dar atenção positiva para um familiar adito é simples, mas não necessariamente fácil. Muitas famílias estão tensas e feridas pelos familiares que abusam de substâncias e têm forte desejo de falar sobre os problemas relacionados com o uso de drogas.
  - Ressaltar para os familiares a importância do reforço positivo para a sobriedade a fim de atingir o objetivo de manter o adito sóbrio.

2 Ajudar o familiar a recompensar comportamento sóbrio e ignorar intoxicação.

- Informar ao familiar que deve, primeiramente, fazer o adito saber o que ele, familiar, deseja, informando que estará feliz quando estiver sóbrio e não dará suporte ao comportamento de uso e, portanto, não perderá tempo quando ele estiver em uso.
- Ensinar o familiar a esclarecer as razões que estão por trás das suas ações, verbalizando com clareza a conexão entre as recompensas oferecidas e o comportamento de sobriedade. Por exemplo, se o adito está sóbrio, pode-se dizer: "Eu realmente gosto de passar um tempo com você quando está sóbrio, é muito divertido estar com você". Se ele está intoxicado, dizer algo como: "Eu vou fazer outras coisas porque não gosto de estar com você quando está sob o efeito de drogas". É importante ser realista, evitando lamentações ou discurso. Exemplos comuns de reforçadores positivos são interessar-se por assuntos que a pessoa gosta ou fazer sua comida predileta.

3 Ajudar a família a elaborar uma lista de reforçadores positivos.

- Lembrar que as recompensas são dadas ao usuário para encorajá-lo à sobriedade; não são um resgate de comportamento, devendo ser dadas apenas quando o usuário estiver sóbrio.
- Listar atividades prazerosas que possam engajá-lo e fazer com que se interesse, substituindo o uso de drogas.
- Gerar uma lista (*brainstorm*) de reforçadores positivos – oferecer suporte, pois normalmente a família apresenta dificuldades ou relutância em gerar ideias de atividades e reforçadores positivos.
- Destacar que esse processo poderá ter o efeito inverso se a família não estiver interessada em compartilhar atividades e o fizer de má vontade. Portanto, a família deverá se engajar em atividades quando realmente estiver confortável em fazê-lo.
- Referir duas regras básicas a serem observadas quando são dadas recompensas: dar reforço positivo somente quando o usuário está sóbrio e escolher um bom momento para usar o reforço positivo (p. ex., quando o adito estiver sóbrio e de bom humor e o familiar se sentir otimista e de bom humor também).
- Usando o formulário "Sobriedade gratificante: quando o ente querido está sóbrio" (Anexo 15.4A), auxiliar os familiares a construir ideias que emergiram do *brainstorm* e observar outros exemplos de comportamento que poderão reforçar o comportamento de sobriedade do adito na lista "Faça", contrastando-os aos itens da categoria "Não faça".
- Dar especial atenção às ideias que surgem com o *brainstorm*, pois essas são as chaves para que a sobriedade seja mais divertida do que beber ou usar drogas.
- Usando o Anexo 15.4B, ajudar os participantes a compreender como desfocar do adito quando este está sob o efeito de drogas. É vital que a família saiba quando seu familiar está intoxicado para não oferecer o reforço, caso contrário esse processo será ineficaz. Esse processo poderá ser fácil para alguns e difícil para outros.

SESSÃO 5 – AUXILIAR A FAMÍLIA A CUIDAR DE SI

OBJETIVOS

1 Encorajar o familiar a recompensar a si mesmo.

- Apresentar o Anexo 15.5A. Destacar que muitos familiares de dependentes esquecem a importância de cuidar de si e recompensar-se. Familiares de dependentes químicos estão tão envolvidos com o problema da adição, da casa, de outros familiares, como filhos e marido, que muitas vezes esquecem de se cuidar. Recompensar a si é de vital

importância, para mostrar que respeitamos e apreciamos a nós mesmos. Se não conseguirmos fazer isso, perdemos uma importante parte de nós mesmos, tornando-nos menos efetivos no nosso mundo, dando margem à depressão.
- Dizer que alguns dos familiares não sabem como fazê-lo, e outros podem ter apenas uma ou duas formas de recompensar a si mesmos.
- Mostrar o Anexo 15.5B e solicitar que os membros do grupo identifiquem suas barreiras para se recompensar e explorar maneiras pelas quais podem fazê-lo.
- Após o preenchimento questionar:
  – Quais são algumas das barreiras para recompensar a si mesmo?
  – Algumas das barreiras lhe parecem enormes para serem ultrapassadas?
  – Por que você acha que precisamos gratificar a nós mesmos?
- Questionar:
  – Você já teve alguma experiência de se recompensar? Como se sentiu?
  – Que tipo de itens outros familiares colocaram como atividades gratificantes que você está disposto a experimentar?
  – A importância de comprometer-se a tentar pelo menos uma pequena atividade para se recompensar.
  – Como seu familiar adito reagiria ao ato de se recompensar (se isso afetá-lo)?
- Destacar a importância de se dedicar a atividades que proporcionem satisfação e prazer, como trabalho voluntário, grupos de ajuda e atividades profissionais.

2 Proteger a família da violência.

São frequentes os casos em que o adito praticou violência no passado, e isso pode acontecer novamente. Muitos participantes de grupos não reconhecem ou mesmo não querem reconhecer o que acontece no cotidiano do seu lar. Esta sessão oferece informações para reconhecer intimidação e violência e desenvolver um plano de ação inicial.

Esta sessão não tem o objetivo de abrir discussões profundas nem de promover o compartilhamento de relatos sobre o assunto, mas oferecer alguns esclarecimentos e providenciar alguma assistência para ajudar na segurança dos familiares participantes.

Embora não seja responsabilidade do terapeuta facilitador, este deve reportar casos de violência aos órgãos competentes. Se alguém do grupo indicar que corre sério risco de sofrer violência, deve-se conversar separadamente e encorajá-lo a buscar assistência social.

- Reconhecer a violência doméstica é o primeiro passo, especialmente pela alta correlação entre uso de substâncias e violência doméstica.
- Informar ao familiar que ter cuidado consigo inclui estar seguro em casa. Alguma das mudanças propostas serão difíceis de estabelecer caso a violência seja parte da vida cotidiana.

- Informar a importância de saber que o parceiro ou filho pode ter reações extremadas de mudanças de comportamento sob a influência de drogas e álcool que não teria em situações de sobriedade. Mostrar a importância de checar os níveis de potencial de violência.
- Destacar a regra de ouro: não mexer com o adito se ele estiver sob o efeito de drogas ou álcool.
- Lembrar que a proposta do trabalho não é promover a separação do casal ou colocar o filho para fora de casa, mas oferecer auxílio para compreender o relacionamento e ajudar a encontrar recursos para a melhor solução para o caso, se necessário.
- Ler cada item do Anexo 15.5B e dar exemplos.
- Pedir para os participantes responderem ao *quiz* "Como é o seu relacionamento?" (Anexo 15.5C). Lembrar que o abuso pode ser verbal, emocional, físico ou sexual, e pode ser relacionado a qualquer familiar, inclusive crianças, e a animais domésticos.
- Identificar o nível de violência no passado e as probabilidades de futuros problemas.
- Identificar o nível de suporte que o familiar participante tem de outros membros da família ou de amigos.
- Desenvolver um plano de segurança: verificar que tipo de apoio social o Estado oferece aos participantes que estão em risco de violência (inclusive planos de fuga).
- Atentar para as seguintes informações:
    a. Uma parte importante da recuperação, tanto para o familiar participante quanto para outros membros, é a segurança. Para se seguir com o plano, é importante não haver qualquer tipo de abuso. Apesar de levar algum tempo para quebrar o hábito negativo, é importante esse primeiro passo.
    b. O familiar pode se sentir solitário ao lidar com a violência. É importante questioná-lo sobre se considera discutir o problema com um amigo, familiar, especialista ou grupo de apoio.
    c. É importante que o participante saiba que, quanto mais frequente, mais extremo e mais longo for o período de violência, maior será a probabilidade de continuação do abuso e maior será a necessidade de opções para lidar com a violência.
    d. Ao cuidar de sua segurança, o familiar encontrará ajuda. Diferentes estratégias são necessárias para diferentes situações, e se o caso for de violência grave, deve-se indicar ajuda especializada.

> **IMPORTANTE**
>
> Ter em mãos uma lista de recursos comunitários, responder a todas as questões da melhor forma possível e evitar discutir casos individuais. Lembrar que a frequência, a intensidade e a persistência da violência necessitarão do encaminhamento para um programa de violência doméstica de algum órgão de assistência social (Anexo 15.5B).

SESSÃO 6 – PREPARAR PARA PERMITIR CONSEQUÊNCIAS NEGATIVAS E ANTECIPAR REPERCUSSÕES NEGATIVAS

OBJETIVOS

1 Ensinar o participante como permitir e antecipar consequências negativas quando seu familiar adito usar substâncias.

Uma das dificuldades enfrentadas pelas famílias é o impacto negativo do abuso de substâncias do familiar adito. É especialmente difícil se há outras pessoas envolvidas (p. ex., avós verem seus netos indo à escola sem uniformes adequados ou sem lanche porque o filho gastou os recursos da família em álcool ou drogas). Frequentemente o familiar se vê ambivalente entre querer ajudar, para suprir necessidades da famíia, e oferecer dinheiro, pois reconhece o mau uso que o adito faz, comprando drogas e bebidas, deixando de atender responsabilidades para com a sua própria família.

> Quanto maior for o sofrimento dele, menor a probabilidade de usar drogas novamente; quanto menos aborrecimento tiver, maior a probabilidade de continuar usando.

- Analisar com o grupo alguma das consequências "naturais" do uso de drogas ou de álcool.
- Ajudar os participantes a entender que, ao permitir as consequências negativas do uso de drogas, poderão de fato ajudar o dependente a parar com o abuso de drogas e álcool.
- Alguns exemplos da permissão das consequências negativas incluem:
  – Não inventar desculpas para o adito ter perdido o almoço na casa da família, deixando que as pessoas perguntem diretamente a ele o motivo.
  – Não limpar depois de ele se jogar nas drogas, para que ele possa ver o impacto do uso.
- Solicitar que os participantes pensem em algum exemplo de comportamentos indesejáveis e suas consequências.
- Solicitar que alguém diga por que pode ajudar deixar seu familiar adito experienciar as consequências negativas do uso de substâncias. Tenha certeza de que todos tenham compreendido a importância de o abusador sofrer as consequências negativas.

ANTECIPANDO REPERCUSSÕES NEGATIVAS

Permitir aos participantes olharem suas próprias situações claramente. O treinamento sobre como permitir ou aplicar consequências negativas também implica antecipar a reação do familiar adito a uma dada consequência. O objetivo é prever as possíveis reações antes de aplicar cada consequência e ter um plano de ação para reações extremas por parte do adito.

Ressaltar a importância de os familiares se manterem seguros, pois o adito pode reagir com violência à sua nova maneira de abordar a situação.

Distribuir o Anexo 15.6A e solicitar que os participantes escrevam uma ou mais atitudes construtivas para permitir que o familiar adito experimente consequências negativas a fim de estimulá-lo a manter a sobriedade:

- Solicitar que anotem as reações previstas do familiar adito e suas respostas já planejadas. Orientá-los a se manterem em segurança.
- Solicitar que usem as habilidades de comunicação já aprendidas, que os ajudarão a se comunicar de forma positiva e eficaz.
- Lembrá-los de que escrever esses passos pode ajudá-los a esclarecer o que desejam que aconteça, apesar de estarem também preparados para o "pior". Manter-se positivo.
- Terapeuta dar exemplos e modelar o comportamento para o grupo.

Utilizar *role-play* para treinar os participantes:

- Realizar um *role-play* com um familiar do grupo, ajudando os participantes a compreenderem como explicar a seus familiares aditos por que não estão mais fazendo as coisas como antes. Por exemplo, "Eu realmente te amo, mas não vou mais dar suporte ao seu comportamento de se drogar".
- Lembrar aos familiares que agora podem agir de maneira diferente, permitindo que o adito experimente as consequências naturais do uso. Em outras palavras, recuar e deixá-lo sofrer, em vez de tomar as dores por ele ou justificar o uso.
- Discutir com o grupo possíveis reações negativas do familiar adito quando for permitido que ele se responsabilize pelas consequências do uso de substâncias.

ENCERRAMENTO DO PROGRAMA

Ao término da última sessão, os terapeutas devem agradecer o empenho e o comprometimento dos familiares. É importante enfatizar a assiduidade nas sessões, refletindo o desejo de fazer mudanças positivas e melhorar as próprias condições de saúde mental, emocional e funcional, estando o seu familiar dependente químico em tratamento ou não. Indicar grupos de ajuda, como Amor-Exigente, Grupos Familiares Al-Anon, Grupos Familiares Nar-Anon e Pastorais da Sobriedade, como suporte social e ajuda. Pode-se fazer uma pequena confraternização com sucos e bolos.

CONSIDERAÇÕES FINAIS

Dados do Lenad Família[4] indicam resistência dos dependentes químicos ao tratamento, aliada a poucas opções de locais de tratamento e internação, dificultando as ações das famílias.

O programa CRAFT, aqui apresentado em sua versão resumida, pouco conhecida no Brasil como um método de tratamento, pode ser uma importante ferramenta para o engajamento de usuários no tratamento por meio da participação fundamental e efetiva de suas famílias.

▶ REFERÊNCIAS

1. Smith JE, Meyers RJ. Motivating substance abusers to enter treatment: working with family members. New York: Guilford; 2004.

2. Scruggs MS, Meyers RJ, Kayo R. Community reinforcement: community reinforcement and family training support and prevention (CRAFT-SP) [Internet]. Washington: MIRECC; 2014 [capturado em 20 jul. 2019]. Disponível em: https://www.mirecc.va.gov/visn16/docs/CRAFT-SP_Final.pdf.

3. Meyers RJ, Miller WR, Hill DE, Tonigan JS. Community reinforcement and family training (CRAFT): engaging unmotivated drug users in treatment. J Subst Abuse [Internet]. 1998 [capturado em 3 ago. 2019];10(3):291-308. Disponível em: https://www.sciencedirect.com/science/article/pii/S0899328999000036.

4. Laranjeira R, Sakiyama HMT, Padin MFR, Madruga CS, Mitsuhiro SS, coordenadores. LENAD Família: levantamento nacional de famílias dos dependentes químicos [Apresentação]. São Paulo: INPAD; 2013 [capturado em 5 jun. 2019]. Disponível em: http://inpad.org.br/wp-content/uploads/2013/11/Familia_Apresentacao.pdf.

▶ LEITURA RECOMENDADA

Meyers RJ, Smith JE, Lash DN. A program for engaging treatment-refusing substance abusers into treatment: CRAFT. Int J Behav Consult Ther [Internet]. 2005 [capturado em 8 set. 2019];1(2):90-100. Disponível em: https://psycnet.apa.org/fulltext/2014-45639-002.pdf.

CRAFT–SP (REFORÇO COMUNITÁRIO E TREINAMENTO PARA FAMÍLIAS – APOIO E PREVENÇÃO)

ANEXO 15.1A

DIRETRIZES PARA O TRABALHO EM GRUPO
O Projeto Reforço Comunitário e Treinamento de Família – Apoio e Prevenção (CRAFT-SP) tem o objetivo de ajudar as pessoas que estão lidando com um membro da família/amigo com problema de abuso de substâncias a compreender melhor seu papel na vida de seu ente querido.

O grupo proporcionará aos participantes informações e apoio que serão úteis para fazer mudanças no presente e para o planejamento do futuro.

Para tanto, é solicitado aos participantes manterem as informações aqui apresentadas confidenciais. Solicitamos que:

1. Desliguem todos os dispositivos eletrônicos antes do início do grupo: celulares, computadores, etc.
2. Compareçam regular e pontualmente no horário estabelecido.
3. Mostrem respeito aos outros, ouvindo com atenção e falando um de cada vez. Nenhum participante será obrigado a compartilhar assuntos que queira manter privados.
4. Deem e recebam *feedback* de forma direta, respeitosa e construtiva.
5. Deem tempo para que todos os membros do grupo possam participar.
6. Permaneçam no grupo, conversem e exponham assuntos ou um problema, mesmo que estejam chateados ou com raiva de algo que alguém tenha dito. Se estiverem se sentindo sobrecarregados, por favor, solicitem ao líder e aos participantes do grupo alguns minutos para clarear a mente ou refrescar-se antes de continuar com o assunto ou o problema.
7. Protejam a privacidade dos outros, mantendo todas as informações compartilhadas no grupo confidenciais.

DECLARAÇÃO:
Eu entendo que os membros do grupo CRAFT-SP têm o direito à privacidade. Portanto, espera-se que todos os participantes não discutam informações compartilhadas no grupo com qualquer pessoa fora deste.

São Paulo, ___/___/___

Participante: _____

Líder do grupo: _____

Não sendo possível comparecer à sessão de grupo, favor contatar: _____

Fonte: Scruggs e colaboradores.[2]

UMA VISÃO GERAL DO TREINAMENTO

1. Você terá a oportunidade de discutir situações enfrentadas como consequência do abuso de substâncias do seu ente querido, em um ambiente de apoio, com outras pessoas em situações semelhantes.
2. Você terá a oportunidade de olhar para as formas como tentou mudar o comportamento de beber do seu ente querido. Você poderá desenvolver novas formas de reduzir ou parar o comportamento de beber do seu ente querido agora.
3. Você entenderá melhor os benefícios da mudança e como ela pode ajudar.
4. Você aprenderá a reconhecer quando seu ente querido estiver alcoolizado ou drogado.
5. Você terá *insights* sobre como o seu comportamento impacta os outros.
6. Você aprenderá a se comunicar de forma efetiva com o seu ente querido.
7. Você poderá explorar formas eficazes de incentivar o seu ente querido a voltar ao tratamento se uma recaída ocorrer.
8. Você poderá desenvolver um plano de segurança, se necessário. Se o seu ente querido for propenso à violência, um plano de segurança reduzirá os possíveis riscos associados à mudança de seu comportamento e vai ajudar a garantir a segurança de todos os envolvidos.
9. Você aprenderá por que e como cuidar melhor de si mesmo.
10. Você poderá participar ativamente de exercícios escritos, dramatizações, tarefas de casa e outras formas de treinamento comportamental. Praticando as habilidades nas sessões, você estará mais bem preparado para usar sua nova habilidade "no mundo real e cotidiano".

Fonte: Scruggs e colaboradores.[2]

PROBLEMAS DEVIDOS AO USO DE ÁLCOOL/DROGAS

Álcool e drogas podem afetar a família e amigos de muitas maneiras. Veja a lista abaixo e identifique as áreas de sua vida que foram afetadas por abuso de substâncias do seu ente querido. Classifique a gravidade do problema para você e o quão grave acha que ele é para a vida do adito.

1 = nenhum problema; 2 = leve; 3 = moderado; 4 = sério; 5 = grave.

Áreas afetadas	Severidade do problema para si	Severidade do problema para o ente querido
Finanças	1 2 3 4 5	1 2 3 4 5
Trabalho	1 2 3 4 5	1 2 3 4 5
Parentalidade	1 2 3 4 5	1 2 3 4 5
Conflitos interpessoais	1 2 3 4 5	1 2 3 4 5
Atividades sociais	1 2 3 4 5	1 2 3 4 5
Saúde física	1 2 3 4 5	1 2 3 4 5
Conflitos com a família extensa ou ampliada	1 2 3 4 5	1 2 3 4 5
Escola	1 2 3 4 5	1 2 3 4 5
Confiança	1 2 3 4 5	1 2 3 4 5
Atividades espirituais	1 2 3 4 5	1 2 3 4 5
Legal	1 2 3 4 5	1 2 3 4 5
Outros	1 2 3 4 5	1 2 3 4 5
Outros	1 2 3 4 5	1 2 3 4 5
Outros	1 2 3 4 5	1 2 3 4 5

Quais das questões acima são os maiores problemas para você agora? Por favor, escreva no verso deste folheto sobre essas dificuldades para sua família.

Fonte: Scruggs e colaboradores.[2]

ANEXO 15.1C

TÍPICA DISCUSSÃO DE FAMÍLIA

Frequentemente discutimos com o ente querido. Uma típica discussão familiar sobre um conflito pode levar a mais conflito.

Algumas vezes estamos com raiva e realmente queremos que ele(a) saiba como nos sentimos, e outras vezes os argumentos parecem nos surpreender. Se você está nesse treinamento, haverá um momento em que irá querer desistir.

O primeiro passo é nos tornarmos mais conscientes e compreendermos o que acontece com essas "discussões".

Uma discussão típica pode ser algo assim:

Ele: Eu já te disse tantas vezes para não me irritar. Se você não me deixasse sozinho, não discutiríamos tanto.
Ela: Bem, eu não te irritaria se você crescesse e fizesse coisas que precisa fazer.
Ele: O que você realmente quer dizer é que eu devo fazer as coisas do seu jeito.
Ela: Eu tive que aturar sua drogadição por tanto tempo, não sei mais o que fazer.
Ele: Eu que tenho que aturar suas reclamações!
Ela: Eu odeio quando você bebe e se droga!
Ele: Por que você sempre diz que eu sou um alcoólatra (drogado)?
Ela: Eu não posso nunca acreditar em você. Você se lembra da última vez que mentiu sobre...?
Ele: E você sempre tem que viver no passado?
Ela: Você me deixa louca... Você deveria saber o quanto tudo isso me chateia!
Ele: Tudo o que sei é que você está me aborrecendo e isso me faz querer me drogar ou beber mais ainda!
Ela: Você não está falando sério... Isso é só uma desculpa.
Ele: Isso é o que você diz. Você não tem que viver com isso!
Ela: Olha, você é o drogado ou bêbado, não eu. Isso é problema seu, lide com isso!

Fonte: Scruggs e colaboradores.[2]

COMUNICAÇÃO POSITIVA

Lidar com quem você tem conflitos é difícil. Se a pessoa é usuária de álcool ou drogas, é mais complicado ainda. A seguir apresentamos os passos para você melhorar sua comunicação com um ente querido que usa drogas. Apresentaremos a informação como se você estivesse sentado para comer um sanduíche. Certifique-se de que você está sentado para saborear seu sanduíche favorito. A primeira coisa a fazer é se certificar de que está sentado à mesa do jeito certo para ter uma boa refeição.

SENTAR-SE À MESA PARA UMA COMUNICAÇÃO EFETIVA

1. Tenha calma/encontre o melhor momento. Se você estiver tomado por emoções, dê-se um tempo ou se distraia, a fim de poder organizar seus pensamentos e acalmar-se a ponto de não falar dominado pela raiva. Se você estiver tomado por emoções negativas, vai explodir e dizer coisas que não tinha intenção de dizer ou que seriam inúteis. Não deixe a situação sem dizer para a outra pessoa que você precisa de um tempo para conversar, caso contrário ela ficará mais nervosa. Diga-lhe que você precisa de algum tempo e informe quando gostaria de conversar.
2. Seja breve. Ninguém quer ouvir um discurso. Quando se é breve, a outra pessoa se mantém na conversa e sente que está realmente conversando, e não sendo atacada. Uma das principais formas de ser breve é não voltar às brigas passadas ou a fatos que não tenham relação com a situação presente. Quando você volta às brigas passadas, perde o foco e se perde nas emoções e lembranças. Além disso, o outro não ouve nada do que você tem a dizer sobre o que lhe aborrece, porque está na defensiva.
3. Seja específico. Certifique-se daquilo que você quer dizer antes de dizer qualquer coisa. Evite generalizações, como "Você sempre fica bêbado nos fins de semana" ou "Eu nunca posso confiar em você". Foque somente nos fatos, sem fazer suposições, tirar conclusões precipitadas ou fazer inferências. Diga, por exemplo: "Você não voltou para o jantar ontem à noite", e não: "Você não voltou para o jantar porque não me ama mais e estava bêbado".
4. Desenvolva empatia. Procure entender o ponto de vista do outro. Compreenda e expresse essa compreensão para o outro. Isso mostra que você se preocupa em compreender o ponto de vista dele, mesmo que não concorde. Quando você mostra que está tentando compreender algo sobre outra pessoa, ela estará mais propensa a aceitar que você tem algo importante a compartilhar com ela.
5. Aceite parte da responsabilidade. "São necessários dois para dançar o tango" é um jeito polido de dizer que ambas as partes em um conflito tendem a não ser perfeitas. Compreender e aceitar sua parte no problema é um longo caminho para romper o padrão de conflito.

SEU ALMOÇO: O ÚLTIMO SANDUÍCHE

Depois de se certificar de que você sabe o que quer falar (comer) e que a mesa está preparada, é tempo de comer o seu sanduíche (tempo de comunicar efetivamente).

ANEXO 15.1E

6. Seja positivo. Diga o que quer e não o que não quer. Por exemplo, em vez de dizer "Eu odeio quando você bebe ou se droga", diga "Eu gosto quando você está sóbrio, limpo".
7. Diga como se sente. Sempre reconheça seus sentimentos. Não culpe o outro pela maneira como você se sente. Evite dizer, por exemplo, "Você me deixa louca"; "Você sempre me deixa triste". Isso sempre colocará o outro na defensiva. Seus sentimentos são seus. Ninguém nos faz sentir desse ou daquele jeito. Nós permitimos que nossas emoções surjam. A seguinte frase é o melhor exemplo de como comunicar suas emoções: "Quando você se droga ou bebe, eu sinto... (tristeza, preocupação, raiva, etc.)".
8. Diga o que você quer. Agora é hora de declarar o que você quer e compartilhar o que gostaria do seu ente querido. Tente fazer um pedido razoável, que o adito possa realmente atender. Por exemplo: "Eu gostaria que você pudesse me ligar avisando que chegará tarde para o jantar" ou "que pudéssemos passar um tempo juntos" ou "ir ao cinema" ou "sair para jantar", etc.
9. Termine com algo positivo. Você pode terminar a comunicação positivamente, mostrando os benefícios que ambos terão se ele fizer o que você solicitou e como sua relação ou suas vidas podem melhorar, ou dizendo algo positivo sobre seu ente querido (p. ex., o comprometimento dele com a relação, que admira seus esforços em tempos difíceis). Ofereça-se para ajudá-lo a realizar tarefas que o façam seguir na direção positiva. Por exemplo: "Se você se lembrar de me ligar quando for se atrasar, nós teremos mais confiança no nosso relacionamento e nos sentiremos melhor"; "Se você passar mais tempo sóbrio comigo, nós podemos crescer juntos e podemos sentir o quanto nós nos amamos, em vez de sempre estarmos gritando".

LEMBRAR:

- SER POSITIVO
- EU SINTO
- EU QUERO
- EU GOSTARIA

Fonte: Scruggs e colaboradores.[2]

DESEJOS COMUNS DAS FAMÍLIAS COM USUÁRIOS DE ÁLCOOL/DROGAS

ANEXO 15.2A

O QUE POSSO OBTER COM O TREINAMENTO DO PROGRAMA CRAFT?
As ferramentas que você aprende no treinamento CRAFT não só irão ajudar o seu ente querido, mas, principalmente, beneficiar você também. Estes são alguns benefícios:

1. Redução ou interrupção do uso de substâncias pelo usuário.
2. Entrada ou permanência em tratamento para dependência química, em prol do familiar usuário.
3. Melhora financeira devido à redução de gastos com substâncias ou à estabilidade no emprego.
4. União da família e participação em atividades sociais devido à sobriedade do ente querido.
5. Diminuição de problemas e conflitos com os filhos pela participação mais efetiva nas responsabilidades parentais.
6. Melhora do relacionamento com o ente querido e menos conflitos com a adoção de atitudes de resolução de problemas de forma cooperativa e eficaz.
7. Satisfação sexual pelo melhor desempenho sexual do parceiro sóbrio.
8. Menos tensão, ansiedade, tristeza e vergonha, contribuindo para que a situação volte ao que era antes de os problemas do uso de substâncias terem se tornado insustentáveis.
9. Engajamento em atividades sociais agradáveis, com ou sem o ente querido usuário de substâncias.
10. Aumento da autoestima do familiar participante.

Fonte: Scruggs e colaboradores.[2]

ANEXO 15.2B

REAÇÕES DO PASSADO AO USO DE ÁLCOOL/DROGAS

No passado, você provavelmente reagiu ao uso de álcool ou drogas pelo seu ente querido de várias maneiras. Este formulário irá ajudá-lo a identificar essas diferentes maneiras de responder. Assim, poderemos observar como seu ente querido responde por seus esforços.

1 = às vezes; 2 = frequentemente; 3 = algumas vezes; 4 = raramente; 5 = nunca/quase nunca.

Usar a razão sobre o impacto negativo do uso de álcool e drogas.	1 2 3 4 5	Reação: _____
Ignorá-lo depois do uso de drogas.	1 2 3 4 5	Reação: _____
Lamentar quando ele usa álcool ou drogas.	1 2 3 4 5	Reação: _____
Implorar ou suplicar para ele parar de usar álcool ou drogas.	1 2 3 4 5	Reação: _____
Reclamar ou se irritar sobre o uso de álcool e drogas.	1 2 3 4 5	Reação: _____
Jogar fora a garrafa de bebida ou drogas.	1 2 3 4 5	Reação: _____
Insistir para que busque tratamento quando está bebendo ou se drogando.	1 2 3 4 5	Reação: _____
Ficar com raiva, mas silencioso.	1 2 3 4 5	Reação: _____
Ficar com raiva e gritar com ele.	1 2 3 4 5	Reação: _____
Ficar com raiva e bater nele.	1 2 3 4 5	Reação: _____
Ameaçar chamar a polícia.	1 2 3 4 5	Reação: _____
Chamar a polícia.	1 2 3 4 5	Reação: _____
Usar álcool ou drogas para ele "ver como é".	1 2 3 4 5	Reação: _____
Ter reações extremas, como fazer ameaças de divórcio, suicídio, fuga, etc., quando ele bebe ou usa drogas.	1 2 3 4 5	Reação: _____
Outras reações.	1 2 3 4 5	Reação: _____

Fonte: Scruggs e colaboradores.[2]

RECONHECENDO GATILHOS E SINAIS DE INTOXICAÇÃO

ANEXO 15.3A

Você deve ter observado seu ente querido durante e depois do episódio de uso de álcool ou de drogas. Quais são os gatilhos e sinais de uso?

Gatilhos:

Há pessoas específicas com quem ele é mais propenso a beber e se drogar?	
Onde ele costuma beber ou se drogar?	
Há situações ou circunstâncias que resultam em uso de álcool e drogas (p. ex.: após desentendimentos, volta do trabalho, frustrações, etc.)?	
Há alteração de humor, ansiedade, agitação antes do uso de bebida ou de drogas?	
Há dias da semana ou horas do dia em que ele bebe ou se droga?	
Há eventos específicos (dia de pagamento, futebol, feriados, celebrações) que são gatilhos para o uso de álcool ou de drogas?	
Há outros gatilhos? Descreva.	

Sinais de intoxicação:

Como ele fala quando está alcoolizado ou drogado?	
O que ele faz de diferente quando está sob influência de álcool ou drogas? Como ele se comporta (fica passivo, agressivo, dorme, sai de casa, foge)?	
Como seu humor fica quando ele fica alcoolizado ou drogado?	
Quais são as mudanças na sua aparência ou cuidado pessoal sob influência de álcool ou drogas?	
Ele apresenta outros sinais? Descreva.	

Fonte: Scruggs e colaboradores.[2]

ANEXO 15.3B

COMO AJUDAR UM FAMILIAR ADITO A PARAR DE USAR SUBSTÂNCIAS

Em algum ponto, qualquer pessoa que ame alguém com problemas de adição se pergunta: como posso ajudar meu ente querido a parar de beber ou usar drogas? O que eu posso fazer para melhorar as coisas?

Há algo que você possa fazer: a chave é como você responde (reage) à pessoa quando ela está intoxicada, de ressaca ou sóbria.

Exemplo de como aumentar ou diminuir determinados comportamentos:

Aumento do comportamento	Diminuição do comportamento
Recompensa positiva (adicionar algo positivo)	Remoção de algo positivo (ignorar)
Reforço negativo (retirar algo negativo)	Punição (adicionar algo muito negativo)

Fonte: Scruggs e colaboradores.[2]

SOBRIEDADE GRATIFICANTE: QUANDO O ENTE QUERIDO ESTÁ SÓBRIO

Faça comentários positivos quando o seu ente querido não está se drogando, dizendo algo como: "Eu realmente gosto de estar com você quando está sóbrio!".

FAÇA:
Passe um tempo com ele fazendo algo divertido quando não está bebendo/se drogando. Por exemplo:

- caminhar juntos;
- conversar sobre assuntos que ele gosta;
- preparar a comida predileta dele;
- massagear seus ombros por cinco minutos;
- ir a um restaurante que não sirva álcool;
- assistir a um filme juntos;
- jogar cartas ou outro jogo juntos;
- ler um livro juntos;
- fazer elogios e dar suporte;
- fazer agrados com presentes pequenos e baratos;
- tomar banho juntos;
- fazer tarefas de casa que ele não gosta de fazer;
- envolver-se em atividades de que ele gosta;
- ter relações sexuais prazerosas;
- ter um tempo legal com ele/ela, focando para se divertirem com atividades positivas.

FAÇA:
_____
_____

NÃO FAÇA:
- Críticas por causa de atitudes e comportamentos da última vez em que bebeu ou usou drogas.
- Puni-lo pelo uso recente de álcool ou drogas dando-lhe "um gelo".
- Fazer discursos ou dar explicações racionais sobre os malefícios do álcool e das drogas.
- Dar repetidas explicações de por que ele tem que parar de beber ou usar drogas.
- Jogar fora álcool e drogas.
- Segui-lo para ter certeza de que estará livre de problemas.
- Ameaçá-lo.

ANEXO 15.4A

- Apelar para as emoções chorando.
- Gritar e brigar por ele ter bebido ou usado drogas no dia ou na semana anterior.
- Beber ou ficar bêbado para "mostrar como é".
- "Surtar" ou "dar um piti" para mostrar o que ele está fazendo com você.

NÃO FAÇA:

_____

_____

Fonte: Scruggs e colaboradores.[2]

ENFRENTAR A INTOXICAÇÃO: QUANDO O ADITO ESTÁ USANDO DROGAS LÍCITAS OU ILÍCITAS

É útil tirar o foco do seu ente querido quando ele está bebendo ou se drogando e focar em outras atividades. Diga algo como: "Eu vou fazer outras coisas porque não gosto de estar com você quando está bebendo ou usando drogas".

FAÇA:

- Suas atividades agendadas.
- Algo para tirar o foco do seu ente querido bebendo ou se drogando.
- Suas atividades favoritas ou algum *hobby*.
- Caminhadas para se refrescar ou relaxar.
- Um passeio, se a situação deixá-lo tenso ou frustrado.
- Passeios com as crianças ao *playground* ou parque ou à casa de familiares ou amigos.
- Leitura em uma biblioteca.
- Um agrado a você mesmo.
- Relaxamento, meditação ou oração para se manter calmo.
- Leitura de livros inspiradores: Bíblia, poesia, livros sobre recuperação.
- Reuniões da Al-Anon, Nar-Anon, Amor-Exigente.
- Conversa com amigos ou família sobre os seus aborrecimentos.

FAÇA:

_____

_____

DESFOQUE A ATENÇÃO DO ADITO QUANDO ESTIVER USANDO DROGAS OU ÁLCOOL

NÃO FAÇA:

- Tentar puni-lo dando "um gelo".
- Discursar ou explicar racionalmente os malefícios do álcool e das drogas.
- Irritá-lo pedindo para parar de usar álcool ou drogas.
- Despejar o álcool ou drogas no ralo.
- Segui-lo para ter certeza de que está a salvo de problemas.
- Encobrir seu comportamento de uso de álcool ou drogas.
- Conversar sobre decisões importantes, como o futuro do seu relacionamento.
- Conversar sobre situações, de maneira ou em lugar em que ele/ela possa "ouvir", chamando a atenção de alguém: "Lá vem ele, drogado de novo" ou "seu pai está bêbado de novo".

- Ameaçá-lo.
- Apelar para as emoções chorando.
- Gritar e brigar por ele ter bebido ou usado drogas no dia ou na semana anterior.
- Beber ou ficar bêbado para "mostrar como é".
- "Surtar" ou "dar um piti" para mostrar o que ele está fazendo com você.
- Envolvê-lo em uma atividade engraçada para aliviar a tensão.

NÃO FAÇA:
_____
_____

Fonte: Scruggs e colaboradores.[2]

BARREIRAS PARA RECOMPENSAR A SI MESMO

ANEXO 15.5A

Pode ser fácil ou difícil você se recompensar por trabalhar bastante, mas é de extrema importância encontrar formas, pequenas ou grandes, de se recompensar. Tenha em mente que, embora haja barreiras para recompensar a si mesmo, elas podem ser ultrapassadas.

Use a escala a seguir para avaliar cada item que pode ser uma barreira para recompensar a si mesmo.

As barreiras ou obstáculos para me recompensar são:

1. Muito provável	2. Provável	3. Talvez	4. Ao contrário	5. Muito ao contrário

Eu nunca me recompensei no passado.	1	2	3	4	5
Eu não tenho dinheiro.	1	2	3	4	5
Eu não tenho tempo.	1	2	3	4	5
Eu não sei como.	1	2	3	4	5
Eu não mereço ser recompensado.	1	2	3	4	5
Eu me sentiria culpado se me recompensasse.	1	2	3	4	5
Ninguém me dará permissão para me recompensar.	1	2	3	4	5
Não tenho habilidade para me recompensar.	1	2	3	4	5
Já que não posso ter uma grande recompensa, não vou me dar nenhuma.	1	2	3	4	5
Outra	1	2	3	4	5
Outra	1	2	3	4	5
Outra	1	2	3	4	5

Fonte: Scruggs e colaboradores.[2]

ANEXO 15.5B

DESENVOLVER UM PLANO DE SEGURANÇA

Quanto mais frequente, mais extrema e de mais longa duração for a situação de violência, maior é a probabilidade de continuar. É altamente recomendado participar de um programa de tratamento de violência doméstica para aqueles que sofrem abuso continuado no seio da família.

Se você está lidando com violência doméstica, considere as orientações a seguir.

Reconheça a escalada do conflito. Identifique conflitos crescentes e que estão levando a um potencial de violência desde o início, evite-os. Reconhecer conflitos que estão ficando fora de controle já no início é especialmente importante se o familiar adito tem um histórico de violência sob a influência de substâncias. O uso de substâncias prejudica a crítica e o julgamento.

Procure suporte de amigos, família ou grupo de ajuda. Não lide com a violência sozinho; procure ajuda para encontrar a melhor maneira de lidar com a situação.

Abandone a situação. Em alguns casos, abandonar a situação pode ser mais fácil do que sair desta sala. Em outros, requer deixar a casa usando o "lar seguro", que pode ser a casa de um familiar, amigo ou um abrigo.

Peça intervenção policial. Se o abuso ocorrer, contate a polícia imediatamente; não espere que as coisas melhorem ou que saiam do seu controle.

Obtenha ajuda legal por meio de uma ordem de restrição temporária. Recorrer à Justiça não significa vingar-se do abuso, mas um meio de se proteger, e pode ser um benefício, na medida em que o familiar usuário pode ficar ciente do impacto do uso de substância sobre o seu comportamento.*

---

* Em caso de violência ou abuso, ligue: 180 - Central de Atendimento à Mulher, 24h/7 dias da semana; 100 - Denúncia Nacional de Violência Sexual; 190 - Polícia Militar para situação de emergência; ou contate a Delegacia Especial de Atendimento à Mulher (DEAM), a Ouvidoria da Secretaria de Políticas para as Mulheres ou os Juizados de Violência Doméstica e Familiar contra a Mulher mais próximo.

Fonte: Scruggs e colaboradores.[2]

QUIZ: COMO É O SEU RELACIONAMENTO?

Seu companheiro/filho/familiar:

1. Constrange-o(a) com xingamentos e humilhações? Sim Não
2. Olha-o(a) ou age de forma a assustá-lo(a)? Sim Não
3. Controla o que você faz, com quem fala ou onde vai? Sim Não
4. Fez você parar de ver ou falar com amigos e família? Sim Não
5. Impediu-o(a) de obter ou manter um emprego? Sim Não
6. Pegou seu dinheiro, faz você pedir dinheiro emprestado ou recusar-se a dar-lhe dinheiro? Sim Não
7. Ele toma todas as decisões? Sim Não
8. Diz que você é uma mãe má ou ameaça tirar seus filhos? Sim Não
9. Minimiza o fato de beber ou se drogar, diz que a culpa é sua ou nega o uso? Sim Não
10. Destruiu seus pertences? Sim Não
11. Intimida-o(a) com facas ou outro tipo de armas? Sim Não
12. Espancou ou empurrou você? Sim Não
13. Forçou-o(a) a retirar queixas na delegacia? Sim Não
14. Ameaça ferir ou matar seus animais de estimação? Sim Não
15. Ameaça cometer suicídio se você o deixar? Sim Não
16. Ameaça você de morte? Sim Não

Se respondeu sim a pelo menos uma dessas perguntas, você pode estar em um relacionamento abusivo.

Se respondeu sim às perguntas 11, 12, 14 ou 16, você pode estar em um relacionamento de risco.

Uma grande ajuda ao lidar com a violência doméstica está em obter apoio:

1. Com quantas pessoas você já falou sobre a intimidação ou violência na sua casa? Quem são?
2. Com quantas pessoas você se sente confortável para falar sobre o seu relacionamento? Quem são?
3. Quantas pessoas acreditariam em você e o apoiariam?
4. Aonde você pode ir se necessitar de um lugar seguro para ficar?

Fonte: Scruggs e colaboradores.[2]

CONSEQUÊNCIAS NEGATIVAS/ANTECIPANDO REPERCUSSÕES NEGATIVAS

ANEXO 15.6A

1. Que consequências negativas você poderá permitir se o seu familiar adito beber ou se drogar?

   _____
   _____
   _____

2. Quais são as prováveis reações do seu familiar adito?

   _____
   _____
   _____

3. Quais serão suas respostas a essas reações? Fazer um planejamento poderá ajudar você a definir exatamente o que gostaria que acontecesse e, ao mesmo tempo, estar preparado para o "pior".

   _____
   _____
   _____

Fonte: Scruggs e colaboradores.[2]

ÍNDICE

A

Abuso e dependência química, 33
  distorções cognitivas, 33
    identificação, 35
    modelo da terapia cognitiva na dependência química, 42
    prática, 38
      atividade, 40
        descrição e registro de pensamento disfuncionais/automáticos, 40
      como trabalhar, 38
        diário de automonitoramento, 39
        nomear as distorções, 38
        psicoeducação, 38
    psicoeducação da família, 44
    terapia racional emotiva comportamental, 42
      conceitualização cognitiva, 42
      modelo A-B-C, 43
      prática, 43
    texto sugerido, 44
      modelo cognitivo da recaída, 44
  tratamento, 77
    técnicas de meditação, 77
Adolescente, 109
  abusador de drogas, 109
    terapia cognitivo-comportamental, técnicas, 109
      dependente químico, 109
    terapia cognitivo-comportamental, técnicas, 109
Avaliação de estresse e impacto, 223
  dependência química na família, 223

C

Consumo de substâncias, 1
  avaliação consumo diário de álcool, 5
  avaliação do padrão, 1
    ferramentas, 3
      cálculo do consumo semanal, 4
      questionário, 7
      semanal de consumo de álcool, 6
      unidade padrão (UI) de álcool ou dose padrão, 3
        fórmula para calcular quantidade, 3
      risco de problemas, 4
    instrumentos validados, 12
      Assist, 12
        aplicação do Assist, 16
          questionário triagem uso de álcool, tabaco, outras substâncias, 16
      Audit, 12
        aplicação pelo profissional, 14
          classificação do nível de uso de álcool, 15
        teste Audit, 14
      teste Cage, 13
  consumo nocivo/abuso de drogas, 9
    identificação do beber abusivo, 9
    identificação do beber problemático, 9
  frequência de problemas, 2
    consumo de baixo risco, 2
    dependência, 2
    intensidade do consumo, 2
    situação inexistente, 2
    uso nocivo, 2
Coping Questionnaire (CQ), 228

D

Dependência química, 51
  avaliação de estresse e impacto, 223
  entrevista motivacional, 51
  família, 223
  intervenções, 177
  motivação, 51
  prevenção de recaída, técnicas, 91
  reabilitação cognitiva, 177, 191
  terapia ocupacional, 139
  tratamento, 51, 77
Dependentes químicos resistentes ao tratamento, 251
  Programa CRAFT, 251
Distorções cognitivas, 33
  abuso e dependência química, 33
  como trabalhar, 38
    nomear as distorções, 38
    psicoeducação, 38
  identificação, 35
    adivinhação do futuro, 35
    afirmações do tipo "deveria", 36
    catastrofização, 35
    desqualificação dos aspectos positivos, 36
    filtro negativo, 36
    leitura mental, 35
    maximização, 37
    minimização, 37
    pensamento absolutista, 36
    pensamento dicotômico, 36
    pensamento tudo-ou-nada, 36
    personalização, 37
    premonição, 35
    questionalização, 37
    raciocínio emocional, 38
    rotulação, 35
    supergeneralização, 36
    vitimização, 37
  modelo da terapia cognitiva na dependência química, 42
  prática, 38
    atividade, 40
      descrição e registro de pensamento disfuncionais/automáticos, 40
    como trabalhar, 38
      diário de automonitoramento, 39
      nomear as distorções, 38
      psicoeducação, 38
    psicoeducação da família, 44
      atividade, 47
      pensamento disfuncional, 46
    terapia racional emotiva comportamental, 42
      conceitualização cognitiva, 42
      modelo A-B-C, 43
      prática, 43
    texto sugerido, 44
      modelo cognitivo da recaída, 44

E

Entrevista Familiar Estruturada (EFE), 234
Entrevista motivacional, 51, 64
  tratamento da dependência química, 51
  armadilhas, 68
    avaliação, 68
    bate-papo, 69
    culpa, 69
    especialista, 68
    foco prematuro, 69
    rotulação, 68
  avaliar motivação para mudança, 70
    atividade, 70
  contatos pós-consulta, 69
    orientações, 69
      análise das opções, 70
      determinação de metas, 69
  estratégias motivacionais, 65
    ajudar ativamente, 66
    diminuir aspecto desejável do comportamento, 65
    esclarecer objetivos, 66
    oferecer orientação, 65
    proporcionar escolhas, 65
    proporcionar *feedback*, 66
    remover barreiras, 65
  etapa, 66
    engajamento, 66
    evocação, 66
    foco, 66
    planejamento, 66
  metodologia, 67
    afirmar (reforço positivo), 67
    eliciar afirmações automotivacionais, 67
    oferecer informação, 68
    perguntas abertas, 67
    refletir, 67
    resumir, 67
  princípios básicos, 64
    desenvolver a discrepância, 65
    diminuir a resistência, 65
    empatia, 64
    promover a autoeficácia do paciente, 65
  psicoeducação sobre ação das substâncias psicoativas no cérebro, 71
    atividade, 71
  verificação demanda emergencial para solução, 72
    atividade, 72
Escala Burden Interview (BI), 233
Escala FMI, 224
  ver também Family Member Impact Scale, 224
    aplicação da Escala FMI, 225
    atividade, 225
Escala SRT, 226
  ver também Symptom Rating Test, 226
    aplicação da Escala SRT, 227
    atividade, 227
Escala Hope, 230
  ver também Hopefulness – Hopelessness Scale, 230
    aplicação da Escala Hope, 231
    atividade, 231
Estresse e impacto, avaliação, 223
  dependência química na família, 223
  instrumentos para avaliação da dinâmica familiar, 234
    Entrevista Familiar Estruturada (EFE), 234
    Family Assessment Measure (FAM-III), 234
  instrumentos para avaliação do impacto, 224
    Coping Questionnaire (CQ), 228

ÍNDICE

aplicação do CQ, 229
Family Member Impact Scale, 224
  ver também Escala FMI, 224
    aplicação da Escala FMI, 225
    atividade, 225
Hopefulness – Hopelessness Scale, 230
  ver também Escala Hope, 230
    aplicação da Escala Hope, 231
    atividade, 231
Outras escalas, 233
  Escala Burden Interview (BI), 233
  Family Burden Interview Scale (FBIS-BR), 233
Symptom Rating Test, 226
  ver também Escala SRT, 226
    aplicação da Escala SRT, 227
    atividade, 227

F

Família, 223
  avaliação de estresse e impacto, 223
  dependência química, 223
Family Assessment Measure (FAM-III), 234
Family Burden Interview Scale (FBIS-BR), 233
Family Member Impact Scale, 224
  ver também Escala FMI, 224

G

Gerenciamento de caso, 151
  estratégias, 151
    instrumentos, 156
    metas, 157
      transtorno pelo uso de substâncias, 157
        recuperação, 158
    objetivos, 152
      identificar, 153
      monitorar, 153
      planejar tratamento, 153
    perfil do gerente de caso, 159
    prática, 155
    princípios e métodos, 152, 155
      controle, 155
      liderança, 155
      organização, 155
      planejamento, 155

H

Hopefulness – Hopelessness Scale, 230
  ver também Escala Hope, 230
    aplicação da Escala Hope, 231
    atividade, 231

I

Intervenção na crise, manejo, 163
  avaliar a letalidade, 165, 166
  estabelecer *rapport*, 166

como fazer um bom *rapport?*, 167
  caso ilustrativo, 167
  identificar problema maior, 168
  implementar um plano de ação, 171
  lidar com sentimentos e emoções, 169
    contrato terapêutico, 170
  possíveis alternativas, 171
  precipitantes da crise, 168
  realizar *follow-up*, 172
    caso ilustrativo, 173
Intervenção na dependência química, 177, 191
  reabilitação cognitiva, 177, 191

M

Método dos cinco passos, 237, 238
  aconselhar sobre enfrentamento, 244
    como proceder, 245
    objetivos, 244
  aconselhar sobre suporte e apoio social, 245
    como proceder, 247
    objetivos, 245
  Explorar demandas adicionais e futuras fontes de ajuda, 247
    como proceder, 247
    objetivos, 247
  oferecer informações relevantes, 242
    como proceder, 242
    objetivos, 242
  ouvir, reassegurar e explorar preocupações, 239
    como proceder, 240
    objetivos, 239
Motivação, 51
  tratamento da dependência química, 51
    estágios motivacionais, 53
      instrumentos para mensurar, 59
        escala Urica para drogas ilícitas, 59
          atividade, 60
        questionário Sado para grau de dependência, 63
          atividade, 63
      padrões comportamentais, 59
        ação, 57, 59
          atividade, 57
        contemplação, 54, 59
        manutenção, 58, 59
          atividade, 58
        pré-contemplação, 53, 59
        preparação, 56, 59
          atividade, 56

P

Prevenção de recaída, 91
  técnicas na dependência química, 91
    conhecendo o processo de recaída, 97
      curva da recaída, 100
        atividade, 100
      manejo da fissura, 99
        atividade, 99
    estratégias complementares, 106
      agenda e cronograma semana, 107

cartão de emergência, 107
contato telefônico, 107
gerenciamento de caso, 106
screening, 106
fatores de risco e proteção, 93
   cartões de enfrentamento, 97
      atividade, 97
   esquema de situações de risco, 94
      atividade, 94
   lidando com a diversão e o prazer, 95
      atividade, 95
   lidando com situações aparentemente irrelevantes, 96
      atividade, 96
   mapeando os fatores, 93
      esclarecimento, 93
fortalecendo a abstinência, 102
   balança decisória, 103
      atividade, 103
   jogo da escolha, 104
      atividade, 104
   mapa mental da abstinência, 106
      atividade, 106
   mapa mental da recaída, 102
      atividade, 102
iniciando as sessões, 92
   psicoeducação, 92
   reforço e finalização, 92
   treinamento de habilidades, 92
texto sugerido, 93
   o que são fatores de risco e de proteção? 93
   o que são gatilhos? 98
Programa CRAFT, 251, 252
   anexos, 267-284
      barreiras para recompensar a si mesmo, 281
      como ajudar um familiar adito a parar de usar substâncias, 276
      comunicação positiva, 271
      Consequências negativas/antecipando repercussões negativas, 284
      CRFT-SP (Reforço Comunitário e Treinamento para Famílias – Apoio é Prevenção), 267
      desejos comuns das famílias com usuários de álcool/drogas, 273
      desenvolver um plano de segurança, 282
      enfrentar a intoxicação: quando o adito está usando drogas lícitas ou ilícitas, 279
      problemas devidos ao uso de álcool/drogas, 269
      Quiz: como é o seu relacionamento?, 283
      reações do passado ao uso de álcool/drogas, 274
      reconhecendo gatilhos e sinais de intoxicação, 275
      sobriedade gratificante: quando o ente querido está sóbrio, 277
      típica discussão de família, 270
      uma visão geral do treinamento, 268
   dependentes químicos resistentes ao tratamento, 251
      auxiliar a família a cuidar de si, sessão 5, 261
      desenvolver motivação e explorar padrões anteriores, sessão 2, 255
      engajar o familiar usuário no tratamento, sessão 1, 252
      ensinar a recompensar seletivamente e lidar com a intoxicação, sessão 4, 259
      lidar com intoxicação, sessão 3, 256
         identificação de sinais, 256
         manejo de contingência, 256
         recompensa seletiva, 256
      preparar para permitir consequências negativas e antecipar repercussões negativas, sessão 6, 264
         antecipando repercussões negativas, 264
   encerramento do programa, 265
Programa de tratamento, 19
   dependência química, 22
   elaboração de plano, 19, 22
      avaliação inicial, 22
         aspectos social, profissional, acadêmico, legal, 23
         dinâmica familiar, 24
         uso de drogas, 23
            componentes de um tratamento, 24
      avaliações médicas e de IST/HIV, 25
      elementos essenciais, 23
   exemplo de plano, 25
   fluxograma de entrada de pacientes, 27
      avaliação inicial com família, 27
         dinâmica familiar, 27
         uso e tipos de drogas, 27
      avaliação neuropsicológica, 27
         condições cognitivas, 27
      avaliação psiquiátrica, 27
         comorbidades, 27
         diagnóstica, 27
         farmacológica, 27
   texto sugerido, 28
      13 princípios de um tratamento eficaz do Nida, 28

R

Reabilitação cognitiva, 177, 191
   intervenções na dependência química, 177
      alterações no sistema nervoso, 178
         álcool, 179
         cocaína/*crack*, 180
         maconha, 179
      desenvolvimento de programas, 180
         construção de vínculo, 180
         sondagem, 182
            dez pequenas coisas que dão muito prazer, 181
               atividade, 181
      elaboração do plano, 183
         mapeamento, 184
            atividade, 184
         organização da rotina diária, 185
            atividade, 185
         roda da vida, 187
            atividade, 187
      funções cognitivas, 191
         atenção, 203
            alternada, 204
               bis, 213
                  atividade, 213
               busca dos pares, 211
                  atividade, 211
               busca dupla, 212
                  atividade, 212

busca sinistra dupla, 210
   atividade, 210
dividida, 204
seletiva, 204
   busca de figura, 207
      atividade, 207
   busca de números, 208
      atividade, 208
   busca sinistra, 209
      atividade, 209
   onde está?, 208
      atividade, 208
sustentada, 204
   cafeteria, 207
      atividade, 207
   labirinto, 205
      atividade, 205
   música, 204
      atividade, 204
funções executivas, 198
   controle inibitório, 199
      flexibilidade cognitiva, 200
         coração e cruz, 201
            atividade, 201
      sol e lua, 200
         atividade, 200
   domínios de alta complexidade, 203
   entrega da correspondência, 202
      atividade, 202
   memória operacional, 198
      fui ao jogo de futebol e me deparei com..., 199
         atividade, 199
      linguagem, 213
   alterando letras, 219
      atividade, 219
   construção de história, 218
      atividade, 218
   decalque, 215
      atividade, 215
   quatro fotos, uma palavra, 214
      atividade, 214
   vamos às compras?, 217
      atividade, 217
memória, 191
   de curto prazo, 192
      fundo do mar, 193
         atividade, 193
      ordem direta, 194
         atividade, 194
   de longo prazo, 195
      aprendizado declarativo, 195
      aprendizado não declarativo, 195
      recordando objetos, 196
         atividade, 196
      viagem para a montanha, 197
         atividade, 197
de trabalho, 192, 198
organização da sessão, 188
reabilitação psicossocial, 220
reinserção acadêmica e ocupacional, 220

S

Symptom Rating Test, 226
   ver também Escala SRT, 226
      aplicação da Escala SRT, 227
         atividade, 227

T

Técnica de orientação e auxílio familiar, 237
   tensão e estresse, 237
      avaliação comportamento do adito afeta saúde da família, 242
         atividade, 242
      avaliação do impacto da adição sobre a família, 241
         atividade, 241
      avaliação dos estilos de enfrentamento familiares, 246
         atividade, 246
      avaliação informações obtidas, 244
         atividade, 244
      método dos cinco passos, 237, 238
         problemas de adição, 239
            aconselhar sobre enfrentamento, 244
            aconselhar sobre suporte a apoio social, 245
            explorar demandas adicionais e futuras fontes de ajuda, 247
            oferecer informações relevantes, 242
            ouvir, reassegurar e explorar preocupações, 239
      planilha detalhamento de pessoas, 248
         atividade, 248
      suporte social para famílias, 243
Técnicas de meditação, 77, 78
   Biofeedback, 88
   meditação, 86
      dicas para aplicação, 88
      imaginação ativa, 86
         atividade, 86
   mindfulness, 84
      dicas para aplicação, 88
      caminhando, 85
         atividade, 85
      respiração inicial formal, 84
         atividade, 84
   relaxamento, 81
      flexão do tronco, 81
         atividade, 81
      progressivo de Jacobson, 83
         atividade, 83
      profundo, 82
         atividade, 82
      simples, 81
         atividade, 81
   respiração, 79
      alternar as narinas, 80
         atividade, 80
      abdominal deitada, 80
         atividade, 80
      diafragmática, 79
         atividade, 79
   tratamento da dependência química, 77
   tratamento do abuso de substâncias, 77

Técnicas de prevenção de recaída, 91
  dependência química, 91
Técnicas de terapia cognitivo-comportamental, 109
  adolescente abusador de drogas, 109
  adolescente dependente químico, 109
Técnicas de terapia ocupacional, 139
  dependência química, 139
Tensão e estresse, 237
  técnicas de orientação e auxílio familiar, 237
Terapia cognitivo-comportamental, técnicas, 109
  adolescente abusador de drogas, 109
  adolescente dependente químico, 109
  atividades prazerosas, 117
    agenda, 118
      atividade, 118
    curtograma, 119
      atividade, 119
    playlist, 120
      atividade, 120
  estrutura da sessão de psicoterapia, 110
  identificando estados de humor, 115, 116
    atividade, 116
    fatores de proteção, 117
  lidar com estados negativos de humor, 121
    reatribuição da responsabilidade, 127
      atividade, 127
    registro de pensamentos disfuncionais, 122
      atividade, 122
  motivação para a mudança, 112
    você está pronto para algumas mudanças, 113
      atividade, 113
  técnicas complementares, 136
  técnicas de relaxamento, 134
    estratégias manejo ansiedade e fissura, 134
      método Rejoue, 135
        atividade, 135
  técnicas intrapessoais de manejo da raiva, 132
    técnica do "bombálsamo", 132
      atividade, 132
  treinamento de habilidades sociais e resolução de problemas, 128

  assertividade, 130
    jogo RPG desafios, 131
      atividade, 131
    treinamento assertivo, 130
      atividade, 130
  estilos de comportamento, 129
    agressivo, 129
    assertivo, 129
    passivo, 129
    passivo-agressivo, 129
Terapia ocupacional, técnicas, 139
  dependência química, 139
    conceito, 139
    espaço terapêutico ocupacional, 140
    indicações de pacientes, 140
    modos de atuação, 141
      grupo de atividades, 141
      grupo de atividade grupal, 141
      grupo de projeto, 141
    objetivos, 140
    perfil do terapeuta, 140
    projetos terapêuticos, 141
      modelos de reabilitação social, 141
        oficinas de arte, 148
          atividade, 148
        saídas dirigidas, 142
          atividade, 142
        visitas a instituições, 147
          atividade, 147
Texto sugerido, 28
  modelo cognitivo da recaída, 44
  o que são fatores de risco e de proteção? 93
  o que são gatilhos? 98
  13 princípios de um tratamento eficaz do Nida, 28
Tratamento da dependência química, 51, 77
  entrevista motivacional, 51
  motivação, 51
  resistência ao tratamento, 251
  técnicas de meditação, 77
Tratamento do abuso de substâncias, 77
  Técnicas de meditação, 77